Silvio Hellemann

STÄNDIG UNTER STROM

ERSTE HILFE BEI ELEKTROSMOG

EIN RATGEBER FÜR ELEKTROSENSIBLE

UND SOLCHE,
DIE ES GARANTIERT NICHT WERDEN WOLLEN

spirit Rainbow Verlag

ISBN 3-937568-15-8

Alle Rechte beim Autor.
Nachdruck - auch auszugsweise - nicht gestattet.
Der Verlag übernimmt keine Haftung für den Inhalt des Buches.
Buchblocklayout: Andrea Vollath
Bitmaps: Silvio Hellemann®
Coverdesign: Computer-Artwork, Hermann R. Lehner
http://www.nisarga.de
Herstellung:
Books on Demand GmbH, Norderstedt
Erstausgabe: September 2004

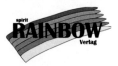

spirit Rainbow Verlag
Inh. Gudrun Anders
Forsterstraße 75, 52080 Aachen
Telefon: 0241 / 70 14 721
Fax: 0241 / 446 566 8
E-Mail: rainbowverlag@aol.com
Homepage: www.spirit-rainbow-verlag.de

„*Das Interesse der Kaufleute aller Branchen in Handel und Gewerbe weicht ... stets vom öffentlichen ab, gelegentlich steht es ihm auch entgegen. Kaufleute sind immer daran interessiert, den Markt zu erweitern und den Wettbewerb einzuschränken. ... Jedem Vorschlag zu einem neuen Gesetz oder einer neuen Regelung über den Handel, der von ihnen kommt, sollte man immer mit großer Vorsicht begegnen. Man sollte ihn auch niemals übernehmen, ohne ihn vorher gründlich und sorgfältig, ja sogar misstrauisch und argwöhnisch geprüft zu haben, denn er stammt von einer Gruppe von Menschen, deren Interesse niemals dem öffentlichen Wohl genau entspricht und die in der Regel viel mehr daran interessiert sind, die Allgemeinheit zu täuschen, ja sogar zu missbrauchen.*"

Adam Smith, 1723-1790,
Ökonom und Philosoph

RECHTLICHER HINWEIS IN EIGENER SACHE

Dieses Sachbuch ist dazu bestimmt, Informationen in Bezug auf Methoden der Gesundheitsvorsorge zu vermitteln. Bei eventuell entstandenem Verlust oder Schaden, der direkt oder indirekt durch die in diesem Buch enthaltene Information verursacht wäre, sind weder Autor noch Verlag noch Vertrieb einer dritten Person gegenüber schadenersatzpflichtig oder verantwortlich. Alle Aussagen in diesem Buch basieren auf eigenen Erfahrungen und Erkenntnissen des Autors und geben seinen Wissensstand bei der Veröffentlichung dieser Ausgabe wieder. Wer sie anwendet, tut dies in eigener Verantwortung. Eine Haftung des Autors bzw. des Verlages und seiner Beauftragten für Personen-, Sach- und Vermögensschäden ist deshalb ausdrücklich ausgeschlossen. Die hier beschriebenen Verfahren sind nicht als Ersatz für professionelle medizinische Behandlung bei gesundheitlichen Beschwerden zu verstehen.

Die Wirksamkeit von alternativen medizinischen Methoden ist schulmedizinisch in vielen Fällen nicht nachgewiesen. Wie vom Gesetzgeber vorgeschrieben weise ich ausdrücklich darauf hin, dass beim Einsatz sämtlicher hier beschriebener Methoden und Produkte ein Heilerfolg nicht garantiert werden kann. Auch ist ein wissenschaftlicher Nachweis der Wirksamkeit mit den derzeit üblichen Messmethoden noch nicht erbracht worden. Außerdem existieren Orgonenergie sowie feinstoffliche Schwingungen gemäß den Erkenntnissen der Schulwissenschaft nicht. Demnach hält die Naturwissenschaft es nicht für möglich, dass die Versorgung des Organismus mit Orgonenergie oder Irritationen der feinstofflichen Schwingungsfelder einen Einfluss auf das körperliche Wohlbefinden haben.

Ich betone hiermit, dass ich keine Heilwirkungen verspreche. Alle gemachten Angaben, Ratschläge und so weiter beruhen ausschließlich auf Erfahrungen, die im praktischen Umgang damit gemacht wurden. Die Messverfahren, welche die Wirkungen nachweisen können, werden aber nach aktuellen wissenschaftlichen Standards nicht anerkannt. Ihr Interesse als Leser gilt also Geräten, Theorien und Methoden, die auf Ideen der Außenseiterverfahren beruhen.

Wir sind als Autor und Verlag deshalb gesetzlich dazu verpflichtet, immer wieder darauf hinzuweisen, dass alles hier Vorgestellte nach herrschenden wissenschaftlichen Erkenntnissen lediglich Placebowirkungen hervorrufen kann. Die Benutzung und Anwendung sollte nicht dazu führen, bei gesundheitlichen Beschwerden die Behandlung durch den Arzt oder Heilpraktiker abzubrechen.

Das Landgericht Hamburg hat mit Urteil vom 12.05.1998 entschieden, dass man durch die Ausbringung eines Links die Inhalte der gelinkten Seite gegebenenfalls mit zu verantworten hat. Dies kann – so das LG – dadurch verhindert werden, dass man sich ausdrücklich von diesen Inhalten distanziert. Wir haben des Öfteren Links zu Seiten im Internet erwähnt. Für alle diese Seiten gilt: Wir betonen ausdrücklich, dass wir keinerlei Einfluss auf die Gestaltung und die Inhalte der gelinkten Seiten haben. Deshalb distanzieren wir uns hiermit ausdrücklich von allen Inhalten aller gelinkten Seiten inklusive aller Unterseiten. Diese Erklärung gilt für alle auf diesen Seiten angebrachten Links und für alle Inhalte der Seiten, zu denen Links führen.

INHALTSVERZEICHNIS

Praxis des „Wellensalats" – Selbsthilfe für Elektrosensible

Kleiner Nachschlag zum Wellensalat

Adressen

Vorwort einer Elektrosensiblen

„Der Fluch des unaufhaltsamen Fortschritts ist die unaufhalt-
same Regression."

Theodor W. Adorno, Max Horkheimer:
Dialektik der Aufklärung

„Immer mehr Menschen leben in einer anderen Zeit. Man erkennt sie daran,
dass sie ihren Bewegungsrhythmus verlieren, nur zögernd vorwärts kommen,
mit unkoordinierten Schritten, plötzlich an einer Ecke stehen bleiben, den Kopf
leicht geneigt, den Blick nach oben, eine Hand an den Kopf gedrückt, während
der freie Arm mit fahrigen Gesten vor dem Körper hin und her streicht. Sie
gehören nicht mehr zum Strom der Passanten, in dem sie treiben, sie nehmen
ihre Umgebung nicht mehr wahr, sehen niemanden an, merken nicht, welches
Hindernis sie darstellen. Herausgerissen aus der Geschäftigkeit, den gegensei-
tigen Aufmerksamkeiten und Blickkontakten stören sie wie sonst nur Verwirrte
oder Verliebte.(...) Sie sind rücksichtslos, sie wollen nicht mehr dazugehören:
Sie telefonieren.

Mit der Verbreitung des Mobiltelefons ist mit einem Schlag das Ungenügen der
Körpergesten, die Lächerlichkeit des Körpers insgesamt im Umgang mit elektro-
nischen Alltagsobjekten ins Licht gerückt worden. Was sich vorher in der Intimi-
tät der Wohnung oder Telefonkabine abspielte, findet jetzt überall statt. Auf der
Bühne der Öffentlichkeit zeigen die Telefonierer einen für jegliche Art der Kom-
munikation unzureichenden Körpergebrauch. Sie sind offenkundig mit Emotio-
nen geladen, sie wollen etwas ausdrücken, aber ihre Haltung ist ziellos, unent-
wickelt – ihr Körper ist unfähig, überhaupt etwas auszudrücken. Ihrem fernen
Gesprächspartner bleibt der Anblick der Stummel-Gesten erspart, sie würden
ihn nur verwirren, so sehr widerspricht er den durch die Stimme mitgeteilten
Gefühlen."[1]

---

[1] Gunter Gebauer: Der Held und sein Handy – Merkur 1/2001, S.1

Diese Beschreibung trifft ins Schwarze, denn sie bringt das auf den Punkt, was bei Handybenutzern unverhohlen zum Ausdruck drängt: ihre Infantilität. Nicht umsonst hat Odo Marquard in „Zeitalter der Weltfremdheit?[2]" von der unumgänglichen Kindlichkeit des modernen, volltechnisierten Menschen gesprochen. Aus der sich immer mehr steigernden Schnelligkeit des modernen Wirklichkeitswandels erwächst den Individuen eine ungeheure Erfahrungsveralterung und damit ein Erfahrungsverlust. Nichts mehr von dem, was früher war, hat noch Geltung. Aber Weltkenntnis resultiert immer aus Erfahrung, und wenn Weltkenntnis eine unabdingbare Voraussetzung für Erwachsensein ist, geraten die modernen Menschen mit ihren unvermeidlichen Erfahrungsverlusten in eine neue Art von Kindlichkeit. Wenn Kindern die Welt zu recht fremd ist, weil sie sie noch nicht kennen, verbleiben die modernen Erwachsenen zwangsläufig im ewigen Kindheitsstadium.

„Selbst wenn wir grau werden, bleiben wir grün. Man wird nicht mehr erwachsen."[3]

So ist es kein Zufall, dass das Handy sich nicht nur bei Hinz und Kunz, sondern gerade bei Kindern und Jugendlichen besonderer Beliebtheit erfreut. Im Wunsch, ein magisches „Immer und Überall"[4] zu bewohnen, verbirgt sich das Bestreben, räumliche und zeitliche Einschränkungen für das eigene Leben zu überwinden – ein Kindertraum wird wahr!

Sofern der Kern des Fortschritts der Gedanke der menschlichen Selbststeigerung ist, wird mit immer entwickelterer Technik jeder Form von Allmachtsphantasien Vorschub geleistet. Der moderne Zauberlehrling hat noch nicht begriffen, was für ein kindischer Dilettant er ist. Je weiter die Technik fortschreitet und je undurchschaubarer sie wird, desto mehr vermischen sich die Unterschiede zwischen Realitätswahrnehmung und Fiktion. Deshalb kommt der moderne Mensch so leicht in die Gefahr, echte Gefährdungen zu ignorieren und von erdachten Wirklichkeiten überzeugt zu sein, „was in den Kram passt zu akzeptieren und was nicht in den Kram passt zu verdrängen."[5]

Dies trifft besonders auf die Benutzer von Mobilfunk-Telefonen zu. Die wirklichen Gefahren dieser Technologie realistisch wahrzunehmen wird verweigert, verschlafen, beiseite geschoben. Wen es nicht am eigenen Leibe erwischt – denn das scheint der einzige Weg von der „verkindschten" Ignoranz zur Erkenntnis zu sein – bleibt in seiner schönen neuen Kinderwelt. Da der moderne Mensch sich angewöhnt hat, nur noch vom Hörensagen aus Presse, Medien und Wissenschaft zu leben, das heißt in der Abhängigkeit eines Wissens, das er nicht selbst erworben hat, kann ihn im Einzelfall nur die krankmachende eigene Erfahrung zur Besinnung bringen.

---

[2] Apologie des Zufälligen, Stuttgart 1986
[3] Odo Marquard, ebd. S. 83
[4] Carsten Vock: Leben stand-by; Flimmernde Zeiten, Stuttgart 1999, S. 92
[5] Odo Marquard, ebd. S.86

In diese Lage kam ich erstmals selbst im Sommer 2001, zwar nicht als Benutzerin, aber als Betroffene, um nicht zu sagen „Beschossene" eines Mobiltelefons. Bis ein paar Monate zuvor war mir der Begriff „elektrosensibel" unbekannt. Doch schlagartig spürte ich am eigenen Leib, wofür mir erst später der Begriff aufging. Eigentlich entwickelte es sich zunächst schleichend. Ich litt zunehmend unter Herzbeschwerden. Mein Puls sank auch in Ruhe nie unter 80 Schläge pro Minute. Wenn ich mich anstrengte (Treppensteigen, Spaziergänge mit dem Hund), litt ich unter starkem Druck und Brennen in der Herzgegend, Herzjagen, Rhythmusstörungen. Ich habe Zeit meines Lebens viel Sport getrieben und bin immer noch recht leistungsfähig. Diese merkwürdigen, sehr bedrohlichen Zustände waren mir unerklärlich. Besonders, wenn ich bei feuchtem Wetter morgens aufwachte, ging es mir zunehmend so schlecht, dass ich mich am liebsten gleich wieder ins Bett gelegt hätte. Jeder Schluck Kaffee oder grüner Tee steigerte meine Herzfrequenz sofort rasant. Als ich vier Tage von Zuhause weg war und meine Beschwerden nach nur einem Tag Ortswechsel gänzlich verschwunden waren, ging mir ein Licht auf: Vor ein paar Monaten war nebenan eine neue Nachbarin eingezogen. Seitdem pulst ein DECT-Telefon von ihr täglich 24 Stunden zu uns herüber.

Seitdem hat sich meine Vermutung dank einer geo- und baubiologischen Untersuchung durch den Autor dieses Buches objektiviert: Dieses DECT-Telefon meiner Nachbarin bereitet(e) mir diese „mysteriösen" Beschwerden, und ich bin deshalb sehr daran interessiert, die alltägliche Ignoranz und Gleichgültigkeit im Umgang mit dieser äußerst gefährlichen Technologie aufzudecken. Die Freiheit des anderen hört da auf, wo meine Freiheit anfängt, und meine ist da empfindlich beeinträchtigt, wo ich ohne eigene Schuld an meiner Gesundheit Schaden nehme. Hier berührt man Rechtsfragen, bei denen der Verursacher normalerweise dazu verurteilt wird, erstens die Schadensquelle abzustellen und zweitens dem Opfer Entschädigung zu leisten. Wo jedoch perfide Grenzwerte gelten, die ohne gesicherte Langzeitstudien festgesetzt wurden, aber dennoch verbindlich sind, befindet man sich als Opfer in dem rechtlich schwierigen Zustand, dass das veränderte gesundheitliche Befinden nicht auf die wirkliche Ursache zurückgeführt werden kann. So berief sich meine technikgläubige Nachbarin auf die Einhaltung der Grenzwerte für ihr Telefon und wies mich von ihrer Tür.

Diese plastische Erfahrung einer Mischung aus Dummheit, Gleichgültigkeit und Rechtsborniertheit hätte mich schier verzweifeln lassen, hätte mich nicht Silvio Hellemann mit Mitteln und Methoden bekannt gemacht, die meinem traktierten Herzen trotz unvermindert fortgesetzten Beschusses wieder zu seinem Normalzustand verholfen haben. „Wo aber Gefahr ist, wächst das Rettende auch." [6]

---

[6] Friedrich Hölderlin: Patmos

Dieses Buch wird ähnlich wertvolle Dienste für seine Leserinnen und Leser leisten. Darüber hinaus ist es ein überaus wichtiger Beitrag zur Humanisierung, sprich: Entinfantilisierung, unseres Denkens und Handelns, so dass wir begreifen können, wes Geistes Kind diese pulsierende Technik wirklich ist: „Eine Drift ins Geistlose, Katastrophale, Enthemmte, Tödliche."[7]

Martina Winkler-Calaminus
Philosophische Praxis und Praxis für Klassische Homöopathie

---

[7] Peter Sloterdijk: Eurotaoismus, Frankfurt 1989, S. 41

Von einem der auszog, nachdem er das Fürchten gelernt hatte

„Bücher haben nur einen Wert, wenn sie zum Leben führen und dem Lebenden dienen und nützen."

Hermann Hesse,
Literaturnobelpreis

Geboren 1953 sah ich Kindergarten, Volksschule, Gymnasium und Universität in dieser Reihenfolge: Zuerst von innen und endlich auch von außen. Ich hatte viele schlechte Lehrer, noch viel schlechtere Vorbilder, und das war mir alles eine ziemlich gute Schule. Irgendwann stellte ich aufgrund persönlicher, sich wiederholender mieser Erfahrungen fest, dass es zwar viel Medizin aber relativ wenig Heilung gibt. Insbesondere im Bereich der gesundheitlichen Vorbeugung sieht es sehr dünn aus. Das führte dazu, dass ich mich jahrelang mit alternativen Heilverfahren, Therapien, Yoga, Ernährung und so weiter beschäftigte. In vielen Seminarausbildungen wurde ich unter anderem Rebirther, Reikilehrer, Gesundheitsberater und Geo-/Baubiologe.

Bis zu dem Zeitpunkt, als ein Mobiltelefonbetreiber einen Sendemast in der Nähe meines Haus aufstellte, erfreute ich mich einer guten gesundheitlichen Verfassung. Ich war seit über 20 Jahren Vegetarier und Nichtraucher und besaß jahrzehntelange Meditationserfahrungen. Hatte ich bisher, wie wohl die meisten heutigen Zivilisationsmenschen, geglaubt, die lästige Umweltproblematik beginne im schlimmsten Falle vor meiner Haustür oder besser noch vor der meiner Nachbarn, so wurde ich schlagartig eines Schlechteren belehrt: Ich wurde elektrosensibel. Und ich zog, nachdem ich in meinem Haus das Fürchten gelernt hatte, aus.

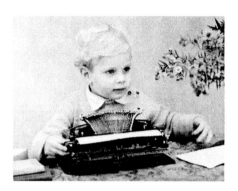

Früh übt sich, was ein Schriftsteller werden will.

Seitdem habe ich eine ganze Menge stromkranker Menschen kennen gelernt, denen es ähnlich ergeht, Tendenz stetig steigend. Die Behauptung, es zögen in diesem Lande die ersten Umweltflüchtlinge umher, ist wahrhaftig nicht aus der (elektrifizierten) Luft gegriffen, auch wenn es noch nicht die Sensationspresse erreicht hat. Doch sobald die Massenmedien Morgenluft geschnuppert haben werden, ist die Zeit für sanfte Korrekturen bereits abgelaufen.

Um mir lebenswichtige Zeit zu sparen, ging ich lieber gleich mit der entsprechenden Diagnose („Präkanzerose und Elektrosensibilität aufgrund niederfrequent gepulster Hochfrequenz") zu diversen Ärzten und Praktikern, wo ich mein Heil zumeist nicht fand. Klar: Ärzte verstehen im Allgemeinen nichts von Strom und Elektriker noch viel weniger von Medizin. Für einen „Hypochonder" hatte ich zu meinem großen Glück jedoch reichlich viel Ahnung von der Materie. Im Gegenteil: Ein verunsicherter Mediziner fragte mich schließlich: „Was wollen Sie jetzt tun?" Resignation satt, aber zumindest eine ehrliche Antwort seitens der Schul(heil)kunde.

Ich beschloss, mir wieder einmal lieber selbst zu helfen (und ein paar leidenden Freunden ebenfalls). Aus diesen rein persönlichen Erfahrungen heraus ist das vorliegende Sachbuch entstanden. Es ist eine von mir und anderen erprobte Sammlung von Hilfsmöglichkeiten aus verschiedenen Bereichen, die quasi eine „Erste Hilfe" für Elektrosensible sein möge. Selbstverständlich ersetzt die Lektüre dieses Buchs keinesfalls eine kompetente medizinische Behandlung beziehungsweise klassische Diagnose. Es sollte auch nicht als Rat zum Abbruch einer bereits bestehenden Therapie verstanden werden. Das kann und will dieses Buch nicht leisten. Ich lege aber Wert auf die Feststellung, dass viele empfohlene Möglichkeiten von mir und anderen erfolgreich angewandt wurden und auch noch werden. Dabei gibt es keine Methode, der ich unbedingt den Vorrang vor anderen einräumen würde, denn Elektrosensibilität ist leider Gottes derart facettenreich, dass nur die regelmäßige Anwendung möglichst vieler dieser Tipps (zumindest mir) Hilfe bringt. Da aber jeder Mensch in seinen mitgebrachten Voraussetzungen völlig verschieden ist, kann ich unmöglich Garantien abgeben. Im Grunde bleibt uns nur, nach dem Prinzip Versuch und Irrtum herumzuexperimentieren, bis wir die für uns besten Lösungen entdeckt haben.

Alles, was ich dazu beitragen kann, habe ich versucht, hier nach bestem Wissen und Gewissen aufzuzeigen und ausführlich zu erklären. Es scheint so zu sein, dass Elektrosensibilität der berüchtigte letzte Tropfen ist, der das Fass endgültig aber unwiderruflich zum Überlaufen bringt. Aus diesem Grund muss auf möglichst vielen Ebenen gleichzeitig systematisch vorgegangen werden.

Ebenfalls dürfte klar sein, dass es für Elektrosensible und solche, die es garantiert nicht werden wollen, nur eine wirklich saubere Lösung gibt: ein völliges Vermeiden elektromagnetischer Felder. Da dies in einer Mikrowellenrepublik unmöglich ist, ist flächendeckender Elektrosmog in erster Linie und vor allem auch ein politisches Problem. Damit stellt uns diese vielschichtige Problematik genau besehen vor folgende Wahl: Entweder wir geben uns angesichts der Hoffnungslosigkeit der Situation völlig auf, denn keiner kann uns wirklich helfen (und diejenigen, die es könnten, wollen nicht), oder wir nehmen unser Schicksal mutig in die eigenen Hände. Nur wer sich auf andere verlässt, ist verlassen! Sie, lieber Leser, gehören zur tatkräftigen Fraktion und haben deshalb meine volle Sympathie.

Es ist mir natürlich bewusst, dass der Prophet im eigenen Land nichts gilt, aber seine Aufgabe besteht wohl kaum darin, im Nachhinein als „Der Mahner" oder gar als „weise" zu gelten. Das bedeutet nichts. Er muss in erster Linie seine fest schlafenden Mitmenschen wachrütteln, damit die eingeschlagene Ausrichtung möglichst schnell verlassen wird. Die meisten „Propheten" würden sich liebend gern irren. Glauben Sie es mir: Kassandra hatte es verdammt nicht leicht. Lange konnte und wollte ich mir selber nicht vorstellen, was die folgenden Kapitel in ihrer drängenden Konsequenz nahe legen. Keinesfalls schreibe ich hier für diejenigen, die alles immer partout schon haarklein wissen, zudem meistens viel besser, die jedes ihnen unbekannte Argument bezweifeln und bekritteln, aber im Nachhinein besserwisserisch „es immer schon so haben kommen sehen".

In diesen traurigen Fällen gebe ich unbedingt dem Komiker Steve Martin recht: „Der moderne Mensch hat von wenig eine Ahnung, aber er redet überall mit, obwohl er weiß, dass niemand ihm zuhört." Ich kann angesichts der Auswirkungen von Elektrosmog nur warnend daran erinnern, dass am 14.4.1912 auf der sinkenden Titanic auch bis zum letzten Moment getanzt wurde, bevor sie endgültig zu den Fischen absank. Dort ist sie bekanntlich noch heute. Übrigens: Die ersten zu Wasser gelassenen Rettungsboote waren nicht einmal zur Hälfte gefüllt!

Unser Thema bietet einen groß angelegten Streifzug, für manche wohl eher einen Parforce-Ritt, durch etwas Geschichte und viel Physik, Elektrizität, Biologie und alternative Medizin inklusive Radiästhesie. Dementsprechend verlangt es einige Konzentration. Die setze ich bei elektrosensiblen Lesern nicht immer unbedingt voraus. Deshalb werde ich mich ganz besonders bemühen, alle wichtigen Erklärungen so einfach wie nur möglich zu halten.

Da sich der normale Leser wohl eher für die Theorie und Elektrosensible mehr für die Praxis interessieren, wird der theoretische Einstieg teilweise auf entsprechendem Niveau abgehandelt werden müssen, um Zweifler, vor allem aber auch Angehörige der heilenden Zunft, umfassend zu informieren. Sollten Techniker oder Ärzte dennoch mangelnde Ausführlichkeit bemängeln, so bitte ich zu bedenken, dass dies ein ausschließlich praxisorientierter Ratgeber für Laien ist, denen es in erster Linie um schnell umsetzbare Lösungen geht. Im Allgemeinen werden Elektrosensible nämlich mit ihren Beschwerden nicht ernst genommen, sind also dringend auf effektive Unterstützung angewiesen. Da mein ausführlicher Adressenkatalog in den vorherigen Ausgaben stets schneller veraltete als ich eine Neuauflage herausbringen konnte, habe ich ihn in diesem Buch nicht mehr mit aufgenommen. Falls Sie also zusätzliche hilfreiche aktuelle Informationen wünschen, so können Sie die gerne bei mir auf einer eigens dazu kompilierten CD beziehen.

Ich habe mich jahrelang mit Fragen der Spiritualität (abseits der kommerziellen Esoterik) befasst und sehe natürlich das ganze Thema auch unter diesem Blickwinkel. Da ich kein eigenes Kapitel dazu aufwenden möchte, kann ich es mir hier nicht verkneifen, schnell ein paar rudimentäre Gedanken darzulegen. Eine derart höllische Erfahrung (diabolisch: griechisch für ‚auseinander treibend') wie Elektrosensibilität lehrte mich die Einsicht, dass Schicksalsschläge einen Menschen stark verändern.

Wir werden selbst im (ziemlich unwahrscheinlichen) Fall einer völligen Gesundung niemals mehr die Welt mit denselben Augen sehen können. Wer selbst am eigenen Leib erfahren hat, wie vielen Mitmenschen ihre eigene Bequemlichkeit mehr bedeutet als das sie umgebende Leben – von ihrem eigenen mal ganz zu schweigen – verliert endgültig die letzte anerzogene Illusion über diese „Krone der Schöpfung" und erst recht sein naives Vertrauen in die uns angeblich vertretenden Institutionen. Das ist weder angenehm und noch viel weniger leicht, aber dafür gewinnt er auch etwas: Wir können buchstäblich hautnah spüren, was wirklich im Leben wichtig ist, wer sich als echter Freund erweist statt immer nur so zu reden. Und wir reduzieren uns auf das Wesentliche, das wenig Spektakuläre, das, was wirklich wichtig ist.

Mit anderen Worten: Wir lernen gezwungenermaßen „loszulassen" und stoßen so zu einer anderen tieferen Wahrheit vor, zu einer Realität, die uns zuvor Dank mangelnder „Sensibilität" verborgen blieb. Krankheit macht bekanntlich ehrlich, und wir erkennen nun leichter, was an unserem bisherigen Lebenskurs falsch war. Das birgt die Chance zur Veränderung, auch beruflich, denn Elektrosensible verlieren schneller ihre Arbeit als andere, da sie weder ein Büro noch sonst etwas betreten können. Und – vorausgesetzt wir geben uns selbst nicht auf – lernen wir endlich wieder die eigene Verantwortung zu übernehmen - statt sie an Versicherungen, Regierungen etc. zu delegieren. Ich denke, dass es im Kern um diese bitter notwendig gewordenen Korrekturen geht, dass wir mit dem Kopf vor eine harte aber notwendige Wand rennen müssen, um endlich sehen zu können, dass wir zulange zu falschen Zielen nachgelaufen sind. Und dafür können wir genau besehen dankbar sein – noch so eine unangenehme Lektion.

Zitate sind das Salz in der Suppe endloser Argumentation und weitschweifiger Wortkaskaden und haben mir dabei geholfen, stellenweise nicht völlig ins dröge Fachvokabular abzutauchen. Sollte ich es manchmal etwas übertrieben haben, so bitte ich dies zu entschuldigen. Angegebene Bücher am Ende einzelner Kapitel können helfen, die jeweils besprochene Thematik zu vertiefen. Internetadressen sollen den schnellen Einstieg zusätzlich erleichtern, und wie bereits gesagt, steht noch viel mehr weiterführende Information bereit.

Abschließend möchte ich auf den englischen Philosophen Bertrand Russel (1872-1970) hinweisen, der sich bereits vor bald 40 Jahren verzweifelt fragte, „wie man die Menschheit dazu bekommen könnte, in ihr eigenes Überleben einzuwilligen." Ich persönlich lebe noch immer gern, gerade und trotz aller Probleme, die Elektrosensibilität so mit sich bringt und hoffe aufrichtig, Ihnen mit diesem Buch Ihre Entscheidung etwas leichter gemacht zu haben.

LESESTOFF:

* Selbsthilfegruppe Mündige Bürger: Heilkunst von Morgen, Selbstverlag
* Ulrich Leute: Was ist dran am Elektrosmog?, Schlembach
* Barbara/Peter Newerla: Strahlung und Elektrosmog, Neue Erde
* Bürgerwelle. e. V.: Info-Paket Risiko Mobilfunk, Selbstverlag
* www.interis-wis.de

Theorie des „Wellensalats" – Aufklärung für Elektrosensible

Oben hui, unten pfui

„Jedes elektromagnetische Feld, das unsere Geräte erzeugen, enthält Energie. Die Fernsehbilder in unserem Wohnzimmer kommen dadurch zustande, dass die Energie des vom Sender ausgesandten Signals in der Antenne in elektrische Energie umgewandelt wird. Beim Fernsehen empfängt unser Körper dieselbe Energie, aber darüber hinaus auch die von allen anderen Fernsehstationen, von Rundfunksendern auf UKW und Mittelwelle, von Kurzwellensendern, Radargeräten, Starkstromleitungen und anderen Quellen. Zum gegenwärtigen Zeitpunkt gibt es kein Fleckchen Erde, das nicht elektromagnetisch verseucht wäre."

Professor Dr. Robert O. Becker, (geb. 1923),
Wissenschaftler, Mediziner und „Vater der Elektrobiologie"

Auf welchem Quadratmeter Erde Sie diese Zeilen auch gerade lesen: Sie sind von Elektrosmog umgeben. Sie sehen ihn nicht, und Sie schmecken ihn nicht. Sie hören ihn in aller Regel auch nicht, es sei denn, er hat Ihnen bereits Tinnitus verursacht. Und im Allgemeinen fühlen Sie ihn auch nicht, außer Sie sind bereits elektrosensibel. (Sollten Sie ein absolut naturbelassenes Fleckchen Erde kennen, wo es sich noch ohne leben lässt, so bitte ich dringend um eine schnelle schriftliche Mitteilung.)

Vielen mag das alles etwas übertrieben erscheinen, doch mancherlei, was man nicht gleich unter Elektrosmog einreiht, muss, wie wir noch sehen werden, dazugerechnet werden. So gibt es zum Beispiel ein mittlerweile schon wieder veraltetes Satellitensystem namens GPS (global positioning system), das Sie metergenau orten kann, völlig unabhängig davon, wo Sie sich gerade befinden. Seit ein paar Jahren wird es in Luxuslimousinen zur Wegfindung durch verstopfte Großstädte eingebaut, Elektrosmog frisch aus dem Weltraum und in diesem Falle von zwei Satelliten gleichzeitig geliefert – auch für die übrigen Verkehrsteilnehmer.

Seit 1996 existiert dort „oben" noch ein zweites geostationäres Beobachtungssystem namens Iridium zur lückenlosen Erdüberwachung. Es besteht schätzungsweise aus 66 Flugkörpern. Einige andere Systeme sind zusätzlich geplant und teilweise auch schon installiert. Zum Beispiel Galileo Galilei, das uns Europäer auf allen unseren Fahrstrecken ausspioniert. Es wird, dem Fortschritt und Ex-Pfarrer Manfred Stolpe sei Dank, vielleicht doch noch irgendwann gekonnt mit einer Mautgebühr (angeblich nur auf Autobahnen und ausschließlich für LKW) kombiniert, damit sich das ganze Unterfangen auch für Staat und Betreiber rechnet. Und als ob das noch nicht reichte, beschießen uns zusätzlich unzählige weitere Satelliten wie zum Beispiel Astra oder Tetra mit Hunderten von (teilweise perversen) Fernseh- und Radioprogrammen. Das alles wird natürlich noch opulent mit gepulsten Radarwellen aus militärischen Wetter- und Aufklärungsgeräten im Namen der (lachen Sie bitte nicht!) Wissenschaft garniert. Dabei erhebt diese kurze Aufzählung keinerlei Anspruch auf Vollständigkeit. *„Sich zu verstecken vor den starken, schädlichen elektromagnetischen Feldern, die mit Satelliten ausgestrahlt werden, lässt sich übrigens nicht einmal in einem Betonbunker, geschweige denn in einer ökologisch sauberen Zone! Diese militärischen Spionagesatelliten wurden eben dazu konzipiert, mit ihren Radargeräten alle Betonschächte und Verstecke, wo der Gegner seine militärischen Geheimnisse verbirgt, zu durchdringen. Die Ergebnisse vieler ernstzunehmender Untersuchungen weisen eindeutig darauf hin, dass die Strahlungen von diesen Satelliten eine wichtige Rolle in der Zerstörung der Ozonschicht der Erde spielen. Und gerade diese Ozonschicht rettete doch im Laufe von Millionen Jahren unseren Planeten und jeden von uns vor tödlichen harten Extrem-Hochfrequenz-Strahlungen des Weltraums."*[8]

Sie sehen selbst: Egal wohin Sie auch kommen, der Elektrosmog ist schon lange vor Ihnen da, so wie in der Geschichte vom verzweifelten Hasen (das sind wir) und dem Igel. Selbst mitten in der Sahara oder der Badewanne. Die zentrale Frage lautet heute also nicht mehr, ob es schädigenden Elektrosmog de facto gibt, sondern:

- Was genau ist Elektrosmog?
- Was sind die Auswirkungen?
- Wie kann ich mich am besten davor schützen?
- Und ganz besonders wichtig im Zusammenhang dieses Buches: Welche Möglichkeiten bleiben mir als Stromkranken beziehungsweise Elektrosensiblen?

---

[8] Aus einem Vortrag von Dr. Jurij B. Chejfets, Moskau: „Quantentherapie, die neue Medizin"

- Günther Schwab: Der Tanz mit dem Teufel, Sponholtz
- Carl Amery: Die Botschaft des Jahrtausends – Von Leben, Tod und Würde, List
- BUND: Elektromagnetische Felder (erhältlich bei: BUND-Laden, Im Rheingarten 7, 53225 Bonn)
- Barbara Brennan: Licht-Arbeit Goldmann
- P.C. Endler: Niederenergetische Bioinformation, Facultas Universitätsverlag

Edison & Tesla,
die Erfinder des Elektrosmog

*„An dem Tage, an dem die Wissenschaft beginnen wird, nicht-
physikalische Erscheinungen zu untersuchen, wird sie in einem
Jahrzehnt größere Fortschritte machen als in all den vorher-
gehenden Jahrhunderten ihres Bestehens."*

Nikola Tesla (1856-1943),
Experimentalphysiker

Als Thomas Alva Edison Ende 1879 den Dynamo erfand und damit Gleichstrom
erzeugte, stellte sich ziemlich rasch heraus, dass dieser sich ökonomisch nicht so
richtig rechnete. Die elektrischen Übertragungsverluste zwischen dem stromer-
zeugendem Elektrizitätswerk und den Stromkonsumenten (das waren 1883 die
ersten Straßenlaternen in New York) waren einfach zu groß. Flugs erfand
Edisons genialer und später von ihm gefeuerter Mitarbeiter Nikola Tesla (1856-
1943) den Wechselstrom und unglücklicherweise damit auch indirekt den
Elektrosmog ganz großen Stils.

Der große Durchbruch kam für sein Drehstromsystem 1893 mit dem Zuschlag
für den Bau eines Wasserkraftwerks an den Niagarafällen. Von dort konnte
Tesla Wechselstrom über eine Distanz von 42 km nach Buffalo übertragen. Es
folgten später noch viele Erfindungen auf den Gebieten der Drehstrom- und
Hochfrequenztechnik. Der tolle Erfolg dabei war, dass seine Lampen bei deutlich geringerem Stromverbrauch sogar noch heller brannten als die zuvor gleich-
strombetriebenen. Diese Technik wurde natürlich überall begeistert gefeiert und
setzte sich ähnlich der heutigen Mobilfunktechnologie dementsprechend schnell
weltweit durch. So verdankt nicht zuletzt die französische Hauptstadt Paris ihren
Beinamen „Cité Lumière" (Stadt der Lichter) der Erfindung des Wechselstroms,
denn als dort 1889 die große Weltausstellung stattfand, wurde es als erste Stadt
Europas elektrisch illuminiert (und erhielt ganz nebenbei auch den Eiffelturm).

Edison (1847-1931) agitierte schon gleich zu Beginn heftig gegen den Wechselstrom, den er als „unnatürlich" brandmarkte. Dabei setzte er ähnlich unfeine Methoden zur Verfolgung Andersdenker ein, wie sie noch heute in der Branche beliebt sind. So warfen zum Beispiel seine radikalsten Anhänger Tesla im sich sogleich anbahnenden „Stromkrieg" tote Katzen über den Zaun. Die hatten sie zuvor öffentlich auf New Yorker Straßen mit Wechselstrom als warnendes Beispiel für dessen gesundheitliche Gefahren exekutiert. Edison ging sogar soweit, über Strohmänner eine Lizenz für die Nutzung von drei Wechselstrompatenten aufzukaufen, ohne dass George Westinghouse (1846-1914), Teslas direkter Geschäftspartner, davon erfuhr. Damit lief man dann zum Zuchthausdirektor von Sing-Sing, der kurz darauf in der Presse verlautbaren ließ, ab sofort würde zur Exekution Wechselstrom statt Hängens eingesetzt.

„Die Betroffenheit der Öffentlichkeit war bis zum gewünschten Höhepunkt geschürt worden, als die New Yorker Gefängnisleitung die erste festgesetzte Hinrichtung eines verurteilten Mörders durch Strom ankündigte. Ein gewisser William Kemmler sollte am 6. August 1890 sterben - durch ‚Strom à la Westinghouse'. Kemmler wurde auf dem elektrischen Stuhl festgeschnallt, und der Schalter wurde umgelegt. Aber Edisons Techniker, die all ihre Experimente mit kleineren Kreaturen durchgeführt hatten, hatten sich geirrt. Die elektrische Spannung war zu schwach, und der Verurteilte wurde nur halb getötet. Die entsetzliche Prozedur musste deshalb wiederholt werden."[9] Es galt und gilt (nicht nur) in der Strombranche ein Motto, das Mark Twain seinerzeit trefflich so umriss: „Macht Geld! Macht es schnell! Macht es im Überfluss! Macht es auf schmutzige Weise, wenn ihr könnt, auf ehrliche, wenn ihr müsst!"

Später warnte sogar Tesla selbst eindringlich vor den möglichen Folgen seiner perversen Technologie. Allerdings hatte er inzwischen 1896 die „freie Energie" aus dem Kosmos angezapft und konnte nun Besseres empfehlen. Zusätzlich beschäftigte sich Tesla mit Gravitationsenergie und anderen Möglichkeiten der Energiegewinnung. In Wardenclyffe auf Long Island bei New York begann er schließlich um 1901 mit dem Bau eines riesigen Sendeturms. Von dort wollte er zuerst Schiffen und später in einem zweiten Schritt allen Menschen kostenlose Energie zur Verfügung stellen. Darüber hinaus war der Betrieb von Telefon, Telegraph, Rundfunksendern, Navigations-, Zeit- und sogar Bildsignalen geplant. Wie üblich, war Nikola Tesla seiner Zeit weit voraus, und als sein Bankier John Pierpont Morgan (1837-1913) dies alles erfuhr, war der außer sich. Inzwischen hatte er nämlich mit Seinesgleichen überall für die vielen Überlandkabel Kupferbergwerke aufgekauft. Mit Recht stand zu bezweifeln, dass an kostenloser und dazu unerschöpflicher Energie für alle großer Gewinn einzustreichen sei. Prompt strich er 1905 Tesla alle weiteren Gelder.

---

[9] Margaret Cheney: Nikola Tesla

Nach und nach verschwand Nikola Tesla, obwohl nicht nur vermutlich der genialste Physiker seiner Zeit, langsam aber sicher von der öffentlichen Bildfläche. Die Presse half dabei fleißig durch Mitteilungen über den „Sonderling" und dessen „verrückte Theorien" nach. 1931 machte er noch einmal kurz von sich reden. Tesla fuhr nämlich in einer Luxuslimousine, die durch „freie Energie" angetrieben wurde, mit immerhin 140 km/h Spitzengeschwindigkeit herum. Prinzipiell ging es also doch, auch wenn aller Anfang schwer war. Das Auto, ein PKW der Marke Pierce Arrow, der über Elektromotor und Energiekonverter verfügte, musste leider nach einwöchigem Probebetrieb des „Selbstläufermotors" in einer Scheune fahruntüchtig abgestellt werden. Das neue System war noch nicht ausgereift.

Insgesamt tragen mehr als 1.200 Erfindungen und Patente Teslas Namen. Unter anderem gilt er als Erfinder des Radars, der Leuchtstoffröhre, des Radios (obwohl Guglielmo Marconi 1909 dafür den Nobelpreis erhielt) und spezieller Turbinen. Er entdeckte ebenfalls eine hochfrequente Strahlung, die sich logisch aus der Maxwell'schen Formel zur physikalischen Berechnung der Hochfrequenz ergab. Es handelt sich dabei um Longitudinalwellen, heute auch als Tesla-Strahlen oder Skalarwellen bekannt, die sich ähnlich der akustischen Welle gradlinig fortpflanzen. Da sie damals keinerlei kommerzielles Potential im Gegensatz zu den von Heinrich Hertz erforschten Transversalwellen boten, fielen sie unter den Tisch, wo sie heute, darauf komme ich noch zu sprechen, langsam wieder aufgeklaubt werden. Aber selbst Physiker kennen sie in der Regel nicht, denn es besteht kein „Forschungsbedarf", und folglich gibt es bisher außer in einigen theoretischen und ein paar praktischen Ansätzen (z.B. durch Konstantin Meyl) nicht viel darüber zu sagen. Wie zu erwarten, wurden auch niemals Messgeräte für diese Wellen gebaut. Das alles ist äußerst bedauerlich, denn man vermutet, dass gerade diese Skalarwellen großen Einfluss auf biologische Systeme haben, nicht zuletzt deshalb, weil unser Nervensystem selber so den Informationsaustausch zwischen den Zellen aufrechterhält.

Überraschend, wenn auch in hohem Alter, starb Nikola Tesla 1943 verarmt und fast vollständig von der Öffentlichkeit vergessen. Noch am gleichen Tag öffnete das FBI seinen Tresor und transportierte alle gefundenen Unterlagen mit unbekanntem Ziel ab. Viele neue Patente, die auf seiner langjährigen Grundlagenforschung basieren, sollten ungefähr 40 Jahre später im militärischen Dunstkreis des HAARP-Projektes[10] wieder auftauchen.

Da uns Tesla mit seinen Erfindungen unfreiwillig in die gegenwärtige elektromagnetische Sackgasse geführt hat, ist es nur logisch, in seinem Werk auch nach einer Lösung zu suchen. Mit steigendem Interesse wurden deshalb in den letzten Jahren seine vorhandenen Werke wieder aufgelegt. Viele praktisch orientierte Menschen entdeckten ihn neu, stellten seine Versuche systematisch nach und

---

[10] siehe Kapitel „Der ha(a)rpunierte Himmel", Seite 169

überprüften anschließend die gefundenen Resultate. Ganz besonders richtet man dabei das Augenmerk auf die Gewinnung von „freier Energie" aus Kosmos und Gravitationsfeldern. Schließlich bieten das Ende der fossilen Rohstoffe, unbegrenzter „freier" Elektrosmog und andere massive Umweltschäden nicht eben Grund zur überschäumenden Lebensfreude und entspannter Langzeitperspektive. Das alles wird uns später noch im Detail beschäftigen.

LESESTOFF:

- Margaret Cheney: Nikola Tesla – Erfinder, Magier, Prophet, Omega
- Jürgen Heinzerling: Energie aus dem Nichts, Bettendorf´sche
- David Hatcher-Childress: Das Buch der Antigravitation, Michaels
- Special Nr. 7: Freie Energie, raum&zeit
- Hermann Wild: Technologien von gestern - Chancen für morgen, Jupiter

Vom Smog zum E-Smog

„Sie sägten die Äste ab, auf denen sie saßen und schrieen sich ihre Erfahrungen zu, wie man schneller sägen könne und fuhren mit Krachen in die Tiefe, und die ihnen zusahen, schüttelten die Köpfe beim Sägen und sägten weiter."

Bert Brecht, 1898-1956,
Schriftsteller

Smog ist ein Kunstwort aus dem englischen ‚smoke' (Rauch) und ‚fog' (Nebel). Es wurde in den 60er Jahren von der britischen Sensationspresse erfunden, als Hunderte von Menschen bei einer wochenlangen Schlechtwetterlage in London an der Luftverschmutzung starben. Danach wurden die damals geltenden Grenzwerte für Luftverunreinigung für zu hoch befunden und anschließend drastisch herabgesetzt. Als langsam aber sicher unsere gute alte Elektrizität immer mehr in den hässlichen Verdacht geriet, Krankheiten zu verursachen, wurde schließlich von Journalisten der reichlich unpassende, aber sehr plakative Begriff „Elektrosmog" geprägt. Dieses Wort sagt im Grunde alles und nichts, aber da wir momentan noch keinen besseren „terminus technicus" haben, werde ich ihn vorläufig auch verwenden.

Im Zusammenhang dieses Buches möchte ich Elektrosmog als „künstlich geschaffene elektrische / magnetische Felder, die durch Dauer und / oder Intensität krank machen" definieren. Es ist sozusagen der unsichtbare Abfall („technische Störfelder"), der bei Stromerzeugung immer und unter allen Umständen anfällt, so wie Abgase bei Autos.

„Elektrosmog ist ein allgemeiner Begriff für durch technische Strahlung verursachte Schäden an Biosystemen. Sie entstehen durch disharmonische Irritationen im Umfeld der Strahlungsquellen" postuliert Dr. Victor Zyganow, der medizinische Berater der Russischen Akademie der Naturwissenschaften. Dr. Alexander Tarasov, Direktor dieser Akademie, spricht in diesem Zusammenhang von einer „negativen Komponente der Strahlung", die immer zum Nachteil lebendiger Organismen einwirkt.

Stromkrank sind viele Menschen, die aber oft noch gar nicht erkannt haben, dass sie auf elektrische und / oder magnetische Felder reagieren. Deshalb werden zumeist nur ihre Symptome mehr oder weniger erfolgreich behandelt. Als elektrosensibel gilt jemand, der besonders leicht / heftig unter den athermischen Nebeneffekten der Elektrizität leidet. Er kann es sich absolut nicht leisten, auf gewisse Grundkenntnisse und Vorsicht im Umgang mit Strom zu verzichten. Daher muss er vor allem auch wissen, was ein technisches Feld ist und wie es sich vermeiden lässt. Denn nur, wenn er sich in einem aufhält, kann und wird er leiden.

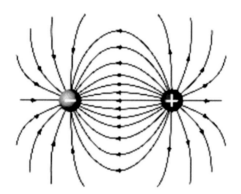

Gleichstromfeld zwischen Plus- und Minuspol

Was ist nun ein technisches Feld?

Im Prinzip ist das recht einfach zu verstehen: Wenn ich eine Batterie in meine Taschenlampe stecke, berührt sie mit dem Plus-Pol das Birnchen, das von einer Metallhülse gehalten wird. Die andere Seite, also der Minus-Pol, berührt diese Hülse ebenfalls am Boden. So entsteht örtlich begrenzt ein statisches („nicht bewegtes") elektrisches Feld. Die Stärke dieses („technisch" genannten) Feldes hängt von Batteriestärke und Abstand zwischen dem von beiden Polen berührtem Metall ab. Das ergibt die Feldstärke E. Obwohl überhaupt noch kein Strom fließt, haben wir also bereits ein elektrisches Feld! Schließen wir unseren Stromkreis indem wir die Taschenlampe einschalten, „fließt die elektrische Ladung", und es entstehen zusätzlich noch magnetische Felder. Diese magnetische Flussdichte misst man (für die Wissenshungrigen unter uns) in Ampere pro Meter (A/m) oder nach dem Wechselstromerfinder in Tesla (T). Es werde Licht, und es wurde Elektrosmog!

Wir merken uns: Ohne Strom kein Feld! Ohne Feld kein Elektrosmog. Ohne Elektrosmog kein Leiden!

Oder präziser: Ohne Elektrosmog würden sehr viele unserer Leiden ganz schnell verschwinden.

Übrigens ist bis zum heutigen Tage nicht klar, was Elektrizität eigentlich wirklich ausmacht. Man vermutet, es habe etwas mit den wandernden Elektronen zu tun, aber ‚nichts Genaues weiß man nicht'. „Kein Kraftwerksdirektor weiß, *was* er da eigentlich produziert, denn Strom wird nicht hergestellt – er ist da und wird nur kanalisiert! Immer noch gilt Teslas Satz: ‚Der Tag, an dem wir genau wissen, was Elektrizität ist, wird wahrscheinlich ein Ereignis, größer als irgendein anderes in der menschlichen Geschichte'."[11]

LESESTOFF:

- Bruno Furchert: Krankheiten aus dem Raum, Yin-Yang
- Katalyse Köln e.V. Das große Strahlen – Die neuen Gefahren des Elektrosmogs, Kiepenheuer & Witsch
- Konstantin Meyl: Skalarwellentechnik, Indel
- Andràs Varga: Grundlagen des Elektrosmog in Bildern, Umwelt + Medizin
- www.electric-words.com

---

[11] Walter Häge: Grenzenlose Energie

Strom ist nicht immer gleich Strom

„Das 20. Jahrhundert ist das erste, in dem die Gattungsfrage, das heißt die Frage nach den Weiterlebenschancen der Menschheit, allgemein und unüberhörbar gestellt wird."

Carl Améry (1912-1978),
österreichischer Schriftsteller

Da wir in unserem Beispiel eine handelsübliche Batterie benutzten, haben wir es hier mit einem elektrischen Gleichstromfeld (EGF) zu tun. Bei derartiger Stromversorgung ist immer da, wo der Plus-Pol ist, plus und beim Minus-Pol minus. Jedenfalls gilt ohne Ausnahme: Gleichstrom fließt immer gleichmäßig („statisch") in eine Richtung, zumeist vom Plus- zum Minus-Pol.

Ein klassisches Beispiel bietet das Wetter: Die Ladung der Wolken ist plus (+), die der Erde meistens minus (–). (Es gibt auch Umkehrwetterlagen.) Man muss sich das wie bei einem Staudamm vorstellen, hinter dessen Mauern riesige Wassermassen aufgestaut sind: Je mehr Wasser und je höher dessen Stand, desto größer wird natürlich der Druck auf den Damm. Das (Spannungs-) Potential ist folglich groß. Öffnet sich eine kleine Schleuse, sucht das Wasser mit Gewalt den Ausgleich zum tiefer liegenden leeren Becken. Je tiefer das liegt, desto höher der Andrang der Fluten. Diesen Zustand von aufgestautem Druck, der unbedingt zielgerichtet seinen Ausgleich sucht, nennt man Spannung. Wenn also eine genügend große Spannung V – nach Alessandro Volta (1745-1827) in Volt gemessen –, zwischen Atmosphäre und Erde herrscht, zischen die donnernden Blitze (+) zur ableitenden Erde (–).

Daher kommt der Begriff „Erdung". Wenn ich ein Kabel (als „Leiter") zur größeren Sicherheit bei Kurzschlüssen nutze, zum Beispiel einen Blitzableiter auf dem Dach, kann der überschüssige Strom zur Erde fließen, das Haus ist also „geerdet". Es gibt Materialien, die Strom besonders gut (Wasser, Metalle) oder auch gar nicht zur Erde weiterleiten. Manche haben eine Zwischenstellung, das sind die so genannten Halbleiter.

Wir kennen viele dieser Zusammenhänge zumeist aus eigener Erfahrung. Nehmen wir einmal an, wir beobachten zwei sich innig Küssende: Sie trägt flache Ledersohlen (und viel Baumwolle) und ist dadurch gut geerdet. Leder ist elektrisch gesehen wie fast alle natürlichen Materialien ein guter Leiter. Er hingegen trägt ein schickes Nylonhemd. Außerdem geht er auf Gummiabsätzen den ganzen lieben Tag lang über Plastikteppiche (alle Materialien mit Poly- am Wortanfang) im unbelüftbaren Großraumbüro. Durch all die Reibung ist er elektrisch „aufgeladen". Wenn er seinen geliebten Synthetikpullover abstreift, stehen ihm die Haare zu Berge. Da Strom immer den Weg des geringsten Widerstandes geht, sucht er in unserem Beispiel, wenn die zwei sich küssen, augenblicklich den Ausgleich zum geringeren Potential. Als Folge „fliegen die Funken" zwischen ihnen, in diesem Fall von ihm zu ihr. Das alles hat weniger mit aufrichtiger Liebe als mit knisternder Elektrostatik zu tun, wie Techniker ein hohes Gleichstrompotential (EGF) nennen. Wir finden es, Plastik sei Dank, buchstäblich auf Schritt und Tritt.

Eine Luftfeuchtigkeit von 50 % bei einer Raumtemperatur von 16° bis 18° Celsius hilft, statische Elektrizität besser abzuleiten. Man kann auch den verursachenden Teppich erden. „Dicke Luft", also das durch Gleichfelder ruinierte Raumklima, wird so reduziert, und das ist besonders in Schlafzimmern sehr empfehlenswert. Lüften ist auch nicht verkehrt, aber erst ab zehn Minuten mit ganz weit geöffnetem Fenster. Und das möglichst mehrmals am Tag.

Abhilfe bei Elektro- und Magnetostatik

- optimal im Schlafzimmer: Luftfeuchtigkeit von ca. 50 %, Temperatur ca. 17° C.
- Kunststoff und Synthetik vermeiden.
- Isolierende Untergründe und Materialien können leitbar gemacht werden mit speziellen Farben, Klebern, Vliesen, Folien, Bodenbelägen etc.
- Kein Teppich auf Fußbodenheizung.
- Kunststoffbeschichtete Möbel wachsen oder überkleben oder mit Naturstoffen streichen.
- Mindestens zweimal pro Stunde ausreichend lüften.
- Elektrische Geräte (TV, Computer etc.) mit leitfähigen Stoffen abschirmen.
- Schuhe mit leitfähigen Sohlen tragen.
- Naturkleidung aus Baumwolle, Seide, Viskose, Leinen, Leder, Wolle etc.
- Brillengläser müssen elektrostatisch neutral sein. (Achtung bei Kunststoffgläsern)
- Metallfreies Brillengestell wegen Resonanzen im UHF-Bereich.
- Mindestabstand von 50 m zu Magnetschwebebahnen, U- und Straßenbahn.

Eine unangenehme alltägliche Erfahrung kennen wir vom Verlassen unseres PKWs: Wir kriegen einen „gewischt". Durch das Fahren wurden die Karosserie des Autos und somit auch wir elektrisch aufgeladen. Das geschieht teilweise durch die Reibung der Reifen und auch des Fahrtwindes. Zusätzlich tragen dazu unsere Reibebewegungen auf den Plastiksitzbezügen unter heimeligem Synthetikhimmel im Plastikumfeld bei. Verlassen wir am Fahrtziel endlich unser Fahrzeug, kommt es wieder mal zum berüchtigtem Potentialausgleich: Man hört ihn knistern.

Übrigens kann man ihn ab 3.000 Volt in Form von Funken sogar sehen. Im Organismus provozieren diese gespeicherten Spannungen Ladungsumverteilungen, Ströme und Spannungsabfälle mit vielfältigen gesundheitlichen Spätfolgen. Einfachste Hilfe bieten hier als Vorsorge isolierte Sohlen (Leder) und besser noch zusätzlich ein leitfähiges Gummi-Erdungsband, das man unter der Autokarosserie befestigt. Die gibt es im Autozubehörhandel zu kaufen.

Natürlich sind Reibung und Plastik nicht die einzige Quelle für solche elektrostatischen Felder. Beschichtungen, Lacke, Schaumgummi, Badezimmervorhänge, Schmusetiere und ähnliches verursachen sie auch. Bildschirme sorgen ebenfalls dafür, dass die letzten verbliebenen Haare sich aufstellen, wenn man ihnen zu nahe kommt. Andere Quellen sind sanfte Bewegungen trockener Raumluft, die durch Fußbodenheizungen und ähnliches ausgelöst werden.

Abhilfe bei Erdmagnetfeldverzerrungen

- Bettgestell insgesamt erneuern (ohne Teile aus Eisen und Stahl).
- Bettrahmen erneuern (Lattenrost ohne Metallteile).
- Federkernmatratze gegen metallfreie Matratze (Naturmaterialien) austauschen.
- Alle Gegenstände mit Metallteilen unter oder neben dem Bett entfernen.
- Keine Metalle oder elektrischen Geräte im Bettkasten.
- Mindestabstand von 0,5 m zu batteriebetriebenen Uhren.
- 2 m Mindestabstand zu Badewannen, Fenstergittern, Küchenzeilen, Stahlträgern etc.
- Bett etwas von der Wand rücken.
- Liegeebene höher legen (ca. 60 cm über Boden wegen Baustahldecke).
- Lautsprecherboxen aus unmittelbarem Bettbereich entfernen (ca. 2 m).
- Mindestabstand Bett-Heizkörper von ca. 80 cm einhalten.
- Auf Stahlrohrmöbel verzichten.
- Heizöltank, schwere Maschinen, Garage etc. unmittelbar unter Schlafzimmer vermeiden.

Aus dem bereits Gesagten ergibt sich, dass es auch magnetische Gleichfelder (MGF) gibt, zum Beispiel durch Straßenbahnen, die mit Gleichstrom fahren. Vor allem aber ist Stahl ein großer Verursacher, da er bei der Verarbeitung fast immer mehr oder weniger magnetisiert wird. Wir finden folglich solche Felder gerade auch in Federkernmatratzen und Sprungfederrahmen, Lautsprecherboxen mit ihren Permanentmagneten, Fitnessgeräten, Stahlbetonmauern und so weiter.

Es gibt eine ganz billige und einfache Methode, sie zu finden: Wenn der Kompass (besser noch sind Kompassleisten, das sind Schienen mit bis zu drei hintereinander angeordneten Kompanten) mehr als 2° von Norden abweicht, haben wir ein statisches Feld, welches das natürliche Magnetfeld der Erde verzerrt. Und dem sollten wir zumindest nachts immer ausweichen.

LESESTOFF:

- Manfred Fritsch: Ein Leben unter Spannung – Krank durch Elektrizität?, Ehrenwirth
- Norbert Leitgeb: Strahlen, Wellen, Felder, DTV
- Catherine Caulfield: Das strahlende Zeitalter, C.H.Beck
- www.buergerwelle.de
- www.gigaherz.ch

Hausgemachte Probleme durch Wechselstrom

„Toxische Belastungen gehören zu den häufigsten Ursachen von Krankheit und eingeschränkter Heilung. Neben den Giften bereiten uns zunehmend physikalische Energien große Sorgen, wobei die elektromagnetische Belastung der Umwelt die signifikanteste Form ist, die der Mensch in diesem Jahrhundert hervorgebracht hat. Sie ist besonders gefährlich. Toxine, egal ob stofflich oder energetisch, können die DNA schädigen, die Abwehrkräfte schwächen und die Entwicklung von Krebs und anderen Krankheiten fördern. Bemerkenswert ist die Trägheit, mit der Mediziner und Wissenschaftler Interesse für diese Thematik entwickeln. Hier droht eine der größten Gefahren für die Gesundheit und für das Wohlergehen der heutigen Welt."

Prof. Dr. Andrew Weil,
Mediziner und Pharmakologe,
Harvard Universität

Auch beim Wechselstrom gibt es einen Plus-Pol, von dem der Strom zum Minus-Pol fließt. Dabei wechselt er in Europa unaufhörlich 50-mal pro Sekunde die Polarität. In den USA, die ihr Stromnetz anders aufgebaut haben (110V, 60 Hz), geschieht das 60-mal in jeder Sekunde. Jeder dieser Richtungswechsel ist also ein Energieimpuls, dessen Häufigkeit („Frequenz") man nach dem deutschen Physiker Heinrich Hertz (Hz) benennt.

Techniker sprechen folglich beim Hausstrom von einer „Frequenz von 50 Hz", die er allerdings aufgrund von Schwankungen im E-Netz nur ungenau einhält. Als Folge dieser Schwingungsimpulse baut sich in jeder Sekunde 50-mal ein elektrisches (EWF) und damit gleichzeitig auch magnetisches Wechselfeld (MWF) auf, das abwechselnd ein positives und negatives Feld erzeugt. (Genau besehen bricht das elektrische Feld zusammen und wird wieder neu aufgebaut!) Weil die Polarität andauernd wechselt, erfand man den treffenden Namen

„Wechselstrom". Man muss sich das als eine hin und her schwingende („oszillierende") Welle vorstellen, deren oberer Teil plus und deren untere Hälfte minus ist. Bei mehr als 30.000 Impulsen pro Sekunde (30 kHz) spricht man von Hochfrequenz (HF), bei weniger von Niederfrequenz (NF).

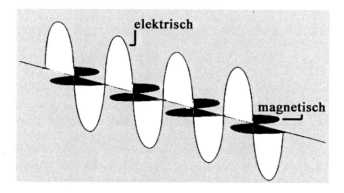

Elektromagnetische Welle im Raum

Niederfrequenter Wechselstrom ist in aller Regel Hausstrom (Niederspannung 230 V, 50 Hz). Zum Transport ist er an Objekte gebunden, zumeist lange Kabel (auch Leitungen genannt). Geschwindigkeit und Menge der transportierten Energie bestimmen die Feldstärke E. In unserem Fall haben wir es also buchstäblich mit hausgemachtem Elektrosmog zu tun.

Die Qualität der Stromführung (Erdung vor allem) und der direkte Abstand zwischen stromzuführenden und stromableitenden Kabeln haben den entscheidenden Einfluss auf die Größe eines Störfeldes. Der Grund liegt darin, dass gemäß physikalischer Theorie magnetische Felder im 90° Winkel zu den elektrischen stehen. Je nach Kabelführung etc. können sie sich also (un)günstig beeinflussen. In der Praxis bedeutet dies ganz einfach, dass elektrische und magnetische Felder mehrerer benachbarter Leitungen sich gegenseitig aufheben oder verstärken können. Diese Erkenntnis wird gerade bei Starkstrom-Oberleitungen genutzt, indem man die Kabel „verdrillt", also sozusagen zwirnt. Auch gibt es spezielle isolierende Schutzkabel, die unsere elektromagnetischen Felder regelrecht einsperren.

Abhilfe bei Umgebungseinflüssen

- Zu Hochspannung 100 bis 200 m Mindestabstand einhalten, evtl. Wohnungswechsel.
- Bahnstromanlagen, Erdkabel, Trafostation in Hausnähe (s.o.).
- Möglichst verdrillte Leitungen oder Koaxialkabel verwenden.
- Dachanschlussleitung möglichst vermeiden (Mindestabstand 20 m).
- Geräte, Metallgegenstände sowie leitfähige Bauteile des Hauses möglichst erden.
- Fordern Sie im öffentlichen Netz sternförmige Verlegung statt Ringleitungen.
- Nachbarschaft: Abstand gewinnen durch Bettumstellung, bzw. Abschirmung
- Bei Kriech- und Ausweichströmen Ableitmaßnahmen für Wand und Boden vornehmen.

Für uns bedeutet dies, dass nicht in jedem Falle Felder gefährlichen Ausmaßes entstehen müssen. Man kann nichts allgemein „hochrechnen", sondern muss alles individuell messen und beurteilen. Ein kleines Deckenlämpchen macht keinen großen Elektrostress. Es hat also weniger gesundheitlichen Einfluss als zum Beispiel ein mittelgroßes Trafohäuschen vor der Haustür. Da hier jedoch zumeist eine erstklassige Verkabelung die Norm ist, sind nicht unbedingt die klassischen Felder das Problem, sondern eher die durch deren Oberwellen aufgebauten starken magnetischen Störfelder. Ähnlich wie sich in der Musik Obertöne auf einem Grundton aufbauen, handelt es sich bei den Oberwellen um ganzzahlige Entsprechungen der Grundzahl (hier 50 Hz), also 100 Hz, 200 Hz und so weiter. Sie können in ihren biologischen Auswirkungen bis zu einigen hundert Metern Abstand stören, sind aber messtechnisch nur schwer nachweisbar, nicht zuletzt, weil kaum jemand auf sie achtet.

Manch einer sorgt sich auch wegen seinem Funkwecker, aber völlig umsonst. Denn diese Wecker „funken" nicht, sondern regieren nur auf die bereits übertragenen Wellen, die ohnehin schon in der Luft schwirren. Funkwecker, insofern sie batteriebetrieben sind, verursachen also keinen Elektrosmog – Fehlanzeige.

Ein anderes Beispiel für unbegründete Ängste: Manchmal ist das letzte kleine Bauerngehöft als Endverbraucher der elektrischen Hochspannungsleitung deutlich weniger belastet, als man denkt: Nachts gibt es kaum Stromverbrauch! Zumindest dann nicht, wenn keine elektrischen Geräte auf Dauerbereitschaft („Stand by") betrieben werden. Hängt jedoch ein Haus als eines unter vielen anderen an einer meilenlangen Oberleitung, so leidet es unter dem ständigen Stromverbrauch der Nachbarn und den ebenfalls erzeugten Oberwellen zusätzlich.

Abhilfe bei hausgemachtem Elektrosmog (besonders im Schlafbereich)

- Elektrischen Wecker auswechseln gegen Batteriewecker mit 1 m Abstand
- Neon-Beleuchtung, Bettbeleuchtung (entfernen oder abklemmen bzw. auswechseln)
- Geräte aus Nachbarräumen, z. B. Küche (umstellen)
- Netzfreischalter einbauen (optimale Kombination der Stromkreise wichtig)
- Zeitschaltuhren, Infrarot- oder Funkschalter einbauen lassen
- Möglichst wenig Elektrogeräte und -kabel (nachts alle ausstecken)
- 2 m Mindestabstand zwischen Bett und allen Elektrogeräten und Kabeln (Wandkabel!)
- Wasser- und andere elektrifizierte (unabgeschirmte) Betten vermeiden
- Keine elektrische Fußbodenheizung oder Heizdecken
- Fehler in Elektroinstallation abstellen
- Sendestation schnurloses DECT (GAP)- Telefon auswechseln gegen Ct-1+
- Falsch eingesteckte Stecker mittels Phasenprüfgerät überprüfen und richtig stecken
- Dimmer auswechseln gegen einfachen Schalter
- Sparglühbirnen gegen herkömmliche Glühbirnen auswechseln
- Hauserdung überprüfen lassen
- Potentialausgleich auf Gas- und Wasserrohren
- Im schlimmsten Fall Schlafraum wechseln, Bettumstellung, Wohnungswechsel

Der französische Physiker Charles Augustin de Coulomb (1736-1806) zeigte der Welt im 19. Jahrhundert, dass die Kraft zwischen zwei elektrischen Ladungen umgekehrt proportional zum Quadrat des Abstandes zwischen ihnen ist. Diese komplizierten Erkenntnisse können wir für uns ganz praktisch nutzen: Da Hausstrom an Kabel gebunden ist, nimmt die Intensität lästiger Störfelder bei zunehmendem Abstand von diesen rapide ab. Billiger und schneller als durch simples Wegrutschen ist Schutz vor hausgemachtem Elektrosmog nicht zu haben - außer natürlich durch völlige Abschaltung aller elektrischen Zuleitungen.

Im Schlafzimmer wird dies durch einen so genannten Netzfreischalter erreicht. Inzwischen existieren verschiedene Modelle und Qualitäten. Netzfreischalter (NeFas) haben die wichtige Aufgabe, die nächtliche Stromzufuhr in den Leitungen der Schlafzimmerwände zuverlässig zu unterbrechen, sobald der letzte Stromverbraucher ausgeschaltet wird. Sie eliminieren dann circa 80 % der von den E-Leitungen ausgehenden Störungen. Geeignete Freischalter (möglichst zweipolige, die beide Stromkabel abkoppeln) erhalten Sie unter anderem bei baubiologischen Herstellern. Das billige Sonderangebot aus dem nächsten Baumarkt ist in der Regel nicht optimal. Aber bitte: Einbau nur durch einen Fachmann und erst nach gründlicher baubiologischer Messung der lokal vorliegenden Felder.

Weitere Möglichkeiten der Verbesserung

- Elektroinstallationen und Heizung auf Erdung überprüfen
- Kühlschrank mit abgeschirmtem Kabel auf anderen Stromkreis klemmen
- Spiegel, Kristallleuchter sowie sonstige reflektierende Objekte entfernen
- Bei Verlängerungen/Zuleitungen abgeschirmte Leitungen verwenden
- Kabel so kurz wie möglich halten (kein „Kabelsalat")
- Abschirmungsmaßnahmen durch leitfähige Farbe, NF-Vliese, HF- Tapeten etc.
- Mu-Metall, eine spezielle Weichmetalllegierung zur Abschirmung von MWF
- Raumtemperatur 16° bis 18° C, relative Luftfeuchtigkeit ca. 50 %
- Verursacher (Heizdecken, Stand-by-Geräte etc.) entfernen, eventuell in Steckerleiste
- Verzichten Sie auf trafobetriebene Geräte (1 m Mindestabstand)
- Euro-Flachstecker gegen Schukostecker auswechseln
- Zweiädrige Kabel gegen dreiädrige auswechseln (alles möglichst kurz halten)
- Nutzen Sie abgeschirmte Dosen bei der Kabelverlegung
- Computer-Monitore nur nach TCO-Norm, besser: Flachbildschirme und kabellose Maus und Tastatur
- Fernsehgeräte, Radios, Computer etc. entfernen, ausstecken oder Steckerleiste

Eisenbahnanlagen und andere Schienenfahrzeuge verursachen oft riesige Elektrosmogfelder, die je nach Erdungsqualität der Gleise in extremen Fällen noch in einigen Kilometern nachweisbar sein können. Der Grund liegt in dem großen Abstand zwischen stromführender Oberleitung (+) und stromableitenden Schienen (–). Die Deutsche Bahn (DB) fährt zu allem Überfluss auch noch mit einer Frequenz von 16,67 Hz, einer Frequenz im Bereich unserer Hirnströme! Man beobachtete deshalb nach der Umstellung von Diesel auf Elektrizität in den 70er Jahren unter anderem schwerste Depressionen und auch Krebs bei Bahnanliegern. Ähnlich wie auch bei Hochspannungsleitungen direkt über dem Hausdach kann in solchen Fällen oft nur durch gezielten Wohnungswechsel Abstand eingehalten werden.

Da natürlich auch die Bahnreisenden mitten in stärksten Feldern sitzen, muss, wie der BUND so schön schreibt, „die Vorstellung der umweltfreundlichen Bahn aufgegeben werden, ein Umdenken, das besonders den Umweltschützern schwer fallen wird"[12] Zum Beispiel rechnet man beim Transrapid, der bei Steuerzahlern berüchtigten Magnetbahn, mit Werten von ca. 100.000 nT im Fahrgastraum, was vor allem eine besonders starke Gefährdung für Träger von Herzschrittmachern bedeutet. Ein Vergleich dazu: Die erfahrungswissenschaftliche Baubiologie empfiehlt nach 30 Jahren praktischer Erkenntnisse knappe 100 nT am Arbeitsplatz. In Deutschland jedoch liegt die vom Gesetzgeber erlaubte magnetische Dauerbelastung bis heute bei 100.000 nT!

Noch ein spezieller Tipp des Selbsthilfevereins Elektrosensible e.V.: „Auf einigen Hauptstrecken der Bundesbahn laufen seit 1 ½ Jahren die schnittigen Züge der dritten Generation: ICE 3. Sie sind daran zu erkennen, dass die Triebköpfe (E-Loks) vorne und hinten fehlen. Die Antriebsmotoren sitzen nämlich an den Achsen der Fahrgastwagen. Der Fahrgast erhält das Magnetfeld also nicht nur von oben, vom Fahrdraht, sondern auch noch von unten, von den Motoren. Die Magnetfeldbelastung ist 10- bis 20-mal höher als beim ICE 2. Was tun? Meiden! Die größeren Reisezentren haben eine Mappe, in der alle ICEs vermerkt sind, einschließlich der Angabe, welcher Zugtyp eingesetzt wird. Wählen Sie eine Verbindung mit dem ICE 2 oder IC/EC oder Interregio."[13]

---

[12] BUND – Arbeitskreis Elektrosmog
[13] Selbsthilfevereins Elektrosensible e.V., Mitteilung Nr. 50

	Gemessen als	Maß-einheit	Physik	Vergleichbar mit:
Spannung	Elektrische Spannung	Volt	**V**	Wasserdruck in einer Rohrleitung
Stromstärke	Elektrische Stromstärke	Ampere	**A**	Rohr durchlaufende Wassermenge pro Sekunde
Frequenz	Frequenz	Hertz	**Hz**	Schwingungsanzahl pro Sekunde
Elektrisches Feld	Elektrische Feldstärke	Volt pro Meter	**V/m**	entsteht durch elektrische Ladungsunterschiede
Magnetisches Feld	Magnetische Flussdichte	Tesla	**T**	entsteht durch bewegte elektrische Ladungen
Leistung	Elektrische Leistung	Watt	**W**	Produkt von Spannung und Stromstärke
Elektro-magnetische Wellen	Leistungs-flussdichte	Watt pro Quadratmeter	**W/m²**	Strahlungsleistung relativ zur bestrahlten Fläche

Transformatoren (Trafos) finden wir nicht nur auf der Straße, sondern vor allem auch im Haus. Ihre Aufgabe ist es, die Spannung des Hausstroms von 230 V auf zum Beispiel 12 V Niederstrom herunter zu transformieren. Aquarienpumpen, Bürogeräte, Fernseher, Küchenmaschinen und so weiter und so fort, alles funktioniert mit Hilfe von zumeist kleinen Trafos, die im Gehäuse versteckt sind. Moderne Mini-Halogenlampen, deren großzügige Kabelführung manchmal durch alle Zimmer führt, werden so ebenfalls gespeist. Leider produzieren Trafos sehr starke elektrische und magnetische Felder bis hin zu 1.000 nT. Pikanterweise werden sie in der Regel auch nicht mit dem Licht der Lampe abgestellt, sondern bleiben im Stand-by Betrieb. Deshalb ist bei ausgeschalteten Tischlampen der dicke Fuß oft warm, und unser Stromzähler rotiert, obwohl wir nach bestem Wissen und Gewissen keinen Strom verbrauchen.

Tera	T	Billion	10^{12}
Giga	G	Milliarde	10^{9}
Mega	M	Million	10^{6}
Kilo	k	Tausend	10^{3}
Milli	m	Tausendstel	10^{-3}
Mikro	μ	Millionstel	10^{-6}
Nano	n	Milliardstel	10^{-9}
Pico	p	Billionstel	10^{-12}

Ganz übel sind Radiowecker, da sie meist in unmittelbarer Nähe unseres Kopfes am Bett stehen. Weil der Kopf wegen seiner speziellen Form besonders gut an technische Felder ankoppelt („induziert", was zum „buzzing head syndrome" führt), können sie zumindest schon mal Migräne verursachen. Dazu der bekannteste deutsche Baubiologe Wolfgang Maes (dito): *„Ich messe in zehn Zentimetern Entfernung von einem Radiowecker 30.000 nT (ist das nichts?) und unter den größten Hochspannungsleitungen dagegen ‚nur' 1.000 bis 5.000 nT."*

Zusätzlich wird die Belastung durch die zumeist rote Beleuchtung vergrößert, die aus einem Material namens Arsenid ist. Dies führt neben den elektrischen zu weiteren Belastungen und wurde mittlerweile von vielen Herstellern erkannt, denn heute ist das Licht oft grün. Babyphone, Heizdecken und diverse elektrische Hebeapparaturen unter dem Bett kommen uns ebenfalls viel zu nahe. Hinsichtlich all der dafür benötigten Verkabelung gilt stets und ohne Ausnahme: Kabelsalat = Wellensalat!

Elektromagnetische Felder	Entstehen und Vorkommen	Biologische Effekte
EGF Elektrische Gleichfelder (statisch)	Durch Berührung und Reibung zweier nicht leitender Stoffe (z.B. Schuhsohlen und Teppich)	Verursachen Ladungspolarisationen im Körper; Verschiebungs- und Entladungsströme. *Folgen:* Schreck, Schock (für Kreislauf, Herz), Kribbeln, „Haare stehen zu Berge".
EWF Elektrische Wechselfelder (dynamisch)	Durch Wechselstrom verursachte technische Störstrahlung (Haushaltsstrom und Hochspannungsleitungen, HF-Sendeeinrichtungen wie z.B. Radar, Telefone, Radio etc.)	Erzeugen Drehbewegungen von Dipolen (Wasser, Proteine); lassen Reizströme fließen. Sie stören die biologische Informationsübertragung der Nervenzellen, weil sie oft im Bereich der Organfrequenzen liegen.
MGF Magnetische Gleichfelder (statisch)	Feldlinien technischer Dauermagnete (z.B. Lautsprecher); Straßenbahnen fahren mit Gleichstrom.	Einfluss auf die Orientierung von magnetischen Dipolen (Spins), also auf die Zellstruktur.
MWF Magnetische Wechselfelder (dynamisch)	Entstehen bei Verbrauch niederfrequenten Stroms. In der Hochfrequenz sind elektrische und magnetische Eigenschaften schwer zu trennen, deshalb spricht man vereinfachend von elektromagnetischen Feldern.	Wirbelströme im Körper und Drehbewegungen von Dipolen. Im Tierversuch: Reizungen und Wärme; Herzrhythmusstörungen durch Fehlentladung der Nerven; Eiweißgerinnung in Blut und Augen; Missbildungen

Guter Rat muss zum Glück nicht immer teuer sein: Alle genannten Esmogträchtigen Geräte werden in eine Steckleiste (vorzugsweise doppelpolig-abschaltbare Sammelleiste mit Schalter, siehe Abbildung) eingesteckt, so dass sie bei Bedarf alle gleichzeitig abgeschaltet werden können. In diesem Fall sollte eigentlich nur das Kabel zwischen Wand und Schalter in der Leiste unter Strom stehen, das heißt, das Feld ist klein.

Leider ist das aber selbst oft nicht so einfach, wie es klingt. Wer schon einmal in eine handelsübliche Steckdose geschaut hat, weiß, dass dort zwei Löcher sind. Dahinter liegt je ein Kabel, und zwar einmal die „Phase", die Strom hinführt und das andere, das ihn ableitet. (Wenn ich einen Prüfschraubenzieher hineinstecke, leuchtet er beim „heißen Kabel" auf.) Im Normalfall gibt es noch in der Dose selber ein Drittes, die oben erwähnte Erde. Wenn ich jetzt zum Beispiel den Stecker einer Lampe in die Steckdose drücke, besteht theoretisch eine 50:50 Chance, dass das stromableitende Lampenkabel (-) auf den Plus-Pol der Steckdose trifft. Und das kann entscheidend für Ihre Schlafqualität sein, denn da nur das stromführende Kabel unterbrochen wird, läuft der Strom erst durch die ganze Lampe, bevor er am ausgeschaltetem Schalter unterbrochen wird, und von da aus wieder zurück zur Erde.

Das ist der Grund, warum sich alte metallene Bettlampen oft elektrisch anfühlen, obwohl sie gar nicht brennen. Die einfache Lösung: Man dreht den Stecker einfach herum, und schon hat sich das Problem erledigt. Bei Lampen lässt es sich zum Glück relativ einfach überprüfen: Ich drehe die Glühbirne heraus und messe mit einem Stromprüfer direkt an der Lampenfassung. Leuchtet er auf, muss der Lampenstecker herumgedreht werden. Als Verbraucher sollten wir außerdem beim Kauf neuer Geräte auf geerdete Kabel mit Schutzkontaktsteckern (Schuko) anstelle der billigen Euro-Flachstecker achten, denn eine zweiadrige Leitung verursacht immer größere Felder.

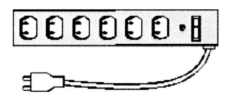

Andere Länder sind in diesen Dingen wesentlich fortschrittlicher und verbraucherfreundlicher: In England und Frankreich zum Beispiel haben Steckdosen drei Löcher, der Stecker passt also nur in einer einzigen Stellung und ist demzufolge immer richtig gepolt. Ob der Stecker hierzulande richtig herum in der Dose sitzt, kann man leider nur mit den geeigneten Messgeräten herausbekommen. Das wäre zum Beispiel der Multi-Funktionstester MS-18, den es für kleines Geld bei der Elektronikversandkette Conrad Electronic[14] gibt. Man kann jedoch den Stecker auch aufmachen und den Kabelverlauf (blau = minus, schwarz/braun = stromführend) überprüfen, damit er zur zuvor gefundenen Phase der Steckdose passt. Der ganze Aufwand ließe sich aber auf Herstellerseite von vorne herein gründlich vermeiden: durch die technische (zweipolige) Unterbrechung beider Kabel im Schalter. Das scheint aber im Industriestandort BRD unmöglich.

---

[14] Best.Nr. 130737

Lesestoff:

- Wolfgang Maes: Stress durch Strom und Strahlung, Gesundes Wohnen
- Knut Sievers: Elektrosmog – Die unsichtbare Gefahr, Heyne
- Verbraucherberatung: Macht Strom krank? Elektrosmog, Info Nr. 3
- König/Folkerts: Elektrischer Strom als Umweltfaktor, Pflaum
- www.maes.de

Bekannt aus Rundfunk und Fernsehen: Der Funksmog

„Langzeitbelastung kann kritische Wirkungen auslösen. Der Organismus reguliert immer nur eine relativ kurze Zeit gegen, langfristig gibt er auf und Schaden entsteht. Außerdem ist auch beim Funk die Latenzzeit wichtig, ähnlich wie bei Radioaktivität, beim Rauchen oder bei Asbest. Bei Asbest vergehen zwischen dem Reiz, also dem Inhalieren der Fasern, und dem Ausbruch der Krankheit, z.B. Lungenkrebs, im Schnitt 14 bis 32 Jahre. Das könnte bei Funkbelastungen ähnlich sein."

Prof. Dr. Günter Käs,
Radarexperte der Bundeswehruniversität

Hier wird es ganz unangenehm, denn diese krankmachende hochfrequente Dauerbelästigung wird uns Tag und Nacht frei Haus durch Funkwellenübertragung geliefert! Das liegt vor allem auch daran, dass niemand in seinem „Recht auf (Des-)Informationsfreiheit" beschnitten werden soll, beziehungsweise unter einem „Handyloch" leiden darf. (Und die vielen Nachbarn, die kein mobiles Telefon besitzen, auch nicht.) Fernseh- und Rundfunkstationen, Amateurfunker, Richtfunkstrecken von Post und Militär und viele andere senden uns massivsten Wellensalat ebenfalls quer durch die Bude. Und das machen sie mit ungezügelter Begeisterung im Rahmen nachsichtiger Gesetzgebung so:

Der schottische Physiker James Clerk Maxwell (1831-1879) hatte 1873 in seiner bahnbrechenden Arbeit einen riesigen Bereich elektromagnetischer Schwingungen ober- und unterhalb des sichtbaren Lichts angedeutet und auch mathematisch berechnet. Seine Theorie postulierte, dass ein schwingender elektrischer oder magnetischer Dipol (Sender) Energie in Form von elektromagnetischen transversalen Wellen aussendet. Dabei wird durch ein sich zeitlich änderndes elektrisches Feld ein magnetisches Wirbelfeld erzeugt wobei umgekehrt jedes sich ändernde Magnetfeld ein elektrisches Wirbelfeld hervorruft. Beide Felder greifen gewissermaßen kettenartig ineinander. Laut Maxwell sollte auch das sichtbare Licht aus kurzen elektromagnetischen Wellen bestehen, und das ließ die Physiker gleich gar nicht mehr ruhen.

Als Heinrich Hertz (1857-94) in Karlsruhe 1888 „seine" elektromagnetischen Transversalwellen nachwies, stellte er fest, dass sie sich mit Lichtgeschwindigkeit kreisförmig fortbewegen. Er bestätigte damit ihre von Maxwell vermutete Wesensgleichheit mit den Lichtwellen, was bedeutet, dass eine Welle von 1 Hz 330.000 km lang ist, denn mit dieser Geschwindigkeit breitet sich Licht pro Stunde aus. Bei den „höheren" Frequenzen, also denen mit zunehmender Impulszahl, werden die Wellen physikalisch gesehen immer kürzer. Deshalb heißen sie auch Kurzwellen, Ultrakurzwellen (UKW = 2,9 bis 3,4 m), und danach treffen wir auf die Mikrowellen (im Zentimeter- und Millimeterbereich). Sie umfassen vor allem den Bereich von Radio, Fernsehen, Radar, Satelliten, drahtlose „Telefone", militärische Leitanlagen etc. und ja, auch Mikrowellenöfen.

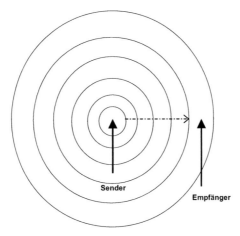

Hertz'sche Wellenausbreitung (Transversalwellen):
Elektrosmog für alle, und das nur, weil zwei miteinander telefonieren.

Die künstliche elektromagnetische Welle wird als Vehikel benutzt, um auf ihr Informationen zu transportieren, ähnlich einem Fluss, der ein Boot trägt. Den Vorgang der Informationsaufprägung nennt man „Modulation". Grob gesehen werden drei verschiedene Arten der Modulation unterschieden, die alle ihre bestimmten praktischen Vorzüge haben und auch angewandt werden:

1. Amplitudenmodulation (AM), hauptsächlich vom Radio (Lang-, Mittel-
   und Kurzwelle) genutzt. Hierbei kommt die Information durch eine Veränderung der Intensität oder Spannung der Trägerwelle zustande. Diese
   wird salopp gesagt sozusagen etwas „geknautscht".

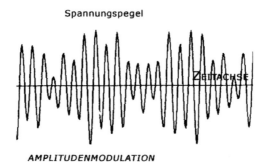

AMPLITUDENMODULATION

2. Frequenzmodulation (FM), genutzt von UKW- (Ultrakurzwellen) und
   Kurzwellen-Radio, Handfunkgeräten und Fernsehen, arbeitet mit Veränderungen der Trägerwellen, die schneller oder langsamer aufeinander
   folgen. Man „zerrt und staucht" sie halt ein bisschen.

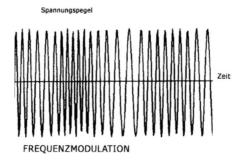

FREQUENZMODULATION

3. Gepulste Strahlung (PM), die als die biologisch gefährlichste gilt. Sie findet sich bei Radar, Funktelefonen, Satellitenstrahlung sowie bei den orbitalen Ortungssystemen und vielem mehr. Hier wird die Trägerwelle „zerhackt" und die Information quasi wie Schrot verschossen, zum Beispiel beim Handy mit insgesamt acht Informationspäckchen pro Sekunde. Eines ist für uns, und in den sieben verbleibenden werden die „Infohäppchen" für andere Teilnehmer transportiert. Die hört man dann bei schlechten Empfangsbedingungen mitrauschen. Gesprächsinformationen werden also komprimiert und periodisch alle 4,6 Millisekunden an den nächsten in der Nähe befindlichen Sender gefunkt. Pro Sekunde ergibt das 217 Stromstöße (217 Hz), also so eine Art elektromagnetisches Trommelfeuer.

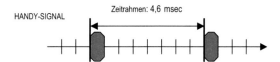

Wenn jetzt acht Handybesitzer gleichzeitig denselben Sender nutzen, erhöht sich die Leistung um den Faktor 8 auf 1.736 Hz. Das Trommelfeuer wird also bildlich gesprochen zum Sperrfeuer. Das alles ist technisch gesehen genial und wird angeblich nur gemacht, weil mehr Leute mobil telefonieren, als Frequenzen zur Verfügung stehen. Ach ja, der „Sound" soll auch besser sein.

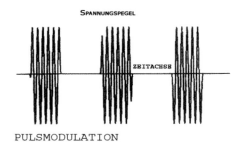

PULSMODULATION

Sobald diese Funkwellen, also eine hochfrequente Trägerwelle und eine niederfrequente Information ihr Empfangsgerät erreicht haben, wird die Trägerwelle kurz hinter der Empfangsantenne einkassiert. Ihre Energie wird unterdrückt, denn sonst würden wir die aufmodulierte Information nur schlecht verstehen.

Abhilfe bei Funksmog

- Bitte unbedingt von qualifiziertem Geo- oder Baubiologen messen lassen!
- Baubiologische Geräte selber nutzen lernen
- Geeignete baubiologische Abschirmmaßnahmen nutzen
- Lassen Sie sich einen Hochfrequenzfilter für die Hausinstallationen einbauen.
- Abstand zu (mobilen) Sendern und Funktürmen halten, je größer, desto besser
- Bevorzugen Sie möglichst massive Bauweise (Stein)
- Kellerräume sind erfahrungsgemäß am wenigsten belastet.
- Eine Bettumstellung nur nach baubiologischer Messung vornehmen!
- Ist ein Umstellen im selben Raum nicht sinnvoll, dann Schlafplatzwechsel
- Keine reflektierende Gegenstände (Spiegel etc.) im direkten Umfeld des Schlafplatzes
- Keine Wasserbetten oder Metall in Bett oder Bettnähe (optimal: Holz)
- Vorsicht vor Metall in Matratzen, da sie direkt an Felder ankoppeln
- Verzichten Sie auf Auto- und Funktelefon, Walkie-Talkies und Handfunkgeräte
- Vermeiden Sie unbedingt kabellose Kopfhörer, Babyphone etc.
- Halten Sie 10 m Mindestabstand von aktiven „Handyoten"
- Computermonitor nach TCO-Norm kaufen, besser: Flachbildschirm mit kabelloser Tastatur und Maus
- 3 bis 4 m Mindestabstand vom Fernseher, nachts ausstecken
- Neonlampen und Sparglühbirnen gegen herkömmliche Glühbirnen auswechseln
- Bildschirmspiele und üppigen Fernsehkonsum vermeiden

Übrigens: „Gepulste Mikrowellen werden bei der Genmanipulation benutzt, um die Zellmembran zu öffnen und dann fremde Gene in die Zellen einzuschleusen. Gentechniker befürchten deshalb, dass flächendeckender Mobilfunk auch flächendeckende Erbgutveränderungen verursacht" (Wulf-Dietrich Rose, Leiter der Internationalen Gesellschaft für Elektrosmog-Forschung). Dazu noch ein trauriges Kuriosum am Rande: Die Volksrepublik China setzte für ihre Politik der „Ein-Kind-Familie" jahrzehntelang hochfrequente Wellen ein. Frau Prof. Dr.

Huai Chiang von der Zhejiang Universität bemerkte deshalb sarkastisch auf dem internationalen Kongress in Salzburg am 7./8. Juni 2000: „Früher haben wir mit dieser Mikrowellenstrahlung Geburtenregelung[15] gemacht. Heute telefonieren wir damit. Sehr schön." Ende des Zitats.

LESESTOFF:

- G.A. Ulmer: Krank durch Wellen- und Elektrosmog, Ulmer Verlag
- Christian Thuile/Andràs Varga: Gefährliche Strahlungen, Molden
- Carlo/Schram: Cell phones: Invisible Hazards in the Wireless Age – An Insider's Alarming Discoveries About Cancer and Genetic Damage, In der BRD nicht erhältlich
- Grasberger/Kotteder: Mobilfunk – Ein Freilandversuch am Menschen, Kunstmann
- Mara Marken: Machen Handys und ihre Sender krank?, Selbstverlag

---

[15] Kommentar des Autors: Sterilisation bei Männern

Von Null ad infinitum: Das Frequenzspektrum

„Es ist bekannt, dass im Körper natürliche elektrische Potentiale an Zellwänden auftreten. Äußere elektromagnetische Felder können diese überlagern und dadurch Zellfunktionen beeinflussen. Diebstahlsicherungen in Kaufhäusern arbeiten bei sehr unterschiedlichen Frequenzen. Einige strahlen im Bereich von 1 MHz bis 10 GHz Hochfrequenzfelder ab."

Bundesamt für Strahlenschutz (BfS)

Der Wellenbereich aller elektromagnetischen Wellen von null ad infinitum (0 Hz bis 10^{∞} Hz) heißt Frequenzspektrum. Wenn wir uns dieses Spektrum genauer ansehen, finden wir als erstes die Eigenschwingungen der Erde, die so genannten Schumannfrequenzen, deren wichtigste bei ursprünglich 7,83 Hz liegt. Internationalen geophysikalischen Forschungen zufolge schwankt sie seit Jahren - kurzfristig können das schon mal schwindelerregende 14 Hz ausmachen. Der Grund ist vermutlich auch im künstlichen elektromagnetischen Dauerbombardement zu suchen, aber Genaues weiß man nicht.

Weitere natürliche Frequenzen schaffen es in der Regel bis knapp 30 Hz, Gewitter maximal noch bis 100 Hz. *„Jede Energieentladung zwischen Ionosphäre und Erdoberfläche, also jeder normale Blitzschlag, erzeugt als Nebenprodukt Radiowellen einer solchen Frequenz, die mit der Erde resonanzfähig sind. Sie können daher nicht nur in die Erde eindringen, sondern verstärken sich dabei noch, wodurch es zur Ausbildung gewaltiger stehender Wellen kommt, die über lange Zeit stabil bleiben können."*[16] Dann kommt lange, lange Zeit absolut nichts mehr, luftleerer Raum sozusagen, bis wir nach dem Infrarotbereich auf die Frequenzen des sichtbaren Lichts treffen (10^{14} Hz). Darauf folgt ein bisschen Ultraviolett-Licht (UVA/UVB) und Röntgenstrahlung, der die natürliche Radioaktivität („ionisierende Strahlung" oder auch Gammastrahlung) folgt.

---

[16] Grazyna Fosar/ Franz Bludorf: Zaubergesang

Keine Panik: An die haben wir uns in vielen Jahrtausenden präzivilisatorischer Evolution gewöhnt. Abschließend folgt die so genannte „feinstoffliche Strahlung", die für uns im praktischen Teil des Buches noch wichtig werden wird. Ihren Namen trägt sie, da mit technischen Geräten bisher nicht messbar, mit Fug und Recht. Leider spricht man ihr aber aus genau diesem Grunde wissenschaftlich zumeist ihre Existenz ab. Das ist meiner Meinung nach unlogisch, denn zu Ende gedacht bedeutet dies, dass das Frequenzspektrum genau so weit reicht, wie unsere derzeitige Technik misst, und das ist im Verhältnis zur bereits bekannten Unendlichkeit reichlich kurz gegriffen.

Früher beschäftigten sich unter anderem Ärzte, Mystiker und Rutengänger mit solchen feinstofflichen Energien. Die alten Griechen kannten sie unter dem Begriff „Äther" und reihten sie neben Feuer, Wasser, Luft und Erde unter die fünf Hauptelemente ein. Man stellte es sich als eine Substanz vor, die den gesamten Raum füllt und durch die sich das Licht ohne Reibung bewegt. So wie ein Ton ein Medium zum Transport benötigt, hier die Luft und deren Moleküle, braucht Licht ja einen Stoff, der es durch das Universum leitet.

In der alten abendländischen Medizin kannte man diese Energieform auch als „Pneuma" (Galenus, Leibarzt Mark Aurels, 129-199), als „Fluidum" (Anton Mesmer, 1734-1815), als das „Od" des Freiherrn von Reichenbach (1788-1869), oder auch als „Spiritus" oder „Vitalität". Alchimisten wie zum Beispiel Paracelsus (1493-1541, von ihm „Archaeus" genannt) beschäftigten sich im Mittelalter damit genauso intensiv wie später viele Physiker, bevor 1887 das berühmt-berüchtigte Michelson-Morley-Experiment angeblich ein für alle Mal wissenschaftlich exakt bewies, dass es im Kosmos „nichts" gibt.

Sie haben richtig gelesen: Nichts, absolut nichts sollte auf einmal zwischen den Planeten sein, höchstens ein Vakuum. (Das war doch was.) *„Als sich die Existenz eines statischen Äthers experimentell nicht nachweisen ließ, hat man gleich die ganzen Äthervorstellungen in der Physik über Bord geworfen und sich den Raum zwischen den Materieteilchen als prinzipiell leer vorgestellt. Wie sich in einem solchen Raum dennoch elektromagnetische Wellen ausbreiten können, bleibt natürlich ein Rätsel; aber an die Stelle der Vorstellungskraft und sinnlichen Anschauung hat man einfach abstrakte mathematische Formeln gesetzt, die die Funktionen elektromagnetischer Wellen beschreiben, und man hat mit diesen Formeln technisch erfolgreich arbeiten können.*[17] Wenn das alles mal kein herber Fehler war.

Umsonst wies der Arzt, Erzieher, Entdecker, Psychiater und Erfinder Wilhelm Reich (1897-1957) immer wieder unermüdlich darauf hin, dass die beiden Physiker Edward Williams Morley und Albert Michelson nach *statischem* Äther gesucht hätten, den es in der Tat auch nicht gäbe, der Äther sei in Wirklichkeit nämlich *dynamisch*. Denn zumindest er hatte etwas im Kosmos gefunden: Die

---

[17] Bernd Senf: Die Wiederentdeckung des Lebendigen

universale Lebensenergie, die er später Orgon nannte. Übrigens entdeckte er sie auch in der Zelle, und es gelang ihm sogar zu zeigen, wie diese Energie verstärkt werden konnte: in Orgonakkumulatoren, die er aus organischem und anorganischen Stoffen schichtweise zusammenbaute. 1949 schickten siebzehn Ärzte einen unterzeichneten Brief an die American Medical Association (AMA) mit folgendem Wortlaut: *„Wir halten die Entdeckung der Orgonenergie für eines der größten Ereignisse in der Geschichte der Menschheit."*

Innensenator Joe McCarthy, der sich als Vorsitzender eines Ausschusses (Hearing for Unamerican Activities, HUAC) zur Untersuchung der „kommunistischen Unterwanderung" der amerikanischen Gesellschaft hervortat, schuf das gesellschaftliche Klima für ein bis heute umstrittenes Gerichtsurteil: Richter John D. Clifford jr. stellte nämlich kraft seines Amtes im Namen des amerikanischen Volkes fest, dass „Lebensenergie" nicht existiert. Damit gab er Dr. Reich zumindest in einem strittigem Punkte recht: Der behauptete nämlich vehement, Juristen könnten seiner wissenschaftlichen Forschung nicht folgen und hätten dementsprechend auch nicht darüber zu befinden. Nach dem am 19.3.1954 ergangenen Urteil wurden alle Laboratorien von Wilhelm Reich vom FBI gründlich mit Baseballschlägern zerstört und seine bisherigen Werke öffentlich verbrannt. Außerdem sperrte man ihn zur Besserung in den Knast. Dort starb Dr. Wilhelm Reich am 3.11.1957 unter nie ganz geklärten Umständen.

Mittlerweile entwickelte Albert Einstein (1879-1955) seine berühmte „spezielle Relativitätstheorie". Er zeigte darin 1905, wie ein Universum ohne Äther funktionieren könnte. Vereinfacht besagt sie, dass es im Universum keinerlei Hintergrundstruktur wie etwa Äther gibt. Stattdessen beeinflussen sich alle Objekte wie Sterne und Planeten gegenseitig. Das heißt also, nichts im Raum ist absolut und somit alles relativ. Aufgrund der mangelnden Spiritualität eines durch und durch materiellen Weltbilds kam es zu dieser groben Fehleinschätzung, denn: *„Was die Physiker vor Einstein irritiert hatte, ist – nüchtern erwogen – nach wie vor aufregend und eine Herausforderung für die Wissenschaft: Das Trägermedium des Lichts, der Lichtäther, musste sowohl von unvorstellbarer Dichte als auch von unvorstellbarer Feinheit und Elastizität sein. Kein Stoff der physikalischen Welt besitzt diese Eigenschaften. Man war hier in einen Grenzbereich vorgedrungen, in dem es möglich gewesen wäre, das physikalische Denken auf eine subtilere Grundlage zu stellen. Das ist nicht erfolgt."*[18] Spiritualität hat es in einer grob materiell orientierten Gesellschaft eben nicht leicht.

Die Diskussion währt und gehrt heute natürlich noch immer, auch wenn der Äther derzeit langsam wieder an Boden gewinnt. Mittlerweile erkennt die „moderne" Quantenphysik und -mechanik dessen Realität im Gegensatz zur orthodoxen Physik nämlich wieder an. Es sind dies die neueren Konzepte der Kraftfelder im Quanten-Vakuum, und man spricht nun ‚fürnehm' auch von

---

[18] Jochen Kirchhoff: Offene Fragen an die Wissenschaft, ZeitGeist 2/2001

Raum- oder Nullpunktenergie. Allerdings sehen die Physiker den „Quanten-
äther" nun als eine Spiralbewegung, aus der das ganze Universum hervorgeht
und die mit heutigen Messinstrumenten nicht registriert werden kann, da sie zu
schnell abläuft.

Ein zusätzliches Hemmnis ist die Tatsache, dass wir uns alle auf der Erde mit-
drehen und somit keinen Bezugspunkt haben. *„Heute betrachtet man das Vakuum des Raumes nicht mehr als leer. Es ist ein Meer aus dynamischer Energie
wie die sprühende Gischt in der Nähe eines tosenden Wasserfalls."[19]*

Sie entspricht Nikola Teslas eingangs erwähnter „freier Energie", ist also feinstofflichen Ursprungs, und wie üblich haben es immer schon (fast) alle gewusst.
Aber vielleicht ist ja auch alles noch viel komplizierter oder auch ganz anders
und der Physiknobelpreisgewinner William Bragg (1862-1942) hatte recht, als
er scherzhaft meinte, dass „Gott am Montag, Mittwoch und Freitag den Elektro-
magnetismus nach der Wellentheorie betreibe und der Teufel ihn am Dienstag,
Donnerstag und Samstag nach der Quantentheorie."

So war das ganze Äthergeschehen also von der Natur ursprünglich gedacht. Und
um ganz sicherzugehen, dass wir nicht durch die intensiven Strahlungen aus
dem Kosmos krank würden, hielten uns die Ozonschicht und andere Sphären als
Schutzschilde genau diese unerwünschten Frequenzbereiche ab. Den Strahlungs-
bereich, den wir und die Natur dringend zum Leben brauchen, lassen die „kosmischen Fenster" so passgenau durch, dass man kaum von Zufall reden kann.
Diese „Schlupflöcher" haben sich inzwischen aber bedauerlicherweise Dank des
(angeblich) klaffenden Ozonlochs zu weit geöffneten Scheunentoren gemausert,
wie uns unter anderem schmelzende Polkappen und jährlich steigende australi-
sche Hautkrebsraten als Konsequenz deutlich vor Augen führen. Und nicht nur
die, denn einer isländischen Studie zufolge ließ sich bei Stewardessen, die mindestens fünf Jahre lang diesen Beruf ausgeübt haben, ein fünffach erhöhtes
Brustkrebs-Risiko nachweisen.

---

[19] Harold Puthoff, Physiker und Raumenergie-Theoretiker am Institute of Advanced Studies, Austin, Texas

Natürliche Hintergrundstrahlung
(n. Neitzke)

$0, 000.001 \ \mu W/m^2$

HF-Hintergrundstrahlung in Häusern, speziell Schlafbereichen
(n. Maes)

2000 - 2003	$0,5 - 5 \ \mu W/m^2$
1995 - 2000	$0,01 - 1 \ \mu W/m^2$
1992 - 1995	$0,001 - 0,1 \ \mu W/m^2$
vor 1992	gar keine gepulsten Wellen (nur nahe Radaranlagen)

Baubiologische HF-Empfehlungen für Schlafbereiche
(Maes/IBN 2000)

schwach	$0,1 - 0,5 \ \mu W/m^2$
stark	$5 - 100 \ \mu W/m^2$
extrem	$> 100 \ \mu W/m^2$

Übrigens kann die natürliche elektromagnetische Hintergrundstrahlung des Kosmos hörbar gemacht werden. Diese knackenden Geräusche, die mich persönlich an einen weichen Frühlingsregen erinnern, heißen „sferics" nach dem englischen Wort „atmosphere" (Atmosphäre). Ein altes wissenschaftliches Fachgebiet, die Biometeorologie, beschäftigt sich seit Jahrzehnten mit der immensen Bedeutung dieser atmosphärischen Entladungen für das Leben auf der Erde. Leider werden ihre Erkenntnisse in keiner Weise berücksichtigt, obwohl auf statistisch gesicherter Basis im Laufe des 20. Jahrhunderts eine differenzierte Phänomenologie der Wettereinflüsse auf den gesunden und/oder kranken Organismus nachgewiesen wurde. Die natürliche „atmosphärische Impuls-Strahlung (AIS)", so ihr wissenschaftlicher Name, ist ein wesentlicher und wichtiger Faktor der Wetterbiotropie, also den Wechselwirkungen zwischen Wetter und Organismus.

In den 70er Jahren konnte vom Max-Planck-Institut für Biochemie schließlich gezeigt werden, dass wetterabhängige Muster bestimmter Sferics-Formen auf biologische Systeme Einfluss nehmen und damit natürlich auch auf den Pflanzenwuchs und deren Nutznießer. Nun sind die natürlichen Signale knapp 30 Jahre später fast nirgendwo mehr nachweisbar, also sozusagen ausgestorben, denn künstliche technische Signale decken sie durch milliardenfach stärkere Intensitäten völlig zu. Und nicht zuletzt, weil diese so genannten „technics" sich in ihren Eigenschaften den Sferics immer mehr annähern, bleibt zu befürchten, dass sie einen besonders zerstörerischen Einfluss auf alles Leben haben könnten.

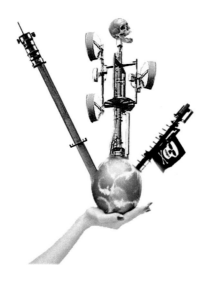

Weil das gesamte elektromagnetische Frequenzspektrum bis fast zum Bereich des infraroten Lichts (10^{12} Hz) hinauf mit technischen Signalen voll gestopft ist, spricht man folgerichtig auch von „elektromagnetischer Umweltverschmutzung". De facto hat es unsere Zivilisation in knapp 100 HF-Jahren geschafft, den ganzen lebenswichtigen Äther vollständig zu vermüllen und zu vergiften. Technische Strahlung zerschießt pausenlos das kaum messbare natürliche Energienetz des Planeten und seiner Bewohner, die das, verstört wie sie sind, auch noch für „modern" und vor allem „wirtschaftlich notwendig" halten. Was wundert es da angesichts dieser beunruhigenden Tatsachen, dass das baubiologische Gerät, mit dem diese technischen Störenfriede hörbar gemacht werden können, „Hellreceiver" (Höllenempfänger) heißt? Wenn ein Bild mehr sagt als tausend Worte, dann ist dieser wahrhaft infernalische Krach aussagestärker als tausend Grenzwerte.

LESESTOFF:

- Ulrich Warnke: Risiko Wohlstandsleiden, Popular Akademik
- Heinz Steinig: Elektrosmog – Der unsichtbare Krankmacher, Herder
- www.notiz.ch/wissenschaft-unzensiert
- www.gesundesleben-ev.de
- www.risiko-elektrosmog.de

Kosmische Strahlung,
die geballte Lebenskraft
aus dem Äther

„In der Zeit, als es keine elektrischen Ströme gab, nicht die
Luft durchschwirrt war von Elektrizität, da war es leichter,
Mensch zu sein. Da war es auch nicht nötig, dass sich die Leute
so anstrengten, um zum Geist zu kommen. Das gab es ringsum
keine Telegraphendrähte, da gab es keine Telefonleitungen
und so weiter. Der Mensch hat aber heute lauter solche Appa-
rate vor sich und um sich. Das induziert fortwährend Strömun-
gen in uns. Das alles macht den physischen Leib so, dass die
Seele gar nicht hereinkommt. Daher ist es nötig, heute viel
stärkere Kapazität aufzuwenden, um überhaupt Mensch zu
sein. "

Rudolf Steiner,
Begründer der Anthroposophie, im Jahr 1923

Nachdem wir uns bisher mit bereits mehr oder weniger bekannten Energiefor-
men herumgeschlagen haben, wird es Zeit, sich endlich auch mit derjenigen zu
beschäftigen, die uns am meisten und direktesten angeht: der Lebensenergie. Im
Laufe einer Millionen von Jahren währenden Evolution hat sich der Mensch
nämlich an drei natürliche Strahlungsquellen angepasst, deren Steuersignale
lebenswichtig, falls nicht sogar unabdingbare Voraussetzung für die Entstehung
von Leben sind. Dabei handelt es sich um

1. Die Erdstrahlung, so genannte Geomagnetfrequenzen - also Eigenresonan-
    zen der 64 Spurenelementen der Erdkruste. Die gleichen Spurenelemente
    mit analoger Resonanz finden sich auch in Erythrozyten (Blut) und
    Enzymen.

2. Die atmosphärische Strahlung, so genannte Schumannfrequenzen - Hier handelt es sich um Eigenresonanzen des Hohlraumes zwischen Erdoberfläche und Ionosphäre in ca. 100 km Höhe, deren Frequenzen exakt in analoger Resonanz mit den Gehirnen aller Säuger stehen.

3. Die Sonnenstrahlung, so genannte Solarfrequenzen - Die Sonne sendet neben Licht ein unendlich breites Frequenzspektrum aus, von dem besonders die Frequenzen im UKW-Bereich in Resonanz mit den Zellbausteinen des Organismus stehen.

Ohne diese vielfältigen Strahlungen wäre dies alles, was wir schlichten Gemütes Leben nennen, nicht, denn *„ein gesunder lebendiger Organismus schwingt in den gemeinsamen wie in den unterschiedlichen Schwingungsraten der einzelnen Organe und Zellen wie die Instrumente eines großen Orchesters. Werden ihre Schwingungen gestört, so entsteht Missklang, Verstimmung, Krankheit."*[20] – und schließlich Tod.

Die Schwingungsanregungen durch diese Biofrequenzen sind also entscheidend für unser aller Wohlergehen, und von daher standen sie, obwohl hier im zeitgenössischen Westen fast völlig unbekannt, seit Anbeginn der Menschheit im Zentrum der Betrachtung und Beschäftigung hochstehender Kulturen.

Obwohl die Vorstellung der „Lebensenergie" uralt ist, werden dafür die unterschiedlichsten Begriffe verwandt, was zugleich auch ein deutlicher Hinweis auf die schwer fassbare Natur dieser Energieform ist. Bei den Chinesen seit langem als Chi („Tai Chi" = Schattenboxen) bekannt, beruht auch heute noch die Wirksamkeit der Akupunktur auf einem Verstärken, beziehungsweise Vermindern eben dieser Energie in den Meridianen des Organismus. Im japanischen Karate spricht man von Ki (Ai-KI-do), wenn man sie beim Kampfsport für zumeist spektakuläre Zwecke einsetzt. Und bei den Indern heißt diese Energie seit Jahrtausenden Prana und spielt beim Yoga (vor allem bei der Atmung = Pranayama) eine herausragende Rolle.

„In der Geschichte der Lebensenergie wurde als erstes die Aura entdeckt. Im christlichen Abendland ist das Phänomen eines unsichtbaren Energiefeldes, das uns umgibt, erstaunlicherweise bis in die Neuzeit relativ unbekannt geblieben, wenn man vom Heiligenschein absieht. Das heutige Wissen der Energiemedizin schöpft deshalb zu allererst aus altindischen Quellen (..). Hellsichtige weise Männer (so genannte „Rishis") im Indien um 2.000 vor Christus konnten vier verschiedene Aura-Ebenen unterscheiden, die sich dem Hellsichtigen als eine zart schimmernde, verschiedenartige Hülle um den materiellen Körper zeigte. (...) Die zweite wichtige Entdeckung im alten Indien galt den sieben Energiezentren („Chakren"), die als rotierende Scheiben vom Becken bis zur Scheitel-

---

[20] sh. Fußnote 17

spitze gesehen wurden (...). Die Größe und Rotation der Chakren scheint zusätzlich von der psychoenergetischen Entwicklung abhängig zu sein, weil höherschwingende Menschen größere und schneller rotierende Chakren haben (wodurch logischerweise mehr Lebensenergie aufgenommen wird).

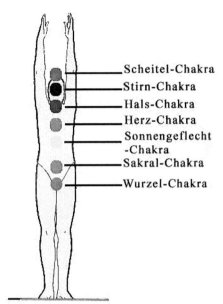

Scheitel-Chakra
Stirn-Chakra
Hals-Chakra
Herz-Chakra
Sonnengeflecht
-Chakra
Sakral-Chakra
Wurzel-Chakra

Eine weitere wichtige Entdeckung im alten Indien war die so genannte Schlangenkraft („Kundalini"), eine zusammengeballte Form von Lebensenergie im Becken. (...) Auf dem Weg nach China wurde, vergleichbar wie beim bekannten Zettelspiel, offenbar von den damaligen Reisenden etliches vom altindischen Energetikwissen vergessen. In der chinesischen Chi-Lehre sind deshalb die Aurahüllen, Chakren und die Kundalini mitsamt dem ideologischen Überbau in Form des Yoga-Systems nur noch rudimentär zu erkennen. Als praktisch veranlagtes Volk haben uns die Chinesen jedoch ein von ihnen neu erfundenes Heilsystem geschenkt – die Akupunktur mit dem Wissen um die Meridiane und um Yin und Yang. Den chinesischen Heilern wird erstmals bewusst, dass die Energie erst durch ihre polar entgegengesetzte Dynamik wirkt – vergleichbar der antagonistischen Wirkung von Sympathikus und Parasympathikus. Zugleich erkannten die Chinesen, dass die feinstoffliche Energie durch Akupunkturpunkte und Moxa verändert werden kann. Mit der Pulsdiagnostik konnte zudem die energetische Diagnostik in gewisser Annäherung objektiviert werden, wodurch sie erfreulicherweise gelehrt werden konnte. Das chinesische System hat deshalb im Vergleich zum originären indischen System – zumindest vordergründig – einen größeren praktischen Nutzen für die Heilkunst. "[21]

Bei uns fortschrittlichen Westlern hingegen wurde das bisschen Wissen um die Lebensenergie von einer körperfeindlichen Religion durch die über 500 Jahre während Inquisition erstickt und danach streng dogmatisch totgeschwiegen bis Wilhelm Reich diese fließende Energie als Orgon erneut auf die wissenschaftliche Tagesordnung setzte. Das kostete ihn vermutlich das Leben, zumindest aber international seinen Ruf als Wissenschaftler. Denn, „wissenschaftliche ,Diszipli-

---

[21] Dr. med. Reimar Banis – Die Bedeutung der Lebensenergie – Wetter, Boden, Mensch 2/2004

nen' haben", wie Professor Bernd Senf trefflich meint, „ihren Namen zu Recht: Sie disziplinieren immer wieder diejenigen Wissenschaftler, die sich allzu weit vorwagen und pfeifen sie in Reih und Glied zurück oder grenzen sie aus." Übrigens, und auch das spricht für ihn, hat Dr. Wilhelm Reich im Gegensatz zu Galileo Galilei die Folgerungen aus seiner Forschung niemals widerrufen.

Zur Wiederentdeckung dieser so lang verschütteten Lebensenergie gelangte Reich auf dem Weg über seine jahrelange Arbeit als Psychotherapeut mit emotional blockierten Menschen. In seinem Verständnis bedeutete dies immer auch eine bioenergetische Blockierung, also eine tendenzielle Erstarrung der Energiefunktionen, die in natürlicher Weise fließen und pulsieren, also innerlich beweglich sind. Dank dieser Blockaden kommt es nach Reich in der Folge zu einem „Muskelpanzer", also feinsten Verspannungen der Muskulatur, der irgendwann chronisch wird und zu einem „Charakterpanzer" führt.

Das liegt daran, dass *„eine einmal erfolgte Verdrängung eine ganze Kette weiterer Verdrängungen nach sich ziehen kann, die sich alle übereinander schichten und zu einer immer stärkeren emotionalen und auch körperlichen Blockierung führen. Der ursprünglich lebendige Impuls wird auf diese Weise immer weiter verschüttet, und es entsteht eine für den betreffenden Menschen charakteristische Art der Verhärtung."[22]* Dabei muss beachtet werden, dass sowohl Charakter- als auch Muskelpanzer nur zwei verschiedene Aspekte ein und desselben Problems, dem des dysfunktionellen Lebensenergieflusses, sind.

Praktisch kann man sich das in seinen seelischen Auswirkungen in etwa so vorstellen: *„Der chronisch gepanzerte Mensch ist in seinen eigenen Mauern eingesperrt, er oder sie kann weder eigene Gefühle direkt ausdrücken noch Gefühle von anderen direkt an sich heranlassen. Die Klarheit in der Wahrnehmung der Gefühle ist getrübt, bzw. die Gefühle selbst sind verwirrt, verworren, widersprüchlich. Lust ist mit Angst durchsetzt, Liebe mit Hass, Wut mit Schuldgefühlen, und die widersprüchlichen Gefühle lähmen sich gegenseitig."[23]*

Die physiologischen Konsequenzen sind ebenfalls verheerend, denn: *„Die gepanzerten, blockierten Bereiche des Organismus sind nicht mehr hinreichend von Lebensenergie durchströmt und entwickeln infolgedessen zunächst funktionelle Störungen der davon betroffenen Organe, und zwar in Richtung Unterfunktion. Daraus können sich auch bestimmte organische Veränderungen ergeben. Entsprechend entwickeln sich in den gestauten Bereichen des Organismus Überfunktionen, aus denen organische Veränderungen anderer Art hervorgehen können."[24]* Insgesamt ist es also eine wenig beneidenswerte Lage, von Reich als „Biopathie" charakterisiert, in die sich der zeitgenössische Mensch eingeklemmt sieht und die er ohne eine bioenergetische Therapie wohl kaum wieder heil verlassen wird.

---

[22] sh. Fußnote 17
[23] sh. Fußnote 17
[24] sh. Fußnote 17

Wenn die Erde, so wie die Schamanen und Geomanten seit Alters her annehmen, ein lebendiger Organismus ist - neuerdings taucht diese Vorstellung als so genannte „Gaia-Theorie" wieder auf -, dann wird sie natürlich auch von Lebensenergieströmen durchzogen, die mit ihren Fließprozessen die einzelnen Teile zu einem einheitlichen Ganzen verbinden. Und folglich kann Gaia, unsere gute alte Mutter Erde, auch bioenergetisch erkranken, wenn dieser Fluss nachhaltig gestört wird. Genau das geschieht auch, wird aber ohne ein solides Grundverständnis energetischer Zusammenhänge glatt übersehen.

Wenn man sich die ersten aus dem Weltraum geschossenen Fotos unseres Planeten aufmerksam anschaut, wird man feststellen, dass die Erde darauf von einer dichten blauen Hülle umgeben ist. Nicht zuletzt deshalb spricht man ja auch von einem „blauen" Planeten. Diese Farbe verleiht ihm das Lebensenergiefeld der Erde, das laut einer Annahme Wilhelm Reichs durch die Sonneneinstrahlung zu diesem intensiven bläulichen Leuchten angeregt wird. (Heutzutage wird es auf den Fotos als angeblicher Farbstich weggefiltert.)

„Nicht nur das Blau der Meere, sondern auch das Grün der Wälder, das Weiß der Gletscher, die vielen unterschiedlichen Tönungen der Gesteine sind ins Bläuliche getönt – mit einer Ausnahme: In einer nahezu unverfälschten Tönung sind die Farben der großen Wüstengebiete dieser Erde auf den Bildern aus dem Weltall zu erkennen, als einzige nicht eingehüllt und überdeckt von diesem bläulichen Schleier, als hätte die Lebensenergiehülle der Erde über diesen Gebieten eine Wunde." [25]

Wüsten sind also das Ergebnis energetischer Störungen im Fluss der Erdenergien, und, wie man weiß, nimmt in den letzten Jahrzehnten Verkarstung und Versteppung weltweit dramatisch zu. Wilhelm Reich entwickelte deshalb zur Behandlung dieser „Erderkrankung" eine Methode („Cloudbuster"), mit deren Hilfe er die vorherrschenden Orgonqualitäten der Atmosphäre wieder verbessern konnte. Doch aufgrund seiner Kollision mit der amerikanischen Justiz blieb ihm leider für diese wichtige Arbeit nur wenig Zeit. Erst Jahrzehnte später zeigte James DeMeo, ein amerikanischer Orgonexperte, immer wieder eindrücklich die energetische Richtigkeit dieser Thesen Reichs bei der Wiederbelebung ausgetrockneter Wüstengebiete.

Vorausgesetzt man stellt die Existenz einer Lebensenergie, nur weil sie bisher noch nicht wissenschaftlich nachgewiesen wurde, nicht gleich in Frage, so kann getrost gesagt werden, dass wir uns auf diesem Gebiet zutiefst versündigt haben. Eine Gesellschaft, die sich derart weit vom Leben abgekoppelt hat, ist auf lange Sicht kaum „lebensfähig". Sie wird zwangsweise wegen mangelnder Anpassung an die Evolution im Mülleimer der Geschichte (ver)enden.

---

[25] sh. Fußnote 17

Weitere Ignoranz in diesen Dingen wird unsere globalen Probleme also kaum lösen, und die Folgen unserer bisherigen kollektiven Blindheit sind, so denke ich, weiß Gott kaum noch länger zu übersehen. Lemmingen nützt leider selbst die beste Lebensversicherung nichts.

LESESTOFF:

- Bernd Senf: Die Wiederentdeckung des Lebendigen, Omega
- Walter Häge: Grenzenlose Energie, Logovision
- James DeMeo: Der Orgonakkumulator 2001
- David Boadella: Wilhelm Reich - Biographie Scherz
- Heiko Lassek: Orgon-Therapie - Heilen mit der reinen Lebensenergie, Scherz

Von häuslichen Strahlenwaffen und schnellen Wellen

„Niemand soll ein tragbares Gerät oder eine Waffe kaufen, zum Kauf anbieten oder besitzen, von der ein elektrischer Strom, ein Impuls, elektromagnetische Wellen oder ein Strahl gerichtet ausgehen kann, welcher geeignet ist, vorübergehend kampfunfähig zu machen, zu verletzen oder zu töten."

Auszug aus dem US-Gesetz gegen elektronische Waffen (Massachussets 1986)

Ursprünglich wurden Mikrowellenherde von den deutschen Nationalsozialisten zum Einsatz bei mobilen Unterstützungsoperationen während des Russlandfeldzugs im Zweiten Weltkrieg erforscht und entwickelt[26]. Man konnte sich so viele logistische Probleme sparen. Außerdem wollte man *„den Soldaten zu jedem Zeitpunkt und an jedem Ort warme Nahrung zur Verfügung stellen."*[27] Die spezifische Eigenfrequenz des Wassers (2,45 GHz) macht es möglich. Durch permanenten Feldwechsel werden dessen Moleküle gezwungen, sich 2,45 Milliarden mal in der Sekunde neu auszurichten. Das wiederum führt Dank der Reibung zur Erwärmung, und so wird das bestrahlte Essen in der Mikrowelle buchstäblich von innen nach außen erwärmt. Da zum Beispiel Porzellan kaum Wasser enthält, bleibt es in der „schnellen Welle" genauso kalt wie ein Gourmet angesichts des faden „Geschmacks". Das alleine hätte man ja vielleicht auf dem Schlachtfeld noch goutieren können, aber *„die Resultate zeigten das damit verbundene Gesundheitsrisiko, worauf die Herstellung und der Gebrauch von Mikrowellenöfen im ganzen Reichsgebiet verboten wurden."*[28]

Nach Kriegsende wurden die von den Siegermächten gefundenen Unterlagen

---

[26] An der Humboldt Universität, Berlin
[27] www.naturalscience.org
[28] sh. Fußnote 27

und Geräte beschlagnahmt und gründlich untersucht. Dabei stellten die russischen Forscher folgendes fest:

- Zerstörung des Nährwerts der Nahrung
- direkte biologische Auswirkungen im Bereich der Mikrowellenstrahlung
- gesundheitliche Effekte durch bestrahlte Nahrung

Diese Ergebnisse führten 1976 zu einem Verbot dieser Geräte in der Sowjetunion, das nach Ende des kalten Krieges auf Druck aus dem Westen 1989 aufgehoben wurde. *„Die sowjetische Sicherheitsnorm gestattet für einen vollen Arbeitstag eine Exposition gegenüber Mikrowellenstrahlen mit einer Leistungsdichte von nur 0,01 mW/cm², einem Tausendstel des amerikanisch-westeuropäischen Grenzwertes. Im Westen wurde die Veröffentlichung eines solch niedrigen Sicherheitspegels zunächst als Versuch der Sowjets eingestuft, die USA in Verlegenheit zu bringen, die ja rund um den Erdball ihre strahlungsintensiven Radarsysteme aufgebaut hatten. Doch in der Folgezeit konnten sich Wissenschaftler in aller Welt davon überzeugen, dass der russische Wert völlig sachlich festgelegt worden war, und zwar aufgrund langjähriger Beobachtungen der Auswirkung von Mikrowellenstrahlung geringer Leistungsdichte auf das Zentralnervensystem von Menschen und Tieren.“*[29]

---

[29] Paul Brodeur: Mikrowellen – Die verheimlichte Gefahr

Belastung durch Störzonen und Mikrowellen	Auswirkungen auf das Biosystem Mensch
Einwirkung auf die Zirbeldrüse	Reduktion von Melatonin besonders in der Nacht. Dieses Schlafhormon wird aus Serotonin (Glückshormon) aufgebaut. Bei Stress wird dieses Hormon ebenfalls nicht ausreichend produziert! Dadurch verminderter Schutz der Thymusdrüse, verminderte Bindungsmöglichkeiten von „Freien Radikalen", dadurch reduzierter Immunaufbau. Die Ausschüttung des Stresshormons Cortisol aus der Nebennierenrinde wird damit begünstigt.
Einwirkung auf die Magnetkristalle	Einschränkung des Orientierungssinns, des Gleichgewichts, Vortäuschung eines Tagesrhythmus in der Nacht, Störungen in der Wechselwirkung mit der Zirbeldrüse, dadurch weitere Reduzierung von Melatonin.
Einwirkung auf die Thymusdrüse	Reduktion ihrer Aktivität, Immunabbau und Gefahr für Tumorbildung.
Einwirkung auf die Schilddrüse	Regulationsschwankungen, bei hoher Aktivität wird die Psychosomatik des Menschen beeinflusst, Entstehung von Über- und Unterfunktionen, dadurch kommt es zur Vergrößerung des Organs, Wechselspiel zwischen Müdigkeit oder Hyperaktivität, psychische Wechselwirkung mit dem Stresshormon Cortisol (Kortison) = Dauerstress (führt zu Gedächtnisstörungen, Dauerstress macht krank!).
Austritt von Kalzium-Ionen	Gefahr der Osteoporose, besonders durch die Mikrowelle erfolgt eine Ausschwemmung von Phosphor und damit kann das Kalzium nicht mehr in der Knochensubstanz gebunden werden, Zellschwächung durch Kalzium-Mangel.
Vermehrte Radikalenbildung	Zerstörungsgefahr von Zellen und Geweben, Stoffwechselstörungen
Übersäuerung des Blutes	Freisetzung von Stickoxiden, Azidosestarre, Gefahr von Thrombosen und Herzinfarkt, Sauerstoffmangel für das Gehirn.
Aufbau Stresshormon Cortisol	Durch oben genannte Stressfaktoren wird der Körper mit Cortisol überflutet.
Mikroskopisches Blutbild	Bei Belastungen aus oben genannten Energien sieht das Blut, betrachtet durch ein Dunkelfeld-Mikroskop, wie bei einem krebskranken Menschen aus, es klumpt!

(Quelle: Wetter-Boden-Mensch 5/6/2000)

Aber es wird noch spannender, wie der Schweizer Umweltbiologe Dr. Hans Ulrich Hertel weiß: *„Ohne weiteres kann eine Hausfrau dadurch, dass sie Tag für Tag vor einem unsichtbaren Strahlenleck ihres Kochgerätes steht, einen Augenschaden erleiden, wenn der Ofen in Gesichtshöhe angebracht ist; sie könnte möglicherweise sogar erblinden. Diejenigen Bereiche des Organismus, die eine sehr geringe Durchblutung, das heißt Wärmeabfuhr, aufweisen, reagieren im allgemeinen am empfindlichsten auf Mikrowellen, da in diesen Bereichen der Temperaturanstieg größer ist als in gut durchbluteten. Hierzu gehört als kritischster Teil des Körpers die Augenlinse."*[30]

Und weiter: *„Hertel hat in wissenschaftlichen Versuchen nachgewiesen, dass im Mikrowellenofen bestrahlte Nahrung giftig verändert wird und anschließend im Blut des Menschen ein krankhaftes Bild erzeugt."* Selbst gesunde Menschen reagieren also auf mikrowellenbestrahltes Essen mit einer Änderung des Blutbilds. Nachdem Hertel für die Publizierung seiner unabhängigen Forschungsergebnisse von Schweizer Herstellern für Küchengeräte verklagt worden war, musste er sich anschließend als erster Wissenschaftler vor dem Europäischen Gerichtshof für Menschenrechte das Recht auf Meinungsfreiheit erstreiten. Er gewann den Prozess am 25.8.1998.

Abhilfe gegen bestrahltes Essen

- Mikrowellenherde und damit bestrahltes Essen unbedingt meiden
- Im Ofen oder Pfanne aufwärmen
- Falls Mikrowellenherde unvermeidbar, sich nicht in der Nähe von eingeschalteten Geräten aufhalten (und keinesfalls nachsehen, ob das Essen fertig ist!)
- Optimal sind Gasherde, noch besser: Holzöfen.
- Elektro- und Induktionsherde können aufgrund starker Felder Unterleibs- und andere Krankheiten verursachen. Abstand halten!

Andere moderne Hightech-Öfen sind vermutlich auch nicht ohne, denn *„beim Induktionsherd werden die Eisenmoleküle im Pfannenboden in Vibration versetzt und dadurch erwärmt. Da es im Blut Eisenatome und im Gehirn Magnetitkristalle gibt, lässt der Induktionsherd auch den Mensch nicht ganz ,kalt'. Wie sich dies auf Dauer auswirkt, weiß noch niemand."*[31] Man sollte also vorzugsweise mit Gas kochen, wenn einem an Leib und Leben liegt. Aber da nach Um-

---

[30] Journal of Natural Science, Nr. 2/1998
[31] Dominik F. Rollè: Elektrosmog – Störquellen erkennen, Gesundheitsrisiken vermeiden

fragen 40 % der bundesdeutschen Haushalte überhaupt nichts Essbares mehr selber zubereiten beziehungsweise kochen können, wird billiges Fastfood dem althergebrachten „slowfood" weiterhin den Rang ablaufen – aufkosten von Volksgesundheit und tradierter Esskultur.

Kurz und schlecht: Elektrosensible und solche, die es garantiert nicht werden wollen, sollten die Finger von hochfrequenten Küchengeräten und darin bereiteten Speisen lassen. Die Nahrungsmittel nehmen die technische Qualität der Strahlung auf und geben sie zu allem Überfluss auch noch an uns weiter. Außerdem schmeckt es miserabel, denaturiert im traurigen Rekordtempo und strahlt, was das Blech (nicht) hält, da immer eine gewisse (zumeist bestrittene) Leckstrahlung vorhanden ist. Zum Trost: Die bewegt sich innerhalb der gesetzlichen Grenzwerte[32]. Wer nicht an legale Strahlenschlupflöcher glauben mag, kann es leicht für sich nachprüfen: Man lege ein Handy in den angeblich 100 % strahlensicheren Mikrowellenherd und wähle es an: Klingelt es im „Faradayschen Käfig[33]" so ist der HF-Ofen undicht. (Bimmelt es nicht, so müssen vermutlich die Batterien des Funkers nachgeladen werden.)

Zerstörung des Nährwertes der Nahrung

Mikrowellenbestrahlung erzeugt eine signifikante Abnahme des Nährwertes der Nahrung. Das heißt:

- Abnahme der Bioverfügbarkeit von Nährstoffen wie Fetten, fettähnlichen Stoffen, Eiweißen, Kohlehydraten, Vitaminen und Mineralien (Dass heißt, die Stoffe können vom Körper nicht mehr aufgenommen und verarbeitet werden.)
- Verlust von bis zu 90 % der Vitalenergie in allen getesteten Nahrungsmitteln
- Markante Beschleunigung des strukturellen Zerfalls aller Nahrung
- Übersäuerung der Nahrung

(www.naturalscience.org)

Doch möchte ich nur ungern diejenigen unter uns im Regen stehen lassen, die nun keinerlei Verwendung mehr für Ihren Wellenherd sehen. Falls man das teure Teil nicht gleich konsequent als Sondermüll entsorgen möchte, lässt es

---

[32] Die zur Zeit erlaubte „Leckstrahlung" basiert nicht auf wissenschaftlichen Erkenntnissen und Langzeitstudien, sie richtet sich nur nach den technisch-wirtschaftlichen Möglichkeiten der Hersteller. Einmal gebrauchte Geräte strahlen abnehmend, jedoch fortdauernd weiter.
[33] siehe Kapitel „Abschirmmaßnahmen gegen Funksmog" Seite 194

sich nämlich noch im Büro nutzen. Und zwar für einen einzigen praktischen Zweck: Bespielte CDs, auf denen Sie Ihre wichtigen Geschäftsdaten gesichert haben, lassen sich im Mikrowellenherd innerhalb von vier Minuten unwiderruflich löschen. Die informierte Aluminiumfolie hält dieser Prozedur einfach nicht stand. Und wer schon einmal eine dieser Plastikscheiben zur definitiven Datenvernichtung zerbrochen hat, weiß zumindest diesen Wellenvorteil sehr zu schätzen.

LESESTOFF:

- K.E. Lotz/G.A. Ulmer: Sind Mikrowellenherde Gefahrenherde?, Ulmer Verlag
- Bernhard Blanc/Hans Hertel: Vergleichende Untersuchungen über die Beeinflussung des Menschen durch konventionell und im Mikrowellenofen aufbereitete Nahrung – erhältlich bei: World Foundation for Natural Science (www.naturalscience.org)
- Eric Schlosser: Fast Food Gesellschaft, Riemann
- Hans Ulrich Grimm: Aus Teufels Topf, Klett-Cotta
- Claus-Peter Hutter/Lutz Ribbe: Futter fürs Volk, Droemer

Die Wahl der Qual:
Der telefonische Standard

„Wer die Wahrheit nicht kennt, ist nur ein Dummkopf. Wer die Wahrheit kennt und sie eine Lüge nennt, ist ein Verbrecher."

Galileo Galilei (1564-1642),
verfolgter Physiker und Erfinder

Würden Sie Ihren Kopf nach dem, was Sie mittlerweile alles schon wissen, in eine Mikrowelle stecken? Vermutlich nicht. Und doch geschieht das täglich überall - 24 Stunden lang. Diese Mikrowellen, denen wir die ganze Zeit über unwissentlich ausgesetzt sind, stammen jedoch nicht aus einem Herd, sondern aus unserem „Telefon". Digital(ly) Enhanced Cordless Telecommunications, also kabellose Telefone des DECT- (inzwischen auch GAP-) Standards senden insgeheim gepulste Strahlung mit voller Leistung, selbst dann, wenn sie NICHT benutzt werden!

Die Dauerstrahler werden seit 1993 europaweit verkauft und feuern Tag und Nacht mit 100 Hz aus ihrer Basisstation, in der wir die Akkus des Hörers aufladen. Das Sendeunwesen wird mit einer eingebauten Konferenzschaltung begründet, die es den Telefonbesitzern erlaubt, über die eine Basisstation bis zu sechs Hörer zu nutzen. Also funkt das Teil 100-mal pro Sekunde (100 Hz) bis zu 300 Meter weit quer durch die Wohnung um herauszukriegen, was mit den anderen fünf Teilnehmern los ist.

Natürlich nichts, weil die ja zumeist im Privathaushalt nicht existieren, aber die Funksmogbelastung ist enorm, besonders in der nächtlichen Ruhephase, wenn wir uns erholen sollen und wollen. Merkwürdigerweise gibt das die Elektroindustrie in ihren Verlautbarungen indirekt sogar selber zu: „Die Frequenz, mit der Zellen kommunizieren, liegt zwischen 10 und 1.000 Hertz" (Mannheimer Elektrizitätswerk MVV in „Mensch und Elektrizität" - 1997). Die auf uns einwirkenden Pulsungen eines DECT-Telefons (100 Hz) beziehungsweise eines Handys (217 Hz) liegen also mitten in diesem biologisch relevanten Bereich.

Um sich die Empfindlichkeit unserer Zellen einmal ganz deutlich vor Augen zu führen, muss man wissen, dass in jeder von ihnen 10^5 Stoffwechselvorgänge pro Sekunde[34] stattfinden. Zellen und Organe haben ihre eigene spezifische Frequenz und Polarität. Durch Strahlung kann in die Steuerungsmechanismen der einzelnen Zellen eingegriffen werden, und es liegt auf der Hand, dass auf diesem Weg unvorhergesehene Schädigungen möglich sind. Außerdem ist seit langem bekannt, *„dass an jeder Zelle eine elektrische Spannung von etwa 90 mV anliegt. Die Aufrechterhaltung dieser Zellspannung ist von entscheidender Bedeutung für den Austausch von Nähr- und Mineralstoffen zwischen der Zelle und der extrazellulären Gewebsflüssigkeit. Bei einer Disharmonie kann es daher zu Krankheiten kommen.“[35]*

Schließlich nehmen die Zellen Frequenz und Polarität der Krankheit an. Ab einer Zellspannung von 40 mV und weniger beginnt ihr Sterbeprozess. Hautprobleme, (Dauer-) Kopfschmerzen, Konzentrationsstörungen, Schwindel, Ohrensausen, Bluthochdruck, Erbrechen, Gereiztheit, Allergien, Augenprobleme, Schilddrüsenfehlfunktion und ähnliches, aber vor allem chronische Müdigkeit und Schlaflosigkeit sind oft die ersten Symptome, wenn wir durch Hochfrequenzsignale ernstlich erkranken.

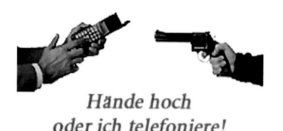

Hände hoch
oder ich telefoniere!

Zusammenfassend lässt sich also definitiv sagen, dass *„Kleinste Signalintensitäten genügen, um biologische Effekte zu erzeugen. Der Körper leitet elektromagnetische Signale ohne Intensitätsverlust weiter. Nervenzellen, der Gefäßbaum des Gehirns und andere Strukturen stellen gute Empfangsantennen für elektromagnetische Signale niedriger Intensitäten dar. Nicht alle können wir wahrnehmen, dennoch reagiert der Körper auf diese Signale. Er übernimmt deren Information und baut sie in sein eigenes Schwingungsprogramm ein. Die für die Steuerung unserer biologischen Funktionen wichtigen elektromagnetischen*

---

[34] laut telefonischer Angabe von Prof. Fritz-Albert Popp
[35] Grazyna Fosar / Franz Bludorf: Zaubergesang

Natursignale können durch die technischen Signale verstärkt oder abgeschwächt werden, unbeeinflusst bleiben oder gelöscht werden. Das Resonanzmuster des biologischen Systems wird verändert. Es entstehen Symptome, deren Rückführung auf die Ursache unmöglich ist. Ob Freude oder Trauer, Aktivität oder Passivität, Blutdruckerniedrigung oder -erhöhung, das ist durch Änderung der Frequenz des äußeren Reizes beeinflussbar. Funkwellen treffen den Menschen in der zentralen Steuerung der Lebensvorgänge." Soweit dazu der Mediziner Dr. Karl-Heinz Braun von Gladiß. Sein Fazit: *„Wenn Ihre Kinder schlecht schlafen, Augenränder haben und an Konzentrationsstörungen leiden, dann ziehen Sie den Netzstecker Ihres Schnurlostelefons."*[36]

Der Rat ist gut, denn Kinder nehmen wie eine fleißige Wissenschaft herausfand aufgrund ihrer Größe und dünneren Schädeldecke bis zu 60 % mehr Strahlung auf als ihre Eltern. Die verabreichen dann oft ihrem „Zappelphilipp" Ritalin, ein verschreibungspflichtiges Arzneipräparat, damit er in der Schule besser funktioniert. Der Verbrauch dieses laut Beipackzettel „milden Stimulans für das zentrale Nervensystem" – das im übrigen dem Betäubungsmittelgesetz unterliegt – hat sich nach den derzeit publizierten Daten der Bundesopiumstelle von 34 kg 1993 auf satte 119 kg im Jahre 1997 gesteigert. Damit ist es im Zeitraum des Netzausbaus vom Verordnungsrang 2.230 des Jahres 1991 auf Rang 213 (1999) aufgestiegen.

Dazu die Gretchenfrage von raum&zeit 115/2002: „Warum gibt es auch nach nahezu 50 Jahren ärztlicher Ritalin-Verschreibung keine Langzeitstudien?" Die schlichte Antwort: Weil es zur Hochfrequenz auch keine gibt. Da ja angeblich immer „Forschungsbedarf" besteht hier mein Vorschlag zur Güte: Warum beides nicht endlich wissenschaftlich - im unverfälschten Sinne - untersuchen und anschließend miteinander in Relation setzen? Die Ergebnisse dürften für so manchen Wirbel sorgen.

Elektromagnetische Belastungen durch DECT-Telefone (Basis)	
0,3 - 0,5 m	> 100.000 µW/m²
1,0 m	10.000 - 40.000 µW/m²
5,0 m	400 - 1.600 µW/m²
20,0 m	25 - 100 µW/m²

(Angaben nach Baubiologie Maes, Stand 9/2003)

---

[36] www.buergerwelle.de

Um einen großen Radius von bis zu 300 m zwischen Basisstation und Hörer zu haben wird die Sendeleistung der digitalen Schnurlosgeräte solange verstärkt, bis sie garantiert durch alle Mauern, auch die der arglosen Nachbarn, hindurchgeht. Leider ist ein Nebeneffekt davon, dass die vielen Telefone im näheren Umkreis ihre krankmachende Wirkung durch den so genannten „Summationseffekt" noch zusätzlich verstärken.

„Jeder Amateurfunker weiß, dass er im Nebenband der Deutschen Welle, auch über äußerst schwachen Leistungen mit seinem Funkerkollegen in Australien Kontakt aufnehmen kann. Dieses Phänomen, in Fachkreisen als Mitzieh-Effekt bekannt, dokumentiert zweifelsfrei, dass unterschiedliche Frequenzen sich gegenseitig verstärken können. Bei allen ‚wissenschaftlichen Studien' im Labormaßstab werden diese Summeneffekte ‚unterschlagen', beziehungsweise nicht beachtet, obwohl gerade die Frequenzmischungen hoch- und niederfrequenter elektromagnetischer Strahlungen massive biologische Wirkungen hervorrufen können."[37]

Also, selbst wenn wir persönlich nicht einmal ein Telefon besitzen sollten, werden wir durch digitale „Strahlenwaffen" der Nachbarschaft permanent in unserem Befinden massiv beeinträchtigt. Die Mehrheit wird von einer telefonierenden Minderheit mit Funksmog verseucht, sogar dann, wenn das Telefon nicht einmal benutzt wird. Die gesellschaftliche Diskussion Mit-Leidender dreht sich heute nicht länger mehr ausschließlich um aufgezwungenes „Passivrauchen"[38], sondern jetzt auch rücksichtsloses „Passivtelefonieren"!

In einer Pressemitteilung vom 9.11.1999 hat der Berufsverband Deutscher Baubiologen (VDB) deshalb nach vielen schlechten Erfahrungen zusammen mit einer ganzen Reihe von Wissenschaftlern und Instituten ein Verbot für schnurlose DECT-Telefone gefordert. Bereits am 19.10.99 wurde auf dem „Bürgerforum Elektrosmog" ein entsprechender Antrag beim Bundesumweltministerium eingereicht. Aber wie gehabt: Noch heute sehe ich die Strahle-Dinger in Telefongeschäften immer hart „am Puls der Zeit". Und das leider überall in Europa, obwohl schon folgender Extremfall berichtet wurde, der eigentlich alle Alarmglocken liebender Eltern klingeln lassen sollte: *„Das DECT, was überall verbreitet ist, erzeugt eine intensive Dauerbelastung mit gepulster Strahlung - auch wenn der Hörer aufliegt. Das ist einfach auch konstruktiv eine Dummheit. Kürzlich ist der Fall eines dreieinhalb-jährigen Kindes mit einem Schlaganfall bekannt geworden, das fast drei Jahre lang neben einer DECT-Basisstation geschlafen hatte. Diese Technik muss ersatzlos gestrichen werden."*[39] Aber auch ohne Pulsung sind diese „Strahlefone" nicht unbedenklich, denn wie Öko-Test (2/2004) herausfand, enthielten alle getesteten Modelle PVC/PVDC und ihre

---

[37] www.land-sbg.gv.at
[38] Trotz jeder Menge wissenschaftlicher Studien zur Unbedenklichkeit des „Passivrauchens" prangen heute Warnungen und Totenköpfe auf jeder Zigarettenpackung!
[39] www.mlpd.de

Platinen oft auch Flammschutzmittel.

Wenn Sie persönlich keinen gepulsten, hausgemachten Mikrowellendauerbeschuss in Ihrem Heim möchten, so entnehmen Sie bitte der Gebrauchsanleitung Ihres Schnurlostelefons, ob Ihr Gerät zum DECT- (bzw. GAP) oder dem weniger gefährlichen Analog-Standard CT-1+ gehört. Da ausschließlich die Basisstation funkt, können Sie diesen Teil Ihres mobilen Digitalsenders vorläufig in den hintersten Winkel Ihres leeren Kellers verbannen. Man kann zusätzlich zur schwachen Erst-Entschärfung der Lage einen Kochtopf (aus Metall) darüberstülpen, ohne gleich auf pulsierende Telekommunikation im Stockwerk darüber verzichten zu müssen.

Wer sich mittlerweile wieder reumütig nach seinem guten, alten Bakelit-Wahlscheiben-Telefon in Schwarz zurücksehnt, hat Glück, denn die Firma Manufactum verkauft sie noch immer – wenn auch nicht gerade als Schnäppchen. Aktuelle Listen erhältlicher CT 1+ Modelle analoger Schnurlostelefone erhalten Sie unter: www.baubiologie.de und www.biosol.de.

Ansonsten sind analoge Telefone (CT-1+) kaum noch zu finden, höchstens als liegen gebliebene Restposten. Aber Achtung im Geschäft: Manche Verkäufer beziehen die Bezeichnung „analog" nicht auf die Funkübertragung, sondern auf den Anschluss der Basisstation an das Telefonnetz! Dann kann es zu so kuriosen Aussagen kommen wie: „Nehmen Sie ein DECT-Gerät, das ist auch analog!"

Aus der technischen Warte bedeutet dies, dass das Gerät einen analogen Kabelanschluss zur Festnetz-Telefondose hat; außerdem ist es kein ISDN-Telefon. Verlangen Sie also sicherheitshalber ausdrücklich ein Telefon nach dem CT-1+ Standard, dann kann es keine Missverständnisse geben. Analoge Schnurlostelefone können übrigens genau wie schnurgebundene Telefone an den Analogausgängen einer ISDN-Anlage betrieben werden. Bis 2009 soll nach bisherigen Angaben das bisherige Festnetz bestehen bleiben, danach gibt es wohl nur noch Handys. In Abhängigkeit vom Alter des Haushaltsvorstandes ist eh schon bei jungen Familien ein Trend zur Aufgabe des Festnetzes zu beobachten.

Abhilfe bei häuslichem Dauerfunk

- Schicken Sie Ihr DECT-Telefon an den Hersteller zurück und beschweren Sie sich!
- Nutzen Sie am besten Ihr altes Kabeltelefon, oder wechseln Sie zumindest auf den analogen Standard CT-1+

Bei Diskussionen mit ihren unwissenden Nachbarn über ein Auswechseln ihres telefonischen Funkstandards werden Sie immer wieder feststellen, dass diese bisher aufgrund mangelnder biologischer Resonanz und/oder Einsicht noch nichts von den negativen Auswirkungen bemerkt haben. Manchmal funktioniert es aber im Umkehrschluss: Viele Menschen finden prompt keinen Schlaf mehr, wenn sie ihr DECT-, beziehungsweise GAP-Telefon für eine Nacht ausstecken. Folglich gab es zuvor eine unbewusste biologische Wechselwirkung, die sich jetzt durch eine Umgewöhnungsphase an eine weniger belastete Umwelt verrät.

Das sollte eigentlich selbst Ignoranten überzeugen, aber falls noch immer nicht, sollten wir trotzdem in unserem eigenen Interesse auf unserer Bitte unerbittlich bestehen! Schließlich wurden von dem unabhängigen Verbrauchermagazin Öko-Test alle digitalen Schnurlostelefone aufgrund der gesundheitlichen Dauerbelastung mehrmals als „nicht empfehlenswert" eingestuft. Deren guter Tipp: *„Vereinbaren Sie beim Kauf ein Umtauschrecht. Probieren Sie das Telefon aus. Schreiben Sie bei Problemen an den Hersteller und bitten Sie um Kulanz. Je mehr reklamieren, desto größer ist der Druck auf die Anbieter."*[40]

LESESTOFF:

- ÖKO-TEST Magazin 7/97, 11/99
- Dominik Rollè: Elektrosmog – Störquellen erkennen, Gesundheitsrisiken vermeiden, AT
- Ulrich Freyer: Praktische Ratschläge und Tipps für Schutzmaßnahmen, Franzis
- Kurt Blüchel: Heilen verboten – Töten erlaubt, Bertelsmann
- William Kopp: Auswirkungen von Mikrowellen auf den Menschen, erhältlich bei: Atlantis Rising Educational Center, Portland, Oregon, USA, Nr.: T061-7R10/10-77F05 von 1977-1979

---

[40] Öko-Test 7/1997

Das getaktete Stakkato:
Immer hart am Puls der Zeit

„Elektrosmog steht im Verdacht, Krebs und andere Krankheiten zu verursachen oder zu begünstigen. Die vorherrschende Meinung geht davon aus, dass Elektroindustrie und Elektrizitätswirtschaft jedoch nur dann haftbar gemacht werden können, wenn der bislang fehlende naturwissenschaftliche Kausalbeweis für eine gesundheitsschädigende Wirkung schwacher elektromagnetischer Felder (EMF) erbracht würde. Die vorliegende Publikation kommt zum gegenteiligen Schluss. Sie zeigt, dass bereits auf Grundlage des heutigen Wissensstandes Urteile zugunsten der Kläger gefällt werden könnten."

Aus einem Bericht der
Schweizer Rückversicherungsgesellschaft 1996

Was macht diese digitale Technologie eigentlich so gefährlich? Immerhin lebten wir ja bereits einige Jahrzehnte mit riesigen und leistungsstarken Fernsehtürmen etc., ohne gleich auffällig daran zu verrecken. Wie ich schon sagte, liegt der Hauptunterschied zur analogen Technik in der Periodizität der Wellen. Das ist vergleichbar mit einem unaufhörlichen Trommelfeuer von Funkblitzen. Regelmäßig kann man in den Zeitungen lesen, dass Tanzwütige in den Diskotheken aufgrund der Stroboskoplichter in eine gnädige Ohnmacht (mit Tendenz zur Epilepsie) fallen. Hier handelt es sich um gepulstes Licht.

Dasselbe gilt für Neonröhren: gepulstes Licht, da die Gasfüllung der Röhre mit 50 Hz, also fünfzigmal pro Sekunde, entzündet wird. Ein Pressluftbohrer bezieht seine Wirkung ebenfalls aus dem Puls: gleichmäßig immer auf dieselbe Stelle. Bei monotonem Lärm erkennen wir das Problem, da unangenehm laut, viel schneller. Desgleichen bei Licht: Wer beschwert sich nicht bei der Stadtverwaltung über die flackernde Straßenlaterne vor dem Schlafzimmer? Selbst die Militärs verbieten längst ihren Truppen im Gleichschritt über Brücken zu marschieren, nachdem regelmäßig welche durch den monotonen Trab zusammenbrachen

– alles nur eine Frage des Takts. Und jetzt die große Preisfrage: Was nervt mehr: ein stetiger oder ein hämmernder Kopfschmerz?

Diese deftigen Dauergepulse in vielen verschiedenen (Misch)frequenzen und Intensitäten hält kein Organismus auf Dauer aus, das getaktete Stakkato beutelt unweigerlich unsere Nerven. Der Wissenschaftler Ulrich Warnke weiß: *„Der menschliche Körper sowie die Natur arbeiten mit den gleichen Qualitäten von elektromagnetischen Schwingungen wie die technisch erzeugten Schwingungen zur Kommunikation. Unweigerlich gibt es deshalb eine Wechselwirkung.“*

Es gab sogar schon einen Nobelpreis für die Entdeckung, dass Ionenkanäle in den Zellmembranstrukturen Informationen schneller als Licht gepulst durch den Körper leiten. Dies beweist eindeutig, dass der Organismus auf elektromagnetische Fehlinformationen reagieren muss. *„Was geschieht mit der elektromagnetischen Energie, die die DNA aufnimmt? Sie wird ganz einfach in ihr gespeichert, indem das Molekül – einfach ausgedrückt – in Schwingungen versetzt wird. Physikalisch nennt man ein solches System einen harmonischen Oszillator. Die technischen Daten der DNA als Oszillator-Antennen sind schnell ermittelt. Wir wissen, dass das Molekül ausgestreckt etwa 2 Meter lang wäre. Damit hat es eine Eigenfrequenz von 150 Megahertz. Schon wieder eine bemerkenswerte Zahl, denn diese Frequenz liegt genau im Bandbereich unserer menschlichen Radar-, Telekommunikations- und Mikrowellentechnik. Auch wir benutzen also gerade diesen Frequenzbereich für Kommunikations- und Ortungszwecke. Ein Zufall?“*[41]

Dr. Lebrecht von Klitzing kam in vielen wissenschaftlichen Untersuchungen zu folgendem Ergebnis: *„Zellen sind in Kommunikation miteinander, tauschen nonstop lebenswichtige Informationen aus. Das machen sie mit elektromagnetischen Signalen über Ionenaustausch an den Zellmembranen. Die Ionen werden gepulst durch Ionenkanäle geleitet, und zwar in Frequenzbereichen bis etwa 400 Hz. Genau hier befinden sich die technischen Signale der Mobilfunknetze. Wenn eine neue Technologie auf den Markt kommt, sollte systematische Grundlagenforschung betrieben werden. Das ist bei den D- und E-Netzen nie geschehen. Es geht hier um technische Informationen, die biologisch verarbeitet werden.“*

Und sein Ergebnis: *„‚Gepulste Mikrowellen verändern die menschlichen Gehirnströme. Das ist im EEG bei Strahlungsstärken von 1.000 µW/m² nach wenigen Minuten nachweisbar.‘ Diese Strahlungsstärken finden wir in einer Entfernung von, je nach Situation, etwa 5o bis über 200 Metern zu Mobilfunk-Basisstationen, in 5 bis 20 Metern zu Handys und 3 bis 7 Metern zu den nonstop funkenden kleinen Basisstationen der DECT-Schnurlostelefone. Von Klitzings Erkenntnisse wurden inzwischen weltweit zigfach bestätigt.“*[42]

---

[41] Grazyna Fosar/Franz Bludorf: Vernetzte Intelligenz
[42] Wetter-Boden-Mensch 5/2003

(Angaben nach Baubiologie Maes, Stand 9/2003)

Schon vor Jahrzehnten machte sich William Kopp bei der Erforschung der Wirkungsweise von Mikrowellen einen Namen, und seine Studie gilt nach wie vor als wegweisend. Er *„schrieb bereits vor über 20 Jahren in einer Zusammenfassung vieler Studienergebnisse, man habe durch die Störung der Gehirnwellen negative Auswirkungen wie Erinnerungsverlust, Konzentrationsschwäche, unterdrückte Emotionalschwelle, Verlangsamung der Denkprozesse und Schlafstörungen festgestellt. Selbst die Einnahme von mikrowellenbestrahlter Nahrung kann einen leichter beeinflussbar machen für künstliche Mikrowellen-Frequenzbilder von Radio- und TV-Sendern. "*[43]

Der englische Biologe Roger Coghill von der Universität Bristol warnt ebenfalls unmissverständlich: *„Jeder, der ein Handy länger als 20 Minuten am Stück benutzt, sollte sein Hirn untersuchen lassen! Mobiltelefone sind neben Mikrowellenherden die stärksten elektromagnetischen Strahlenquellen im Alltag, und die Leute halten sie direkt an ihren Kopf, den sensibelsten Körperteil. "*

Die Folgen davon hatte die Amerikanerin Susan Reynold vermutlich bereits zu tragen. Nachdem sie im Mai 1992 im Alter von 33 Jahren verstarb, strengte ihr Mann David ein weltweit Aufsehen erregendes Gerichtsverfahren gegen den Hersteller des Funktelefons an, das er extra seiner schwangeren Frau gekauft hatte. Zuerst traten im Verlauf der Schwangerschaft Komplikationen auf, und eine sich später anschließende Computertomographie zeigte eine kleine Geweberverletzung, die zunächst auf einen Gehirnschlag hinwies.

Nachdem sich der Gesundheitszustand dramatisch verschlechterte, wurde bei einer zweiten Tomographie ein Gehirntumor entdeckt. Dazu David Reynold: *„Wenn Sie ein Mobilfunktelefon ans Ohr halten, geht die Strahlung der Antenne genau durch diese Gehirnregion. Wir haben die Handyposition mit den Tomographiebildern verglichen, und es sah fast so aus, als wäre meine Frau von der*

---

[43] ZeitenSchrift 11/1996

Antenne verglüht worden. Ballistisch heißt das, das Geschoß passte genau zur Wunde. Und das war der Punkt, wo wir wissen wollten, ob die Mikrowellen Gehirntumore verursachen.[44]

Dr. Peter French, der in Australien mit Handyfeldstärken unterhalb der Grenzwerte experimentiert hatte, sagte am 18.11.1997 in der ARD-Sendung Plus Minus ähnliches: *„Die Zellstruktur ändert sich durch die elektromagnetische Strahlung der Mobiltelefone. Das Zellwachstum nimmt zu. Verschiedene Zellabsonderungen verändern sich ebenfalls."*

Nach der Anzeige stürzten die Börsenkurse für Mobilfunkaktien kurzzeitig in den amerikanischen Aktienkeller. Insgesamt 28 Telefonunternehmen stellten daraufhin als Erstreaktion circa 27 Millionen Dollar für eine Studie über den Zusammenhang zwischen Mobilfunk und dem biologischen System Mensch zur Verfügung. Bloß: Als der damit beauftragte Medizinphysiker Dr. George Carlo die vollständige Studie nach über sechs Jahren Untersuchung (1993-1999) präsentieren wollte, blieb sie in wichtigen Teilen unveröffentlicht.

Was war geschehen? Angeblich, so wurde plötzlich moniert, seien die Schlussfolgerungen der Studie zu bezweifeln. Und zwar ausgerechnet deshalb, weil Carlos Tierversuche „die Vergleichbarkeit von Mensch und Ratte" angeblich nicht ermöglichten. Welch eklatanter Widerspruch zu vielen Millionen „wissenschaftlicher" Nagerversuche in der Pharma- und Kosmetikindustrie! Haben die Tierschützer also Recht, und all die gequälten Versuchskaninchen leiden völlig umsonst?

Eine alte Streitfrage, angeblich längst wissenschaftlich abgeklärt, wird also bei Bedarf von der Wissenschaft selber erneut hervorgekramt, hm. Der Laie staunt, und der Fachmann wundert sich - allerdings etwas weniger, wenn er erfährt, was Dr. Carlo so herausfand: *„Bei unseren Forschungen haben wir menschliches Blut in Reagenzgläsern mit Mikrowellen bestrahlt, die ähnlich der Handystrahlung sind. Es zeigte sich, dass sich unter dem Feldeinfluss die Zellkerne spalten. Es gibt Beweise für Schäden durch Mobilfunk. Dabei geht es nicht nur um Hirntumore, Blutveränderungen und Krebs sondern auch um genetische Störungen und andere Probleme. Wenn wir jetzt keine umfassenden Fürschungen anstellen und die Augen verschließen, dann wird das nichts bringen. Dann erweckt man nur den Eindruck, dass man Tote zählen will, bevor man handelt. Mit den vielen Informationen, die wir zum jetzigen Zeitpunkt (1999 – der Autor) in der Hand haben, ist Entwarnung absolut unhaltbar."*[45]

Um mit seiner unbeliebten Forschung fortfahren zu können hat Dr. Carlo schließlich eine Datenbank im Internet eingerichtet, für die er 1999 erst einmal eine Klage gegen die Industrie gewinnen musste. Das Startkapital von 250.000 Dollar wurde ebenfalls gleich mit erstritten. Schließlich ging die Seite im März

---

[44] NET-Journal 10/11 2000
[45] Wetter-Boden-Mensch 3+4/2002

2002 online.[46] Darin geht es Carlo vor allem um den epidemiologischen (also statistischen) Nachweis der Zusammenhänge zwischen Hochfrequenz und Gesundheit. Deshalb werden sowohl Handynutzer als auch Anwohner dieser unseligen Sendeanlagen berücksichtigt. Freiwillige Daten kommen von den Betroffenen rasant, alleine in den ersten vier Monaten wurden mehr als 400.000 Besucher verzeichnet. Und die bisherigen Ergebnisse geben Dr. Carlos Vermutungen leider neue Nahrung.

H. Russel Smouse, ein Anwalt der Rechtssozietät Peter Angelos, die derzeit eine 800 Millionen Dollar Klage gegen die amerikanische Mobilfunkindustrie führt (Schwerpunkt Vodaphone), schrieb dazu an das Gericht: *„Von Forscherkollegen geprüfte wissenschaftliche Studien zeigen ein höheres Risiko für die Entwicklung von Gehirntumoren bei Menschen, die analoge Mobiltelefone benutzt haben. Außerdem gibt es zunehmend Beweise für die biologischen Mechanismen, die erklären, wie die Tumorbildung ausgelöst und/oder gefördert wird und so zu dem erhöhten Risiko führt, von dem diese Studien berichten."*[47]

Technische Strahlung ist auch für unseren Kanzler Gerd Schröder mehr als nur „Chefsache", denn laut Stern 14/2001 wollten weder er noch seine Gattin das Bundeskanzleramt als Schlafstätte nutzen. Das Politehepaar hat Angst vor dem (wissenschaftlich harmlosen) Elektrosmog, der dort im dicht verkabelten Haus reichlich vorhanden ist.

Vielleicht entsann Schröder sich aber auch nur der warnenden Worte des Arztes Hans-Christoph Scheiner: *„Das Gerücht, es seien keine wissenschaftlichen Erkenntnisse vorhanden, ist unhaltbar. Es gibt eine Fülle an hochkarätiger universitärer Forschungen, die das Gesundheitsrisiko der getakteten Hochfrequenz zeigen!"* Jetzt fragt sich bloß: Warum wird das dann der ahnungslosen Bevölkerung zugemutet? Ja, warum eigentlich? Ist wirklich nur schiere Gier und Ignoranz Ursache dieses dräuenden Desasters? Wenn ja, sollten wir nicht länger den selbsternannten Experten vertrauen, denn in unserem Fall führt der Blinde den Einäugigen unweigerlich in den Abgrund.

LESESTOFF:

* raum&zeit special 6
* www.mobilsmog.de
* www.elektrostress.de
* www.emrnetwork.org
* www.e-smog-nrw.de

---

[46] www.health-concerns.org
[47] www.elektrosmognews.de 19.9.2002; www.emrnetwork.org

„Handyotie",
eine (lebens-)gefährliche
Leidenschaft

„Sechs Prozent aller Verkehrsunfälle in den USA gehen bereits jährlich auf die Handynutzung während der Fahrt zurück. Das sind schätzungsweise 1,5 Millionen Unfälle mit 2.600 Toten und 570.000 Verletzten. Der dabei entstandene Schaden wird auf 43 Milliarden Dollar geschätzt."

Studie des Harvard University's Center for Risk Analysis
(USA, Dezember 2002)

Nachdem kurz vor Ende des Millenniums von der deutschen Regierung noch schnell jede Menge Ätherfrequenzen für bald 50 Milliarden Euro an die bis dato umsatzstarke Telekommunikationsindustrie versteigert statt wie bisher vergeben wurden, droht immer noch mehr Ungemach: die dritte und genauso überflüssige Handygeneration.

Sie heißt UMTS (Universal Mobile Telecommunication System) und reicht in immer höhere und damit biologisch riskantere Wellenbereiche (1.980 bis 2.200 MHz, entspricht 1,98 bis 2,2 GHz) hinein. Mit ihr einher geht, wie könnte es auch anders sein, ein schickes neues Sendernetz, das die ersten Ausbauetappen langsam meistert.

Nach Schätzung der Arbeitsgemeinschaft der Verbraucherschutzverbände wird es die bisher vermutete schlappe Zahl von „nur" 45.000 Basisstationen mit mehr als 10 Watt Sendeleistung auf gut 75.000 steigern. Da man pro Stelle jedoch unendlich viele pulsende Sender hinhängen kann und bereits bestehende auch massiv aufrüstet, wird es gelinde gesagt äußerst ungemütlich werden. Die entsprechenden Studien dazu wurden bereits der holländischen Regierung (2003) vorgestellt. Weil die vielen verschiedenen Frequenzen und Feldstärken durch Summationseffekte zu einem unkontrollierbaren Gebräu werden, das alle möglichen Mischfrequenzen und Intensitäten abdeckt, wachsen unsere Chancen gewaltig, mit dem gefunkten und gepulsten Frequenzcocktail in Resonanz zu gehen und so endlich auch mal ein bisschen elektrosensibel zu werden.

Zum Glück könnte sich das drohende Unheil von selber erledigen, und zwar ironischerweise ausgerechnet dank kapitalistischer Sachzwänge. Nachdem 2003 selbst im technikverliebten Japan der größte verbliebene UMTS-Betreiber seine Investitionen um 50 % herunterfahren musste, ganz einfach weil sich das Zeug nicht gerade gut verkauft, könnte hier bald ebenfalls das finanzielle Aus kommen. Der Wind hat sich gedreht, nicht zuletzt deshalb, weil viele diese Firmen bereits am Bankrott entlang balancieren. (Man denke nur an den Plumps der hochgelobten und -bejubelten Telekom-Aktie!) Die Mobilfunkunternehmen[48] hatten sich nämlich seinerzeit beim Frequenzkauf eine gesetzliche Versorgungspflicht zusätzlich mit eingehandelt: Bis zum 31.12.2003 muss 25 % der Bevölkerung UMTS nutzen können, bis zum 31.12.2005 muss 50 % Flächendeckung erreicht sein. Und davon sind wir angesichts einer lahmenden und lähmenden Konjunktur noch meilenweit entfernt.

Oder ganz profan mit den Worten von Prof. Werner Mäntele, Biophysiker: *„Die Gier bei den UMTS-Einnahmen war größer als die gesundheitliche Vorsicht.“*[49] (Und, wie jeder guter Börsianer weiß, frißt schlussendlich immer „Gier Tier".)

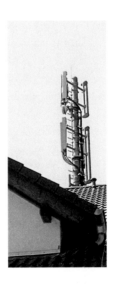

Strahlende Zukunft: pulsierender Sender mit Haus

---

[48] Deutsche Telekom-D1; Vodafone-D2; British Telecom-Viag Interkom; die holländische KPN-E-Plus; France Telcom-Mobilcom; die spanische Telefònica + finnische Sonera-Group-3G
[49] Frankfurter Rundschau, 20.2.2002

Nach den ersten zehn Jahren Mobilwahn wurde langsam auch der Bundesärzte-kammer blümerant. Schließlich konnte sie nicht mehr anders als am 4.4.01 in einer Anhörung diskret darauf hinzuweisen, dass *„eine zunehmende Zahl von Menschen empfindlich auf elektromagnetische Felder reagiere.“*[50] Bloß sollten wir in diesem Fall nicht gerade ins örtliche Krankenhaus gehen. Dort stehen meistens jede Menge Funkantennen auf dem hauseigenem Dach, während drinnen Handys (DECT-Telefone merkwürdigerweise nicht) verboten sind, da die teuren OP-Geräte sonst streiken. Oder die Herzschrittmacher in den Patienten. Krankenhäuser tragen ihren Namen eben nicht zu Unrecht. Ich selber habe einmal die Hochfrequenzbelastung im 11. Stock einer Universitätsklinik gemessen und kam problemlos zu katastrophalen baubiologischen Ergebnissen.

Auch viele niedergelassene Ärzte machen so ihre eigenen Beobachtungen der dritten Art, wie der „Freiburger Appell" Ende des Jahres 2002 zeigte. Leider fiel mir außer den Internetveröffentlichungen[51] nichts Offizielles in die Hände, was einmal mehr die Grenzen der öffentlichen Informationsfreiheit sauber definiert. Mehr als 100 niedergelassene Ärzte brachten nämlich einen verzweifelten Appell auf den Weg, in dem sie ihre Besorgnis aus eigener Sicht dokumentieren:

„Aus großer Sorge um die Gesundheit unserer Mitmenschen wenden wir uns als niedergelassene Ärztinnen und Ärzte aller Fachrichtungen speziell der Umwelt-medizin, an die Ärzteschaft, an Verantwortliche in Gesundheitswesen und Politik sowie an die Öffentlichkeit.

Wir beobachten in den letzten Jahren bei unseren Patienten einen dramatischen Anstieg schwerer und chronischer Erkrankungen, insbesondere

- *Lern-, Konzentrations- und Verhaltungsstörungen bei Kindern (z.B. Hyper-aktivität)*
- *Blutdruckentgleisungen, die medikamentös immer schwerer zu beeinflussen sind*
- *Herzrhythmusstörungen*
- *Herzinfarkte und Schlaganfälle immer jüngerer Menschen*
- *hirndegenerative Erkrankungen (z.B. Morbus Alzheimer) und Epilepsie*
- *Krebserkrankungen wie Leukämie und Hirntumore*

Wir beobachten außerdem ein immer zahlreicheres Auftreten von unterschied-lichen, oft bei Patienten als psychosomatisch fehlgedeuteten Störungen wie

---

[50] General Anzeiger Bonn, 5.4.2001
[51] www.elektrosmognews.de

- *Kopfschmerzen und Migräne*
- *Chronische Erschöpfung*
- *innere Unruhe*
- *Schlaflosigkeit und Tagesmüdigkeit*
- *Ohrgeräusche*
- *Infektanfälligkeit*
- *Nerven- und Weichteilschmerzen, die mit üblichen Ursachen nicht zu erklären sind*

um nur die auffälligsten Symptome zu nennen.

Da uns Wohnumfeld und Gewohnheiten unserer Patienten in der Regel bekannt sind, sehen wir, speziell nach gezielter Befragung, immer häufiger einen deutlichen zeitlichen und räumlichen Zusammenhang zwischen Auftreten dieser Erkrankungen und dem Beginn einer Funkbelastung z.B. in Form einer

- *Installation einer Mobilfunkanlage im näheren Umfeld der Patienten*
- *intensiven Handynutzung*
- *Anschaffung eines DECT-Schnurlos-Telefons im eigenen Haus oder in der Nachbarschaft.*

(...) Wir sehen die steigende Anzahl chronischer Kranker auch als Folge einer unverantwortlichen Grenzwertpolitik, die, anstatt den Schutz der Bevölkerung vor den Kurz- und besonders Langzeitauswirkungen der Mobilfunkstrahlen zum Handlungsmaßstab zu nehmen, sich dem Diktat einer längst hinreichend als gefährlich erkannten Technologie unterwirft. Es ist für uns der Beginn einer sehr ernstzunehmenden Entwicklung, durch welche die Gesundheit vieler Menschen bedroht wird."[52]

In Flugzeugen wurden die pulsenden Mobilfernsprecher bereits 1997 verboten, nachdem Maschinen „einfach so" abschmierten. Als Folge erhielt in England ein Passagier, der trotz mehrfacher Aufforderungen stur im Flieger mobil weitertelefonierte, eine drakonische Strafe von einem Jahr Gefängnis ohne Bewährung.

Tankstellen sorgten sich schon 1995 um ihre Zapfsäulen wegen drohender Feuergefahr. Sogar einen Panzerunfall mit zwei Toten gab es, als Soldaten bei Sarajevo mit ihren mobilen Strahlenwaffen ungewollt die Bordkanone auslösten.[53] Trotzdem schön, dass einer branchentypischen Werbung zufolge „Handys Leben retten".

Technisch ließe sich derartige Debakel natürlich leicht verhindern: durch Glasfaserkabel, die im Boden verlegt werden müssten und so Elektrosmog und

---

[52] IGUMED – Interdisziplinäre Gesellschaft für Umweltmedizin e.V. am 9.10.2002
[53] siehe: Spiegel 37/1997

Aktiendividende gewaltig schmälern würden. Statt dessen wurde das Land lieber viermal flächendeckend mit zigtausend Sendern überzogen, da keine der vier größten Mobilfunk-Firmen ihre „wertvollen" Kunden im Netz der anderen Kommunikationsbetreiber telefonieren lässt. Wo käme man da auch hin?

In England muss gesetzlich zu jedem Handy ein Beipackzettel über Gefahren und Nebenwirkungen beigelegt werden. Und während sie dort an Minderjährige unter 16 überhaupt nicht mehr verkauft werden dürfen, wird hierzulande auf Computermessen lautstark über die Einführung von „Kinderhandys" nachgedacht.

In dieselbe Kerbe schlägt auch der so genannte „Kuschelfunk" für übel vernachlässigte Schlüsselkinder: Mit Hilfe eines Teddybärs können Kinder endlich jederzeit per Funk geortet werden – „Track your kid" nennt sich so etwas. (In den USA wird ähnliches beim Haftausgang von Verbrechern angewandt und heißt dort folgerichtig „elektronische Fußfesseln"!) Hat sich das eigentlich (auch gesetzlich) zu beaufsichtigende Kind mal wieder gründlich verlaufen, so kann es einen Alarmknopf am Schmusetier betätigten und wird per „Callcenter" mit den fürsorglichen und dauergestressten Eltern verbunden. Man sieht: Elektrosmog stärkt die ausgeleierten Familienbande.

„Da kann man auch überprüfen, ob das Kind tatsächlich in der Schule ist", sagte Martin Mock vom Anbieter Armex in Gladbeck. Ein Vodafone-Sprecher betonte, dass Datenschutzbelange (wessen? – der Autor) vertraglich gewährleistet seien. Das System ortet unbemerkt vom Träger das Handy des Kindes und gibt den Standort an das Handy der Eltern weiter. Die Eingrenzung des Aufenthaltsortes ist abhängig von der Netzdichte und kann zwischen 50 Metern in Innenstädten bis zu wenige Kilometern genau in kaum bewohnten Gebieten reichen.

„Das Ortserkennungssystem (location based services) könne auch in ähnlicher Form von Unternehmen, wie zum Beispiel von mobilen Pflegediensten, angewandt werden, teilte Vodafone mit."[54] Das alles ist für viele leibliche Eltern vor dem Fernseher sicherlich zu bequem, um es zu verpassen, und so kann sich das angeknackste Selbstbewusstsein der dauerüberwachten Kinder schön neurotisch weiterentwickeln.

Inzwischen scheint selbst in Deutschland so eine Art gesundheitlich erzwungener Burgfrieden in der Werbung einzukehren, wie BILD am 15.5.2001 nebenbei vermeldete: *„Handy-Hersteller warnen vor Strahlen".* Das geht dann im typischen Pfennigblatt-Stil so: *„Handy-Käufer sollen ab Sommer auch über die Strahlenbelastung ihrer Geräte informiert werden! Die Handy-Hersteller haben sich darauf geeinigt, die Strahlenwerte in der Bedienungsanleitung anzugeben. Derzeit liegt der zulässige Grenzwert bei maximal zwei Watt/Kilogramm (ge-*

---

[54] www.heise.de; 30.10.03

messen am bestrahlten Körper). Das Bundesamt für Strahlenschutz verspricht: Werden die geltenden Grenzwerte eingehalten, sind keine negativen Wirkungen auf die Gesundheit zu befürchten." Die wohldosierte Strahlenbelastung Ihrer wärmenden Mobilgeräte erfahren Sie im Internet bei den Herstellern oder unter www.handywerte.de.

Handyhersteller

www.alcatel.com

www.motorola.com

www.nokia.com

www.panasonic.com

www.samsung.com

www.siemens.de

www.siemens.com

www.sonyericsson.com

Immerhin, ein Anfang ist gemacht, denn man bemüht sich mittlerweile auf Seiten der Hersteller redlich, den berechtigt schlechten Eindruck in Dingen biologischer Verträglichkeit zu korrigieren. Das geht so weit, dass es seit dem 4.6.2002 für „strahlungsarme" Handys mit einem SAR-Wert bis zu 0,6 W/kg das Umweltzeichen „Blauer Engel" erteilt wird. Aber Vorsicht, Verneblungsgefahr: SAR-Werte sagen lediglich etwas über wärmetechnische Auswirkungen in Watt/kg Körpergewicht aus, nichts jedoch über athermische Wirkungen! Und die sind das eigentliche Problem. Man mogelt sich hier also indem Neben- zu Hauptschauplätzen hochstilisiert werden, mal wieder hinterrücks aus der Diskussion.

Wärmewerte hin oder her, in der grauen alltäglichen Praxis sieht das alles eher trivial so aus: *„Bildlich gesprochen ist folgendes passiert: Irgendwann 1992 (Beginn des D-Netz-Ausbaus – der Autor) sind Sie morgens aufgewacht, und überall war Nebel, nicht nur draußen, sondern auch überall in Ihrer Wohnung. Dieser Nebel durchdrang auch Ihren Körper. Und seitdem leben Sie um die Uhr in diesem allgegenwärtigen Nebel, egal, wo Sie sich in unserem Land aufhalten. Mit jedem Handy, das ans Netz geht, wird der Nebel dichter.*"[55]

Das ganze Land wird technisch konsequent in einen gigantischen Mikrowellen-

---

[55] sh. Fußnote 12

herd verwandelt, in dem wir ungefragt die harmlosen Versuchskaninchen sind. Wie lange soll das eigentlich gut gehen? Jedenfalls keine Generation lang. In Australien nahmen mit Ausbreitung der mobilen Geräte Hirntumore erheblich zu. Professor Dr. Andrew Davidson spricht von einer dramatischen Entwicklung: *„Allein im Bundesstaat Western Australia ist die Gehirntumorrate bei Männern um 50 % und bei Frauen um 62 % gestiegen."*[56] Das wundert wenig, wenn man weiß, dass der Gebrauch von Mobilfunktelefonen nachweislich zu Hirnwellenveränderungen im Umkreis von bis zu 30 Metern bei nichttelefonierenden Mitmenschen führt, bei Autotelefonen teilweise in einer Entfernung von bis zu 90 Metern.

„Störungen der Zellmembranen äußern sich jedoch auch in einem veränderten Kalziumspiegel des Organismus. Insbesondere werden Veränderungen im EEG, in der Gehirnstromschreibung, hervorgerufen, wenn Probanden einem Handy ausgesetzt werden, und dies Stunden bis Tage, ja bis zu einer Woche nach der Exposition. Sogar, wenn man gar nicht selbst, sondern wenn jemand anderes in der Umgebung mit einem Handy telefonierte, zeigte das EEG vorher nie beobachtete hohe Zacken im 10 Hz-Bereich, wobei das Gehirn erst einige Minuten nach dem HF-Reiz reagiert. In Anbetracht, dass diese pathologisch wirkenden Wellen im so genannten ‚Alphawellenbereich' (7 bis 14 Hz) auftreten, welcher eine spezifische Trance- und Schlaffrequenz in unserem Gehirn darstellt, steht zu befürchten, dass der Handygebrauch gerade in diese Bewusstseinzustände und damit aktiv ins Unterbewusste eingreift. Aufgrund dieser Befunde sind Handys und das DECT-Schnurlostelefon womöglich als ‚psychotrope' Faktoren anzusehen, die auf unsere unterbewusste Psyche einwirken, ähnlich wie Drogen oder Psychopharmaka. Unter diesem Aspekt ist die Verdoppelung psychischer Erkrankungen mit ihrer vielfältigen Zunahme von Panikattacken, Neurosen und Psychosen ursächlich neu zu diskutieren."[57]

Elektromagnetische Belastungen durch Mobilfunkhandy

in Kopfnähe	> 10.000.000 µW/m²
1 m	10.000 - 1.000.000 µW/m²
5 m	500 - 50.000 µW/m²
20 m	30 - 3.000 µW/m²

(Angaben nach Baubiologie Maes, Stand 9/2003)

---

[56] Wolfgang Maes: Stress durch Strom und Spannung
[57] Hans-Christoph Scheiner: Mobilfunk – Fluch oder Segen?

Auch wird die Blut-Hirn-Schranke aufgehoben, was nichts anderes bedeutet, als dass der natürliche Schutz des Gehirns vor Bakterien, Giften etc. im Blut zerlöchert wird. Ganz besonders besorgniserregend ist dabei, dass geringe Feldstärken oft größere Effekte verursachen als stärkere Impulse. *„Medikamente und andere Schadstoffe, die sonst nicht durch diese Schranke kommen, finden jetzt den ungehinderten direkten Weg ins Gehirn mit uneinschätzbaren Folgen."*[58] Ohne Hochfrequenzstrahlung war diese Barriere zuvor niemals passierbar. Die schwedischen Versuche wurden inzwischen ungläubig in anderen Ländern mehrmals wiederholt und als richtig bestätigt.

„Zum besseren Verständnis: Unser Körper hat das Bestreben, das Zentralnervensystem als sein ‚Allerheiligstes' von den im Blut schwimmenden wasserlöslichen Giftstoffen, Stoffwechsel- und Abbauprodukten zu schützen, die normalerweise von der Niere und Leber entgiftet und ausgeschieden werden. Dabei handelt es sich bei der so genannten Blut-Hirn-Schranke, gleichbedeutend mit der Blut-Liquor-Schranke, um eine halbdurchlässige Grenzschicht, welche die feinen Blutgefäße des Hirns umgibt mit dem Ziel, Giftstoffe zwar aus dem Gehirn in den Blutkreislauf durchwandern zu lassen, dies in umgekehrter Richtung jedoch zu verhindern. Die mit Handy-üblichen Frequenzen bestrahlten Rattenhirne waren auf Schnittbildern im Vergleich zu den Gehirnen von bestrahlten Versuchstieren vielfältig übersät mit dunklen Flecken aufgrund von Zelldegenerationen und ödematösen Aufquellungen, und sie waren deutlich geschädigt. Durch die ins Gehirn eingeschleusten Giftstoffe und Proteine kam es zu Nervenzerstörungen, wie man sie als Vorformen etwa von Multipler Sklerose (MS), Parkinson- und Alzheimerkrankheit sowie bei vorzeitigem Altern und seniler Demenz, und anderes mehr her kennt.

Dabei wurden die Versuche mit Mikrowellenfrequenzen um 900 bis 1.800 MHz durchgeführt, jenen Frequenzen, wie sie beim D- und E-Mobilfunk und auch bei den gebräuchlichen Schnurlostelefonen nach dem DECT-Standard zum Einsatz kommen. Hirneffekte fanden die schwedischen Forscher bei der Hälfte aller Versuchstiere bei einer Rate schon um die 100 nW/cm² (milliardstel Watt). Zum Vergleich: Die Grenzwerte beim D-Netz betragen 900.000 nW/cm², beim E-Netz 470.000 nW/cm², liegen also 9.000fach und 4.700fach darüber. Mit der Intensität von 100 nW/cm² muss man im Alltag bereits im Bereich bis zu 200 m von den Mobilfunksendern (auf Türmen, Kaminen und Dächern etc.) rechnen, ferner bis zu 10 Metern in der Umgebung von Handytelefonierern (!), sowie unweigerlich in den Wohnungen mit DECT-Schnurlostelefonen."[59]

Das Thema zog Kreise und interessierte sogar die kämpferische US-Air-Force. Sie wollte nämlich herausfinden, ob das „Golf-Kriegs-Syndrom" ihrer circa

---

[58] Prof. Leif Salford, Neurochirurg an der Universität Lund, Schweden, in Spiegel TV am 28.11.99
[59] Hans-Christoph Scheiner: dito

100.000 Ex-Soldaten damit zusammenhängt. Diese Golfkrieger wurden nämlich während des ersten Irakkrieges gegen Nervengas geimpft und waren zudem pausenlos den Mikrowellen des militärischen Radars und vieler anderer (psychotronischer) Funkanlagen ausgesetzt. Die so genannte zivilisierte Welt wird also demnächst vor einem Demenzproblem gewaltigen Ausmaßes stehen, denn: Alzheimer lässt grüßen!

BSE übrigens auch, denn es gibt genügend Verdachtsmomente, dass diese tierische Hirnerkrankung weniger durch das verrufene Tiermehl (und die darin enthaltenen Prionen), sondern wohl eher durch ein Insektizid gegen die Dasselfliege verursacht wird. Diese Fliege heftet ihre Eier an die Haut der Rinder, die sie irgendwann ablecken. Die Brut wächst danach in mehreren Stadien zu Larven heran, die sich schließlich unter der Haut am Rücken festsetzen um zu schlüpfen. So etwas schwächt die armen Viecher und gibt vor allem häßliche Stellen im zukünftigen Leder.

Hier hilft, wie man bald herausfand, ein Bad in Phosmet, einer erprobten chemische Keule (ursprünglich mal ein Kampfgas). Und da die elektronischen Sender, die man den Tieren an ihre Ohren tackert im Verein mit den Telekommunikationskeulen auf den Scheunendächern die Blut-Hirn-Schranke sabotieren, besteht eine gute Chance, dass die Chemie ins Hirn suppt und dort ihr Unheil treibt. Mit den eigenen Worten von raum&zeit:[60] *„Es ist hochwahrscheinlich, dass sich in der ‚BSE-Krise‘ nur die Spitze eines aus synergistischen Wechselwirkungen zwischen künstlichen elektromagnetischen Feldern und chemisch-toxischen Belastungen bestehenden Eisbergs zeigt, dessen Umfang auch die Bevölkerung in den nächsten Jahrzehnten in der Inzidenz neuer degenerativer Erkrankungen im Gehirn und Nervensystem immer deutlicher erkennen werden.“*

Handys fahren ihre Leistung und damit Nebenwirkungen ganz besonders hoch, wenn sie schlechte Verbindung zum nächsten Sendemast haben. Das geschieht vor allem mit der (biologisch) gigantischen Sendeleistung von manchmal bis zu zwei Watt, wenn Funktelefone in Pkws, Zügen und anderen modernen Metallkäfigen benutzt werden. Ist dabei zusätzlich Ihr Kopf im Weg zwischen Hörer und Funkturm (also im Bereich der Funkstrecke) desto schlimmer. Dann muss er als biologischer Hohlraumresonator (das entspricht einer physikalischen Antennenform) besonders leiden, denn Sie senden quer durch ihn hindurch.

Diese spektakulären Erkenntnisse führten dazu, dass Volkswagen England jedem neuen Kunden schriftlich die Warnung mitgibt, im Auto keinesfalls zu telefonieren.[61] Offiziell wird deshalb seit 1999 im Vereinten Königreich (UK – England) auch darauf hingewiesen, dass bis zu zehn Minuten nach einem Handygespräch erhöhte Unfallgefahr besteht. Dr. med. Hans-Peter Hutter von der Universität Wien hat in diesem Zusammenhang folgendes beobachtet: *„Ich bemerke*

---

[60] 110/2001
[61] Morgen, 4.6.1996

immer wieder, dass die Menschen sehr wenig Ahnung haben hinsichtlich der Strahlungsbelastung durch Handys. Insbesondere im Innenraum von Fahrzeugen potenziert sich diese Belastung durch emittierte elektromagnetische Felder der Handys enorm. Symptome wie Kopfschmerzen, Müdigkeit und Nervosität können die Folge sein."

Aber auch ohne Berücksichtigung der elektromagnetischen Auswirkungen sind Telefonate am Steuer reichlich riskant: *„Die Unfallgefahr steigt um 400 %. Telefonierende Autofahrer provozieren die gleiche Unfallgefahr wie Alkoholisierte mit 1,0 Promille. Unkoordinierte Lenkbewegungen, abrupte Bremsmanöver und das Überfahren von roten Ampeln sind die häufigsten Probleme."*[62] Inzwischen nützt der Staat diese tiefen Einsichten für sich aus, indem von telefonierenden Autofahrern seit dem 1.4.2001 fleißig Strafgeld abkassiert wird. Aus den bisher 30 Euros sollen allerdings bald 40 € Strafgeld werden, damit sich wissenschaftliche Erkenntnisse mal richtig lohnen.

Und da ja auf jede Ursache irgendwann eine Wirkung folgt, telefonieren viele Automobilisten inzwischen mit einem „headset", also einer Vorrichtung, die man bisher nur vom Telefonverkauf und Sekretärinnen her kannte. Dabei tragen sie ein Mikrofon kurz vor dem Mund und einen Minikopfhörer in einem Ohr. Prompt streiten sich die Geister, ob das nicht gesundheitlich noch gefährlicher als zuvor sei, denn natürlich koppelt sich die Hochfrequenz in das stromführende Kabel, das durchaus als Antenne fungiert, mit ein und landet dann ungewollt im Innenohr, also genau dort, wo unter anderem der Gleichgewichtssinn sitzt.

Das Magazin Ökotest (8/2000) wies in einer Untersuchung bereits darauf hin, dass so unbeabsichtigt zwischen 5 bis 20 % der Antennenstrahlung transportiert werden können. Im Zweifelsfall ist also eine kabellose Freisprecheinrichtung vorzuziehen. Doch wird bei dieser Diskussion eines völlig übersehen, nämlich der Gesprächsinhalt der Telefonate. Ich sehe förmlich vor mir, wie eine wütende Ehefrau ihren mit 200 km/h dahin rasenden Gatten per Autotelefon wissen lässt, dass sie gerade zu ihrem göttergleichen Geliebten gezogen ist und die Scheidung gleich mit auf den Weg gebracht hat und „Ach, Schatzi, die Kinder und der Hund bleiben übrigens auch bei mir!" – Ehe und Verkehrssicherheit ade. Vielleicht warnte deshalb die Welt am Sonntag angesichts dieser zusätzlichen Gefahren für Leib und Leben ihre Leser am 11.1.1998 mit einer Schlagzeile: „Telefonieren am Steuer ist gefährlich, auch mit Freisprechanlage!"

Bisher machten die Funkbetreiber ihr Geld zumeist nicht mit den verkloppten Mobilgeräten, sondern in erster Linie mit den hohen Vertragsgebühren. Kurzfristig verstörte dies Geschäftsgebaren sogar mal das Kartellamt (die Tageszeitung 3.4.2001), denn diese interessante Kalkulation funktionierte vermutlich nicht zuletzt nur wegen der Befreiung von üblicherweise zu zahlenden Versicherungsprämien. Als Folge konnte man Handys nämlich derartig subventionieren,

---

[62] Focus 49/1997

dass sie lange Zeit für 1 DM (0,50 €) angeboten werden konnten, solange der Kunde das viele Kleingedruckte kritiklos akzeptierte.

Doch egal wie „geil Geiz" auch für manchen sein mag, so hat doch alles im Leben seinen Preis und billig kann teuer zu stehen kommen. Vielleicht erinnern sich an dieser Stelle unfreiwillige BSE-Konsumenten noch der fatalen Folgen immer billigeren Fleisches? Falls nicht, können sie in Texas, dem klassischen Herkunftsland von „beef and burger", die passende Lebensweisheit zur grassierenden Knickermentalität finden: „You pay peanuts, you buy monkeys!"

LESESTOFF:

- raum&zeit 84/1996 und 94/1998
- Wolfgang Hingst: Handyfieber, Promedia
- www.'ZeitenSchrift'.com
- www.risiko-elektrosmog.de
- www.elektrosmog-opfer.org

Bei Anruf (Selbst-)mord
und andere Begegnungen
der dritten Art

„Wie eine Atombombe aussieht weiß jeder. Die neuen Waffen
sind und sehen aus wie Antennen."

BUND Arbeitskreis Elektrosmog

Obwohl ich bereits einen Großteil des Feldes aller (un-)möglichen Folgen be-
ackert habe, so kommt doch immer noch mehr auf die bisher vermeintlich
„freien" Gesellschaften zu. Bert Brecht hatte zwar anderes im Sinn, aber in der
Sache Recht als er in seiner „Dreigroschenoper" schrieb: „Die im Dunkeln sieht
man nicht!" Natürlich wird fleißig in irgendwelchen Labors geforscht, was noch
alles mit solchen Tele-Technologien machbar ist. Und da wäre in Dingen totaler
Kontrolle so einiges wünschenswert.

Dunkle Pläne laufen zum Beispiel darauf hinaus: *„Weniger positiv für Daten-*
schutz und Persönlichkeitsrechte sind ernsthafte Befürchtungen britischer
Datenschützer und Bürgerrechtler angesichts des im Entstehen begriffenen
Radarsystems Celldar - CELLphone raDAR[63] - das im aktuellen New Scientist[64]
vorgestellt wird.

Das Ortungssystem, das die Reflektion der Funksignale von Mobilfunkmasten
auswertet, könnte zur Totalüberwachung mobil telefonierender Bürger verwen-
det werden. Wer mit dem Mobiltelefon kommuniziert, bewegt sich dabei zumeist
im öffentlichen Raum und setzt sich grundsätzlich (mehr) der Gefahr aus, be-
lauscht zu werden. Jetzt wächst die Befürchtung, dass auch die Bewegung zu-
künftig ohne Überwachungskameras überwacht werden könnte.

---

[63] www.roke.co.uk/sensors/stealth/celldar.asp
[64] www.newscientist.com

Eine der Herstellerfirmen von Celldar hat dazu unlängst ein verräterisches Statement auf ihrer Homepage veröffentlicht. Die Siemens-Tochterfirma Roke Manor Research[65] die bei dem Projekt mit dem Luftfahrtkonzern BAe Systems[66] kooperiert, ließ verlauten, dass, die Technologie dazu geeignet sein werde, Fahrzeuge und Menschen auf für militärische Zwecke nutzbare Entfernung zu orten.'

Celldar basiert auf dem Prinzip des so genannten passiven Radars, bei dem ohne eigene Signal-Emissionen die Beeinflussung fremder Funkstrahlung durch sich bewegende Objekte analysiert wird. Seit 1999 arbeitet der US-Rüstungskonzern Lockheed Martin[67] an dem System ‚Silent Sentry',[68] das die Signale von Radio- und Fernsehmasten nutzt, um Flugzeuge und Schiffe aufzuspüren.

Der Austausch von Funksignalen zwischen den viel weiter verbreiteten Mobilfunkmasten, die an Zahl außerdem ständig zunehmen, bietet die technische Grundlage für Celldar. Die hochfrequenten Mobilfunkwellen werden durch Hindernisse unterschiedlich gestört bzw. reflektiert. Sich bewegende Objekte wie Fahrzeuge, Tiere - und Menschen - beeinflussen durch reflektierende Oberflächen die Wellen anders als es unbewegliche Gebäude oder etwa Bäume tun. Radar-Receiver sind daher in der Lage, bewegliche Ziele herauszufiltern. Der Abgleich der gemessenen Positionsdaten mit denen von GPS-Satelliten und festinstallierten Radarstationen würde zumindest in Gebieten ohne Mobilfunklöcher eine flächendeckende genaue Ortung von Personen in Bewegung ermöglichen.

Im Gegensatz zu herkömmlichen Radarsystemen kommt Celldar zudem ohne hohe Energiekosten für leistungsstarke Transmitter aus. Die Komponenten können daher viel kleiner und billiger gebaut werden, auch mobile Radargeräte in Laptopgröße für den Hausgebrauch durch Big-Jedermann-Brother scheinen in wenigen Jahren vorstellbar zu sein.

Radarexperten halten allerdings die individuelle Identifikation von Menschen noch nicht für vorstellbar, da die Auflösung der Celldar-Ortung nicht hoch genug sei. Das britische Verteidigungsministerium, die Polizei und Sicherheitsdienste zeigen sich aber schon mal sehr interessiert. Roke Manor hat auf der Homepage in seiner Auflistung der Celldar-Wohltaten die Bemerkung über menschliche Ziele inzwischen gelöscht. Und wie immer beteuern Forscher und staatliche Organe offiziell, dass Celldar generell natürlich nur zur Verkehrsüberwachung und Terrorbekämpfung gedacht sei. Dies jedoch gerade in einem Land, in dem die Überwachungskameras wie Pilze aus dem Boden schießen. Und der Große Bruder Tony Blair hat bekanntermaßen nicht nur große Augen, sondern auch ziemlich große Ohren...''[69]

---

[65] www.roke.co.uk/default.asp
[66] www.baesystems.com
[67] www.lockheedmartin.com
[68] www.ifp.uiuc.edu/~smherman/darpa
[69] www.telepolis.de

Leider gibt es mit den mobilen Telefonen aber noch weitere gravierende Probleme: Selbst ausgeschaltete Handys sind nicht abhörsicher, und mit Hilfe der von den Betreibergesellschaften stets computer-registrierten Verbindungen lassen sich ohne Schwierigkeiten Bewegungsprofile der Nutzer auf wenige Meter genau erstellen.

In der neuen Handygeneration wird deswegen gleich das GPS-Ortungssystem mit eingebaut. Focus zitierte im Februar 1998 Beamte des Bundeskriminalamts: *„Wenn wir wissen wollen, wo sich ein Handybenutzer aufhält, bekommen wir die Information von der Telefongesellschaft."* So etwas nennt man in solchen Kreisen „erfreuliche Fahndungserfolge" und teilt sich diese große Freude mit dem Finanzamt und wer sonst noch an Ihnen interessiert ist. Das erklärt wohl unter anderem auch die rasante Verbreitungsgeschwindigkeit dieser Telefone seit 1992. Das Hamburger Abendblatt bemerkte dazu trocken am 31.12.1997: *„Vor 50 Jahren schrieb Orwell sein 1984. Jetzt wird es endlich Realität: dank Handy."*

Dank UMTS-Standard und damit einem weiterem dichtem Sendenetz wird alles noch viel ein- und durchsichtiger. Damit lässt sich endlich ganz leicht und unberufen prüfen, wann Sie das letzte Mal mit Ihrem Handy im Internet surften, Bankgeschäfte tätigten oder sonstige Spielchen trieben. *„Bewegungsprofile und Aufenthaltsorte sind bei der Bekämpfung von Kriminalität immens wichtig geworden. ,Wenn Ermittlungsbehörden das Mobiltelefon eines Verdächtigen überwachen, muss der Netzbetreiber auch Bewegungsdaten mitteilen, die erkennen lassen, wo sich das eingeschaltete Handy gerade befindet.' Am 21. Februar 2001 hat ein Richter beim Bundesgerichtshof entschieden, dass die Netzbetreiber den Standort des Mobiltelefons unabhängig davon angeben muss, ob mit dem Mobilgerät telefoniert wird oder nicht' (2 BGs 42/2001-04-26). Der Betreiber ist nach §100 a StPO dazu verpflichtet, diese Daten zu liefern. Denn eine Verbindung ist nach § 2 Absatz 2 Nr. 4 FÜV nicht nur das Telefonat an sich, sondern umfasst den gesamten Zeitraum einer Abhöraktion, also auch die Zeiträume, in denen nicht telefoniert wurde."*[70]

Der Enthüllungsjournalist Udo Ulfkotte fügt dem noch ein paar pikante Details hinzu: *„Für viele gängige Geräte sind beispielsweise manipulierte Handy-Akkus mit eingebauter Funkwanze lieferbar. Auch Tischladegeräte mit erweiterter Funktion kommen in Mode. Für ihren Einsatz muss man lediglich den Handy-Typ des Opfers kennen und eine Gelegenheit zum Austausch haben: Lange Lebensdauer und optimale Plazierung sorgen dann für hohe Effizienz. Bei vertraulichen Besprechungen müssen Handys daher draußen bleiben – den Akku zu entfernen genügt nicht, da die Wanze nicht auf Handy-Elektronik zurückgreift."*[71]

Schweigen ist also immer noch Gold, und man sollte sich besser erst mal schlau

---

[70] Gerald Reischl: Unter Kontrolle
[71] Udo Ulfkotte: Der Marktplatz der Diebe, Betelsmann

machen, bevor wichtige Firmengeheimnisse über Funk in alle Welt hinausposaunt werden. Da jede Industrie für von ihr geschaffene Probleme immer auch gleich eine teuere Lösung anbietet, gibt es für potente Kunden bereits „Krypto-Handys" und viele ausgebuffte Methoden der Informationsverschlüsselung auf dem Markt. Leider werden diese Systeme aber oft von eben den Firmen angeboten, die gleichzeitig auch Geheimdienste, Militärs etc. mit innovativer (Abhör-) Technik beliefern.

Es bleibt also fragwürdig, in wie weit man als Kunde ihren vollmundigen Aussagen vertrauen kann. Mit den Worten des Fachmanns Reischl: *„Das dies alles nicht Theorie, sondern gängige Praxis ist, kann der Handy-User selbst überprüfen. Für Nokia-Handys gibt es den so genannten NetMonitor. Das ist ein Menüpunkt, den man im Handy mit der entsprechenden Software aktivieren kann. (Die Software zum Download gibt es auf der Seite www.datascout.net.) Hat man auf seinem Handy den NetMonitor aktiviert, so kann man genau feststellen, in wie vielen Funkstationen man sich theoretisch einloggen könnte und wie stark ihre Signale sind."*

Und weiter: *„Ob und wie ein Handy-Telefonat verschlüsselt wird, sprich, ob gerade ein Fremder lauscht, kann mau auch selbst feststellen. Verschlüsselt läuft ein Handy-Gespräch nur zwischen Mobiltelefon und der nächsten Basisstation ab. Ab da werden die Gespräche ungeschützt über das normale Festnetz geführt. In einigen Ländern, vor allem in den Oststaaten aber mitunter auch in Frankreich, ist die Verschlüsselung gar nicht aktiviert oder sehr häufig ausgeschaltet. Die Netzbetreiber eines Landes haben die Möglichkeit, selbst zu entscheiden, wie sie verschlüsseln wollen – stark oder weniger stark. Das hängt damit zusammen, dass die Telefonate im Ernstfall leichter geknackt werden können. Welchen Verschlüsselungsmodus der eigene Netzbetreiber oder, bei einem Auslandaufenthalt, der Roaming-Netzbetreiber verwendet, kann man selbst kontrollieren. Mit dem bereits erwähnten NetMonitor, den es inoffiziell für Nokia-Handys gibt. Mit diesem Menü kann man, wie beschrieben, Informationen über das Netz abrufen, nicht nur besagte Empfangsstärke der Funkstationen, sondern auch den Verschlüsselungsstatus. Wer wissen will, ob das eben geführte Telefonat gut, schlecht oder gar nicht verschlüsselt wird, konzentriert sich auf die so genannten Cipher-Werte, die im NetMonitor unter dem Menüpunkt 12 zu finden sind: „Ciphering, hopping and DTX status and IMSI" heißt der Punkt genau. „Cipher" bedeutet Geheimschrift oder Schlüssel. Liest man im Display „Cipher off" wird nicht verschlüsselt, das Telefonat kann von jedermann – Voraussetzung ist die technische Ausstattung – abgehört werden. Aber dies ist auch mit einem simplen Scanner möglich. Liest man „Cipher 51", wird gut verschlüsselt. Zeigt das Display „Cipher 52", hat der Betreiber, über dessen Netz soeben telefoniert wird, die schwache Verschlüsselung gewählt, die leichter geknackt werden kann."* [72]

---

[72] sh. Fußnote 70

Vorsichtsmaßnahmen
für mutige Handynutzer

- Stummelantennen verursachen die höchste Belastung.
- Besser ist die ausziehbare Stabantenne.
- Noch besser sind Handys mit integrierter Flächenantenne.
- Beim Wählvorgang (Gesprächsaufbau) Gerät nicht ans Ohr halten.
- Fassen Sie sich möglichst kurz.
- Im Pkw nur über externe Autoantenne und Freisprechanlage telefonieren.
- Keine in die Windschutzscheibe integrierte Antenne einbauen.
- Für Dauergespräche Festnetz nutzen.
- Nach einigen Gesprächsminuten das Ohr wechseln.
- Möglichst portable Freisprecheinrichtung (Headset) nutzen.
- „Handy-Schutztasche" nutzen (Siehe Kapitel: Entstörung Seite 200).
- Personen mit Herzschrittmacher sollten eingeschaltete Handys nicht in der Brusttasche tragen.
- Männer, die noch Vater werden möchten, sollten keine Handys in der Hosentasche tragen.

Aber selbst das ist noch lange nicht alles, was Mobiltelefone voll drauf haben. Sie können für Handynutzer auch richtig lebensgefährlich werden, nämlich spätestens dann, wenn sie ihnen im wahrsten Sinne des Wortes um die Ohren fliegen. „Der Vertrieb und der Import sämtlicher israelischer Mobiltelefone wurden von der Palästinensischen Autonomiebehörde verboten und sogar unter Strafe gestellt." Der Geheimdienst der Palästinenser hatte bereits im Sommer 2001 alle Geschäftsleute davor gewarnt, sich ein, neuwertiges oder gebrauchtes israelisches Handy zu kaufen. An der Grenze wurden sämtliche Handys konfisziert und technisch genauer unter die Lupe genommen.

Die Anweisung hatte zwei Gründe: Zum einen glauben Yasser Arafats Sicherheitsexperten, dass die Israelis in die Handys Abhörwanzen und Minisender implantiert haben, mit denen palästinensische Geschäftsleute geortet werden könnten. Zum anderen ist man auch der Meinung, dass sich in den kleinen Geräten Minibomben befinden, die aus der Ferne gezündet werden könnten.

Wie der Spiegel[73] berichtete, soll die Liquidierung von mehr als 20 Mitgliedern der islamistischen Terror-Organisation Hamas und von Arafats Fatah-Bewegung aufgrund dieser lokalisierbaren Handys gelungen sein. Die Sprengsätze in den

---

[73] 16. Juli 2001

Telefonen habe der Mossad[74] eingebaut. Im Gegensatz dazu soll es auch den Palästinensern gelungen sein, Mobiltelefone zu entwickeln, mit denen man Bomben fernzünden kann.[75]

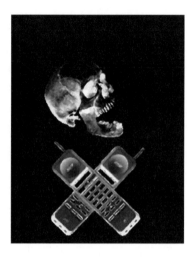

Aber es muss nicht immer gleich terroristische Tücke mit im Spiel sein, um Handybesitzer mobil ins Jenseits zu befördern. Manchmal erledigen das die Geräte gleich selber. Laut Hersteller liegt es angeblich an der Verwendung nicht originaler Ersatzteile, zumeist von Billig-Akkus, wenn so ein Mobiltelefon plötzlich brennt oder auch schon mal explodiert. Man sieht, Telefonate können, so sie denn mobil geführt werden, auch unabhängig vom Gesprächsinhalt brandheiß werden. Das sorgt dann für zusätzlichen Umsatz bei den Geräteproduzenten und schafft neue Arbeitsplätze in der „telefonischen Rüstungsindustrie".

LESESTOFF:

- Gerald Reischl: Unter Kontrolle, Ueberreuter
- Udo Ulfkotte: Der Marktplatz der Diebe, Betelsmann
- Fosar/Bludorf: Im Netz der Frequenzen, Michaels
- www.statewatch.org
- www.skolnicksreport.com

---

[74] der gefürchtete israelische Geheimdienst – der Autor
[75] sh. Fußnote 70

Strahlende Aussichten aufs Surfen im Wellensalat

„Offenbar bedarf es erst einer mittleren gesundheitlichen Katastrophe, ehe der Staat seine Vorsorgepflicht wahrnimmt und die Risiken auf gesetzlichem Wege minimiert. Bislang haben die Gewinninteressen der Industrie Vorrang. Es ist nur eine Frage der Zeit und der individuellen Kondition, ob und wann wir dadurch krank werden."

Dr. Lebrecht von Klitzing,
Strahlenphysiker (BIO 3/2002)

Die gesundheitliche Belastung kann sich im Allgemeinen leider noch durch „die lieben Nachbarn" gewaltig steigern, denn dank grassierenden Internet-Wahns hat sich inzwischen der ISDN-Anschluss durchgesetzt, reichlich finden wir nun kabellose Telefone im DECT-Standard. Zusätzlich wurde insgeheim an einer technischen und gesetzlichen Änderung unseres Stromnetzes gebastelt: Der Deutsche Bundestag hat sich mittlerweile für die Einführung von „Powerline Communication (PLC)" ausgesprochen. In naher Zukunft darf man Ihnen also hochfrequente Schwingungen zusätzlich zum Strom auf den E-Leitungen liefern. Durch die neue Technik dieser Telekommunikation (über die Steckdose) werden getaktete Pulse bald auf jeder Steckdose oder Glühbirne sein, und jedes Stromkabel wird zu einem leistungsfähigen Kurzwellensender werden.

Warum? Angeblich will der Kunde in jedem Zimmer, das über zumindest eine Steckdose verfügt, im „Internet surfen." Das bedeutet, dass wir Tag und Nacht von gepulstem Dauersmog und den davon transportierten Web-Inhalten umgeben sind, egal, wo wir gerade sind.

„Von dem Tag an, an dem die Powerline-Technolgie zum Einsatz kommt, werden Sie nie mehr allein sein. Sie werden von unsichtbaren und unhörbaren Informationen umgeben sein, die von anderen Menschen stammen – in Ihrem Wohnzimmer, in Ihrem Schlafzimmer, überall. Selbst, wenn Sie in der Küche

Ihren Kaffe kochen, müssen Sie damit rechnen, von wer weiß was für einem Informationsmuster durchflossen zu werden. Was Ihr Gehirn und Ihr Körper aus dieser Information machen, werden Sie feststellen, wenn es soweit ist. Aber dann kann es schon zu spät sein![76] Zumindest daheim können wir uns dagegen noch durch Einbau von teuren Hochfrequenzfiltern in den häuslichen Stromkreislauf schützen. Zwar auf eigene Kosten, aber das Recht auf Erhalt der Gesundheit ist ja schließlich im Grundgesetz verbindlich verbrieft, versteht sich.

Aber haben Sie nur etwas Geduld: Sobald Sie ein Büro betreten, surfen Sie ungefragt auf allen Frequenzen, die moderne Arbeitsplätze so anzubieten haben. Seit 1998 entwickeln IBM, INTEL, Ericsson, Nokia und Toshiba unter dem stupiden Begriff „Blue tooth" (nach Harald Blauzahn, das war mal ein Wikingerkönig, der von 940-981 ohne Telefon lebte) eine Technologie für die drahtlose Übermittlung von Sprache und Daten per Funk. Genutzt wird das frei verfügbare Funknetz ISM (Industrial Scientific Medical), das mit gepulsten Mikrowellen im Bereich von 2.40 bis 2.48 GHz arbeitet. Die Übertragungsleistung wird bis zu 1 MBit pro Sekunde bei einer Reichweite von gut 12 Metern betragen.

Unter Umständen sollen mit geeigneten Verstärkern sogar Reichweiten von bis zu 100 Meter und mehr möglich sein, bei denen im Höchstfall bis zu 127 Geräte miteinander verbunden werden können. Weil alle Geräte im Büro ohne eine Spur von Kabelsalat frei im Raum platziert werden können, ist „der blaue Zahn" für eine Vielzahl fragwürdiger Erleichterungen bequemer Bürger angelegt. Zum Beispiel dazu: Der Fotokopierer schickt eine Vorlage als E-Mail an ein Handy. Oder: Laptop und Mobiltelefon gleichen ihre Dateien – zum Beispiel Telefonnummern – automatisch mit einem Rechner ab. Auch lassen sich damit Bilder einer Digitalkamera auf den PC-Monitor zaubern. Kleiner aber feiner Nebeneffekt: Elektrosmog de Luxe gratis im ganzen schicken Großraumbüro.

Natürlich dürfen bei all den modernen Wellenerfolgen weder die Deutsche Bundesbahn, die an ihren 30.000 km langen Bahntrassen insgesamt 4.000 neue Sendeanlagen installieren lässt, noch die „in der Funksteinzeit" lebende Polizei zurückstehen. Dazu konnte man am 2.8.2002 im Internet der Gewerkschaftsseite der deutschen Polizei[77] folgendes entnehmen: *„Die Gewerkschaft der Polizei (GdP) fordert die Innenminister der Länder und des Bundes auf, vor der flächendeckenden Einführung des Digitalfunks für die Polizei eine eingehende Prüfung möglicher gesundheitsgefährdender Einflüsse dieser Technik auf die Nutzer vorzunehmen."*

Konrad Freiberg, GdP-Bundesvorsitzender: *„Nach den der GdP von ihrer englischen Partnerorganisation 'Police Federation of England and Wales' zur Verfügung gestellten Informationen wird zunehmend wahrscheinlicher, dass das in England bereits eingeführte – auf dem Tetra-System basierende – Funk-System*

---

[76] www.fosar-bludorf.com
[77] www.gdp.de

gesundheitliche Risiken beinhaltet. Unserer Sorge um die Gesundheit der Kolleginnen und Kollegen, die bereits in einem Pilotprojekt in Aachen mit einem solchen System arbeiten, muss Rechnung getragen werden.[78]

Eine sofortige Prüfung möglicher Gesundheitsrisiken, so Freiberg, sei unerlässlich. Der Dienstherr müsse seiner Fürsorgepflicht gegenüber den Beamtinnen und Beamten umgehend nachkommen. Mittlerweile hätten sich Polizeibeamte in Lancashire und North Yorkshire, die mit den neuen Funkgeräten arbeiten, über Gesundheitsschäden beklagt.

In einem Leserbrief an die Mitarbeiterzeitung der Polizei, der in der Märzausgabe 2002 erschien, kritisierte ein Polizist, es sei ihm „unbegreiflich", dass Polizeibeamte nach wie vor mit Tetra-Funkgeräten arbeiten müssten, obwohl zahlreiche Krankheitsfälle aufgetreten seien, die „direkt auf TETRA zurückzuführen sind". So seien ihm selbst einige Fälle von Hautreizungen, Schlaflosigkeit, Migräne, Depressionen, Konzentrationsschwäche und Kopfschmerzen bekannt.

Soweit so schlecht hat die Angelegenheit für einen aufmerksamen Beobachter einen schalen Beigeschmack, denn dieses gepulste digitale Tetra-Funksystem soll im Bereich von 380-400 MHz funken. Das scheint anzuzeigen, dass die Gesundheit der Staatsdiener der der Bürger vorziehen sei, denn bei einer dem Handyfunk (900-1.800 MHz) identischen Technik wurden deutlich tiefere Trägerfrequenzen gewählt. Zur Erinnerung: Viele Studien zeigen einen Zusammenhang zwischen Wellenfrequenz und biologischer Belastung. *„Gemäß dem Nuklearmediziner Dr. M. Doepp und anderen Forschern gibt es deutliche Hinweise, dass sich höhere Frequenzen für den lebenden Organismus erheblich problematischer auswirken als niedrige – auch bei kleinerer Leistungsdichte! Der Grund liegt in den kurzen Wellenlängen, die mit wesentlich mehr Körperstrukturen in Resonanz treten können. Ein anderer Aspekt, der aufhorchen lässt, kommt aus der Traditionellen Chinesischen Medizin (TCM): Direkt unter der Hautoberfläche liegen hunderte wichtiger Akupunkturpunkte, die mit feinster Sensibilität Einwirkungen von außen aufnehmen und sie in Körperinnere leiten. Diese Punkte befinden sich auf den Meridianen, die am besten mit elektrischen Leitungen verglichen werden und für das gesamte Organsystem Steuerfunktionen übernehmen. Mikrowellenimpulse können deshalb über die Meridiane direkten Einfluss auf alle Organe ausüben."*[79]

Leider ist das Ende der Fahnenstange auch hier noch lange nicht erreicht: Immer mehr private Anbieter wollen auch im Ortsbereich ihre sparsamen Telefonkunden bedienen. Die Telekom deutet zwar immer wieder an, dass sie nicht auf „die letzte Meile" an unterirdischen Kabeln verzichten will, aber nach einem Gerichtsbeschluss vom April 2001 muss sie. Unter anderem deshalb werden überall Richtfunkstrecken aufgebaut.

---

[78] sh. Fußnote 77
[79] sh. Fußnote 31

Ich hoffe für Sie, dass Ihr Haus nicht einer solchen Sendestrecke im Weg steht. Falls doch, so können Sie sich schon einmal anhand der Lilienfeldstudie der amerikanischen Umweltbehörde EPA[80] schlau machen, was auf Sie zukommt[81] Der kalte Krieg wurde nämlich für die amerikanische Botschaft in Moskau im Zeitraum von 1953 bis 1975 zumindest zeitweilig lauwarm.

Die Sowjets beschossen geschlagene 22 Jahre lang deren Angestellte während der neunstündigen Arbeitszeit mit Ultra-Hochfrequenz-Strahlung (600 MHz bis 9.500 MHz). Die Folgen dieser heimtückischen Aktion im „Reich des Bösen" (US-Präsident Ronald Reagan) ließen denn auch nicht lange auf sich warten[82]:

- Frauen waren von Todesfällen auffallend häufiger betroffen als Männer.
- Trotz des niedrigen Durchschnittsalters der Exponierten war Krebs die vorherrschende Todesursache.
- Das Risiko, an Infektionen zu erkranken, war für die exponierte Gruppe dreimal höher.
- Überdurchschnittlich viele Frauen litten an Blutarmut und die Männer an Depressionen, Gedächtnisschwäche und allgemeiner Reizbarkeit.
- Zudem gab es häufig Augenprobleme und Schuppenflechte.

„Als den amerikanischen Diplomaten und Botschaftsmitarbeitern bewusst wurde, dass die Russen sie bestrahlten, da war die Empörung groß, weniger wegen des Abhörskandals, mehr wegen der gesundheitlichen Auswirkungen. Warum die Aufregung? Die Strahlungsdichten lagen doch mit 0,1 W/m² vier Dezimalstellen unter den offiziellen Grenzwerten von 100 W/m². Nahmen die US-Politiker etwa ihre eigenen Grenzwerte nicht ernst. "[83]

Wenn wir einen Vergleich zur gegenwärtigen Alltagssituation ziehen, sieht das so aus: *„Die hierfür eingesetzten Mikrowellenstärken lagen zwischen der eines Handys und einer Basisstation,* "[84] also weit unter dem, was wir jetzt als Zivilisten in „Friedenszeiten" auszuhalten haben.

Bereits 1928 klagten Mitarbeiter amerikanischer Radiostationen über Mikrowellen-induzierte Krankheiten. Die ersten Funker, so genannte Marconisten, kannten das auch schon. Ab 1950 nahmen die wissenschaftlichen Hinweise auf grauen Star, Leukämie, Hirntumore, Krebshäufigkeit, Stresssymptome, Blutungsneigungen zu. Und: *„Ab 1970 explodierten Forscherdrang und Forschungsresultate: genetisch bedingte Missbildungen, Mongolismus, Stress, Hormonstörungen, Neuralgien, Ohrensausen, Aggression, Magengeschwüre, Herz-*

---

[80] Nr. 600/8-83-026F
[81] www.notiz.ch/wissenschaft-unzensiert, www.e-smog.ch
[82] ZeitenSchrift 11/1996
[83] sh. Fußnote 56
[84] Prof. J.G. Hyland von der University of Warwick – Wetter-Boden-Mensch 5/2003

infarkt, Denkblockaden, Hyper- und Hypotonie, Immunschädigungen, Hirntumore, Krebs.[85]

Wohin man auch sieht, Mikrowellen machen allen gegenteiligen Erklärungen und Versprechungen zum Trotz krank und schlimmeres. Es ist noch gar nicht so lange her (2001), dass der damalige Kriegsminister Rudolf Scharping (SPD) öffentlich zugeben musste, es habe bei der Bundeswehr jede Menge Tote unter den Radartechnikern gegeben. Wie das möglich war, wurde der Bevölkerung leider nicht näher erklärt, doch war in der Armee schon früher bekannt, dass man Frühstückseier im Radarstrahl problemlos kochen kann.

Aber auch abseits staatlicher F(l)unkereien wird der Funksmog immer noch dichter. *„Zu all den zumeist privat genutzten Mobilfunknetzen gesellen sich die in der Öffentlichkeit wenig bekannten und von den Medien weitgehend unbemerkten kommerziellen Mobilfunknetze hinzu. Sie werden zurzeit mit Hochdruck ausgebaut. Nutzer sind Behörden, Feuerwehr, Gewerbe, Handelsunternehmen, Industrie, Polizei, Speditionen, Taxi, Hilfs- und Kurierdienste...Die meisten arbeiten jetzt, im Gegenteil zu früher, mit der neuen Technik, sprich mit gepulsten Mikrowellen. Sie sind bekannt als Datenfunk oder Bündelfunk, zum Beispiel Tetra. Auch diese Funksysteme benötigen tausende neue Sendestationen. Auch sie funken, wie die D- und E-Netze, permanent.*[86]

Entsprechend einem unendlichen Frequenzspektrum geht der Wahn unbegrenzt weiter, denn hinzu addieren sich die vielen Funkrufdienste (wie zum Beispiel Cityruf, Euromessage, Inforuf, Quix, Scall, Skyper, Telmi), deren Antennen ebenfalls unsere Gebäude und Gesundheit beglücken. *„Deren Sendleistung liegt im Bereich der D-Netze, also bis zu 50 Watt pro Antenne. Das Risikopotential ist hier für Menschen, die in der Nähe solcher oft mitten in Wohngebieten installierten Anlagen leben, ähnlich groß wie bei den Mobilfunknetzen.*[87] Auch die Stromerzeuger Veba und Ruhrgas beabsichtigen an ihren 7.000 km langen Ferngasstrassen ein Telefonnetz zu installieren. Und natürlich kommt des Bundesbürgers liebstes Kind nun ebenfalls digital gepulst einher: das private und öffentlich rechtliche Fernsehen. Viele technische Probeläufe in Berlin später ist es endlich überall am Start, nachdem ihm einige private „Bürgerradios" schon länger eine lange Nase drehten.

Der Begriff ‚digital' ist übrigens abgeleitet vom lateinischen Wort digitus: Finger, Ziffer. Signale beziehungsweise Schwingungen werden also ausschließlich durch Zahlen dargestellt. So wird zum Beispiel die kontinuierliche Schwingung eines Bild oder Tonsignals in schneller Folge abgetastet, anschließend die jeweilige Höhe der Schwingung an der betreffenden Stelle gemessen und durch rasch aufeinanderfolgende Zahlenfolgen - meist in binärer Form durch 0 und 1 - dargestellt.

---

[85] sh. Fußnote 56
[86] sh. Fußnote 56
[87] sh. Fußnote 56

Zur Speicherung oder Übertragung des Signals werden dann ausschließlich diese Zahlenfolgen verwendet. Fernsehbilder werden also wie Computerdaten übermittelt. Da die hergebrachten Fernsehgeräte digitale Signale nicht umwandeln können, müssen diese mittels eines Empfängers wieder in analoge zurückgewandelt werden. Folglich gibt es zur Zeit (2004) noch kein richtiges Digi-Fernsehen, sondern erst einmal den digitalen Übertragungsweg. *„Als Hertz 1894 starb, konnte er sich sicher nicht vorstellen, dass gut hundert Jahre später allein in Deutschland 12.000 Rundfunk- und Fernsehsender, 25.000 Richtfunk- und 50.000 Mobilfunksender und 80.000 Amateurfunker aktiv sein würden. Dazu über 100.000 private Funkdienste und mehrere Millionen Mobilfunktelefone. Nicht zu vergessen die Radartechnik im Straßen-, Schiffs- und Flugverkehr, Weltraumforschung, Wettererkundung, Satelliten, Militär...“*[88]

Wie auch immer der gefunkte Wahnsinn ausgehen wird, ist zurzeit noch nicht absehbar, doch lässt sich zumindest anmerken, dass Dummheit und zuviel Bequemlichkeit zwar nicht gerade digital, doch langfristig tödlich sein können.

LESESTOFF:

- Lothar Hirneise: Chemotherapie heilt Krebs und die Erde ist eine Scheibe, Sensei
- Guy Laforge: Die geheimen Krankmacher, Modul
- Journal für Urologie und Urogynäkologie 3/2002
- Manfred Fritsch: Die totgeschwiegene Gefahr, Mikrowellen und Herzinfarkt, Privates Institut für baubiologische Anwendungen, Fellbach 1993
- Andreas Kühne: Mikrowellen – Hinweise auf Gesundheitsgefährdungen, Institut für Mensch und Natur, Verden/Aller 1996

---

[88] sh. Fußnote 56

Die bestrahlte Natur und der Anfang vom Ende

„Die Pferde der Polizeistaffel von Kassel sind krank geworden, seitdem der Sendemast auf dem Polizeigebäude steht. Das kränkste Pferd wurde untersucht und in einen Stall gebracht, der von solchen Sendeanlagen relativ weit weg war. Das Pferd erholte sich; nach 14 Tagen war es gesund – ohne weitere Medikamentierung. Als man es zurückbrachte, war es innerhalb eines Tages wieder krank.“

Prof. Alexander Volger von der RWTH Aachen
vor dem Hessischen Landtag (24.1.2002)

Selbst unser Unglück verschuldend haben wir kein Selbstmitleid verdient. Aber gerade auch die Natur leidet unter den gegebenen misslichen Umständen. Wie biologisch wirksam elektromagnetische Felder zum Beispiel entlang von Starkstromkabeln sein können, konnte der Wissenschaftler Ulrich Warnke von der Universität des Saarlandes in Versuchen mit Bienenvölkern, die er unter Hochspannungsleitungen platzierte, eindrucksvoll zeigen.

Die Tierchen reagierten entgegen ihren natürlichen Instinkten, denn sie dichteten ihre Körbe derartig ab, bis sie selber nicht mehr richtig herein und heraus konnten, wodurch wiederum die Hitze und Aggression ins Unerträgliche stiegen, bis schließlich die letzten Überlebenden über ihre Königin herfielen und sie töteten.

Die Sendung Report am 21.8.00 referierte über eine nach zwei Jahren zum Zusammenhang zwischen Mobilfunk und Krankheiten auf Bauernhöfen in Bayern fertig gestellten Tierstudie: *„Eine neue Studie birgt Brisantes. Tiermediziner untersuchten Bauerngehöfte in Bayern und Hessen. Das erschreckende Ergebnis: Auf den Höfen mit Sendern in der Nähe gibt es eindeutig mehr Missbildungen. Und die Tiere verhalten sich anders.“*

Das bezieht sich unter anderem auf Verhaltensstörungen wie sich Verstecken hinter Mauern, Missbildungen, Fehlgeburten und eine drastische Verringerung der Milchleistung bei Kühen. Immer mehr Landwirte bestätigen die Beobachtung: Mit dem Errichten neuer Mobilfunkstationen kamen zeitgleich Probleme beim Vieh.[89] *„Der an den Untersuchungen beteiligte Tierarzt Dr. Christoph Wenzel macht deutlich: Das Wiederkäu- und Liegeverhalten der Kühe ist bei Einwirkung von elektromagnetischen Feldern gestört. Bei diesen Kühen konnte auch eine Dauerausschüttung des Stresshormons festgestellt werden."*[90] Wer sich näher über elektrogestresste Landwirte und ihr geplagtes Vieh informieren mag, sollte sich im Internet www.mobilfunk-allgaeu.de/sonstiges ansehen.

Da dem geplagten Rindvieh wohl keine Phobie vor dauerfunkenden Sendemasten angedichtet werden kann, beweist das Geschehen unter anderem und vor allem, dass die gesundheitlichen Auswirkungen des Funksmogs kaum schierer neurotischer Angst entspringen, wie man so liebend gern Elektrosensiblen unterstellt. *„Schweine, Kühe, Mäuse, Würmer und andere Tiere, die nachgewiesenermaßen unter Einfluss von Elektrosmog Verhaltensauffälligkeiten und gesundheitliche Schäden aufweisen, lesen keine Zeitung und können infolgedessen nicht hysterisch sein."*[91] Der technologische „Fortschritt" ist eben gesundheitlich und ökologisch ein wahrer Rückschritt, was aber alles nicht verhindert, dass im Nachhinein von interessierter Seite an den Folgerungen dieser Studie fleißig herumgeschnipselt wurde.[92]

Möge man ruhig, denn die Wahrheit lässt sich nicht ewig lange aufhalten, wie folgende Ergebnisse zeigen: *„Die Lymphdrüsenkrebsrate verdoppelte sich bei Mäusen im Einfluss von Handystrahlung, so das Ergebnis von Dr. Michael Repacholi, Beauftragter der WHO und Forscher im Auftrag der Mobilfunk-Industrie. Herz-Kreislaufbeschwerden zeigten bei Anwohnern von Basisstationen einen direkten Zusammenhang mit der Strahlung, so die Uni Wien. Das Blutbild verändert sich im Einfluss alltagstypischer Handyintensitäten, so verschiedene Mediziner. Kinderärzte waren vor der besonderen Gefahr bei den Jüngeren. HNO-Ärzte sehen den Zusammenhang mit zunehmenden Tinnitus und Hörstürzen. Mikrowellen gehören zu den Hauptrisikofaktoren für Leukämie, das fanden italienische und spanische Forscher heraus. Vögel und Insekten reagierten mit Nervenstörungen auf alltägliche Mobilfunkstärken, so Prof. Dr. Peter Semm, Wissenschaftler der Uni Frankfurt im Telekom-Auftrag. Ornithologen stellen erschrocken fest, dass seit der Mobilfunkeinführung viele Vögel in der Umgebung von Sendern verschwunden sind."*[93] Alles Zufall, oder etwa doch nicht?

---

[89] siehe auch: raum&zeit 94 und die gut dokumentierte Josef-Altenweger-Studie, Bürgerwelle
[90] raum&zeit 111
[91] Publik-Forum 9/2001
[92] raum&zeit 110
[93] Wetter-Boden-Mensch 5/2003

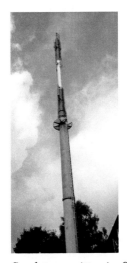

Pittoresker Sendeturm mitten im Stadtgebiet

Mittlerweile pfeifen selbst die Londoner Spatzen ihr Elend von den Dächern: Am 27.11.2002 wurde auf Radio BBC der Öffentlichkeit mitgeteilt, dass die englischen Vogelschutzvereine laut Alarm schlagen, nachdem in London innerhalb nur eines Jahres ein Rückgang der robusten Spatzenpopulation von guten 25 % festgestellt wurde. Das hatte es in mobilfunkfreien Zeiten noch nie gegeben. Bekanntlich hören Brieftauben, Eulen und Turmfalken bereits bei Feldstärken von 1,4 V/m mit der Aufzucht von Jungen auf. Was wundert es also, wenn selbst die zähen und anpassungsfähigen Spatzen bei durchschnittlichen 4 V/m im Stadtbereich irgendwann das Handtuch werfen?

Dr. Rosie Cleary leitet seit Januar 2003 für die Britische Gesellschaft für Ornithologie eine Studie, an der 30.000 Vogelbeobachter teilnehmen sollen. Sie wird 18 Monate dauern und zwei Brutzeiten erfassen. Man befürchtet allerdings, dass bereits 10.000.000 Spatzen wegen der immer engmaschigeren Handysender speziell in Großstädten verschwunden sind. Andere europäische Länder, auch Deutschland, unterstützen diese Beobachtungen. Wer jetzt noch immer meint, er könne ohne Bäume und Vögel gesund sein Rentenalter erreichen, hat keine Ahnung, wie wichtig beides für unser Wohlergehen ist.

Bereits 1987 erklärte der Forstbiologe Professor Hüttermann, dass es keinen Zweifel mehr daran geben könne, dass elektromagnetische Wellen von Bäumen und Nadeln „empfangen" werden, dass also eine Wechselwirkung mit den elektromagnetischen Wellen stattfindet.[94] Lange wurde das andauernde Waldsterben auf „sauren Regen" zurückgeführt, bloß erstaunte immer wieder, dass

---

[94] siehe: raum&zeit special 6

der Wald auch in den Gebieten mit bester Luft und sauberster Umwelt starb. Nun, der Regen war und ist ja auch nicht „sauer", sondern von den Bäumen durch die Haarwurzeln aufgenommene Ableitströme führen zur Elektrolyse der Bodensalze und übersäuern so die Wurzelumgebung.

Roland Arnet vom Forschungskreis Monade im schweizerischen Aarburg erlebte folgendes: *„Natel-Sendemasten gibt es haufenweise auch an Waldrändern. Vor jedem Baubeginn habe ich den Zustand des Waldes auf Videofilm festgehalten. Das Gleiche tat ich, nachdem die Mikrowellen-Sendemaste einige Jahre im Betrieb standen. Das Resultat war furchtbar. Ich habe meine ganzen Videodokumentationen schon vor Monaten an das Bundesamt für Umwelt, Wald und Landschaft geschickt, erhalte aber keine Antwort auf meine Schreiben."* [95]

Das gleiche Bild findet sich im Fichtelgebirge, wo während es kalten Krieges die östliche Zonengrenze dick und reichlich mit Radar bestückt war. Seit dessen Abbau wird *„auf dem Schneeberg und Ochsenkopf eine deutliche Erholung der bisher stark geschädigten Wälder beobachtet. Ähnliches wollen einige Förster im Erz- und Riesengebirge festgestellt haben. Hauptschädiger waren vornehmlich Radaranlagen."* [96] Was auch Sinn macht, wenn man weiß, dass die Zellen und Zellkerne von Pflanzen und Lebewesen den Resonanzlängen der Mikrowellen am nächsten, wenn nicht sogar oft mit ihnen identisch sind. Da sich zum Beispiel Blattknospen kontinuierlich von ihrer Winzigkeit bis zum fertigen Blatt weiterentwickeln, kommt immer irgendwann der unheilvolle Moment, in dem sie aufgrund ihrer Größe in vollkommene Resonanz mit dem sie umgebenden HF-Wellenspektrum gehen. Diesen Resonanzpunkt überleben die betroffenen Zellen zumeist nicht, und die Bäume sterben langsam ab.

„Es handelte sich jeweils um solche Bäume, bei denen die Länge ihrer Nadeln gerade übereinstimmte mit der (4fachen) Wellenlänge des Kommunikationssystems, so dass die Zweige als Antennen fungierten und die Störschwingungen verstärkt auffingen. Nachdem die Frequenzen geändert worden waren, wurden andere Baumarten vom Baumsterben erfasst, deren Nadellänge bzw. Blattlänge den neuen Wellenlängen entsprach. (...) Bei der Frequenzvergabe für Rundfunk- und Fernsehstationen bleiben derartige mögliche Störungen der Resonanzfähigkeit lebender Organismen bislang völlig unberücksichtigt, und es bleibt dem reinen Zufall überlassen, ob - bezogen auf die Vielfalt unterschiedlicher lebendiger Organismen - resonante oder dissonante Schwingungen ausgesendet werden. Und wenn massive Gesundheits- und Umweltschäden auftreten, die einen entsprechenden Zusammenhang vermuten lassen, werden notwendige Forschungen in dieser Richtung nicht nur nicht gefördert, sondern immer wieder unterdrückt." [97]

---

[95] Journal of Natural Science 3/1998
[96] Wolfgang Volkrodt, raum&zeit special 6
[97] sh. Fußnote 17

Grüner „Politik" zum Trotz sieht es also gar nicht gut für eine auch nur halbwegs gesunde Umwelt aus, denn *„Ein wichtiger Aspekt zur allgemeinen elektromagnetischen Belastung bis hin zum Entstehen von Krankheiten ist, dass diese Belastung im wesentlichen auf die menschliche Erfindung der Wechselstromtechnik zurückgeht. Im Mikrowellenbereich werden diese Einflüsse von ernstzunehmenden Wissenschaftlern schon lange auch für das Waldsterben mitverantwortlich gemacht, eine Erscheinung, die man ebenfalls als ein Erlöschen der Immunität ansehen kann. Die Wechselstromtechnik und ihre vielen Anhangtechniken sind daher für alles Leben auf der Erde in Wirklichkeit Geschenke aus der verhängnisvollen ‚Büchse der Pandora'. In Biosystemen vorkommende natürliche Strahlungen gehen alle auf Gleichfelder zurück. Ein mit hoher Frequenz ständiger Polwechsel ist in der Natur undenkbar. Das massenhafte Sterben von Bäumen beziehungsweise Waldsterben dürfte in erster Linie als ein bioenergetisches Problem infolge von Strahlenbelastungen noch vor der Luftverschmutzung und Erhöhung der Leitfähigkeit von Luft, Böden und Wässer durch Minussalze wie Nitrate anzusehen sein, wodurch der Waldboden durch eine schädliche elektropositive Ladung, die sich im Test als Linksdrehung darstellt, depolarisiert wird. Diese Effekte sind Faktoren, die natürlich auch auf Mensch und Tier wirken.*

Jedes biologische System und damit jedes Lebewesen benötigt für sein gesundes Wachstum ein ganz bestimmtes Terrain. Eine Blume benötigt ein anderes Milieu als ein Pilz, so beispielsweise besondere Boden- und Lichtverhältnisse, andere Feuchtigkeits- oder Nährstoffbedarf, unterschiedliche Temperaturbedingungen. Bakterien und Viren können sich ebenfalls nur in einem für sie ganz spezifisch geeigneten Terrain ausbreiten und fortpflanzen. Auch der menschliche Körper hat ein ganz bestimmtes Terrain, welches sich je nach Lebensumständen verändern kann und für eine jeweilige Krankheitsdisposition ausschlaggebend ist. Jede Krankheit hat ein mehr oder weniger bekanntes Terrain. Nur wenn dieses spezifische Terrain vorhanden ist, kann eine entsprechende Krankheit im menschlichen Körper entstehen, bzw. hat eine Chance, sich in diesem Organismus auszubreiten. "[98]

Und jetzt kommt endlich der große Moment, meine zwei bisher wohlgehütesten Geheimnisse über Elektrosmog zu lüften. Das erste kennen nicht einmal die meisten Techniker, denn es wurde meinen Informationen zufolge schon vor Jahren - warum auch immer - aus den Ausbildungsbüchern herausgestrichen. Elektromagnetische Felder haben leider mehr als nur zwei Eigenschaften (Wärme und athermische Wirkungen), sie haben auch noch eine dritte, seinerzeit als „ponderomotorische Komponente" bezeichnet. Dabei handelt es sich um ihre Auswirkungen auf Materie, also so genannte anorganische Substanzen. *„Auch dichte Materialien wie Stein werden in Mitleidenschaft gezogen: Beim Auf-*

---

[98] Heinrich Kehlbeck: Strahlungen – Ein Grundphänomen des Lebens, verborgene Wirkungen und ihre Erforschung

treffen der Strahlung werden hier die Moleküle in rasche Schwingungen versetzt und die Festigkeit des Molekulargitters gelockert. Bei Sandstein, der ohnehin stark unter der Luftverschmutzung leidet, bewirkt dieser Effekt einen beschleunigten Zerfall. Diese Erscheinung hat man bereits auch bei älterem Beton angetroffen. Es ist vermutlich eine Frage der Zeit, dass auch härtere Gesteine an Festigkeit verlieren. Mit unserer Mikrowellentechnologie lassen wir im wahrsten Sinn des Wortes keinen Stein mehr auf dem andern. "[99]

Das zweite Geheimnis betrifft die Farbe des Elektrosmog, ein widerliches Weiß. (Wäre er schwarz, herrschte ewige Nacht!) Ich konnte einmal bei starkem Sonnengegenlicht so etwas wie flockigen weißgrauen Nebel bis Kniehöhe in der Kölner Innenstadt wabern sehen. Zuerst fiel es mir schwer, diese Beobachtung einzuordnen. Doch als ich meine gewohnte HF-Messungen machte und dabei feststellte, dass sich der Elektrosmogpegel seit meinem letzten Besuch mehr als verdoppelt hatte, ahnte ich: Mittlerweile können sensible Menschen ihn nicht nur spüren, sondern sogar schon sehen. Inzwischen traf ich einige Menschen, die mir meine gespenstischen Beobachtungen bestätigen. Ich vermute, der Grund für diese sichtbaren Phänomene ist in einer veränderten Luftionisierung zu suchen.

Da wir schon gerade bei der sinnlichen Dimension des Elektrosmog sind: Sie können Elektrizität auch geschmacklich wahrnehmen. Man muss dazu nur beide Pole einer 9 Volt Monoblock-Batterie mit der Zunge berühren. Im allgemeinen ist das ein Test, um den Ladungszustand zum Beispiel eines Akkus festzustellen.

LESESTOFF:

- Günther Käs/W. Löscher: Auffällige Verhaltensstörungen bei Rindern im Bereich von Sendeanlagen, Praktischer Tierarzt 79/1998
- Peter Tompkins/Christopher Bird: Das geheime Leben der Pflanzen, Fischer
- Heinrich Kehlbeck: Strahlungen – Ein Grundphänomen des Lebens, verborgene Wirkungen und ihre Erforschung, Semmelweiß
- Konstantin Meyl: Elektromagnetische Umweltverträglichkeit 1-3, Indel
- www.hessenbiss.de

---

[99] D.F. Rollè: Elektrosmog

Der Wolf im (elektrischen) Schafspelz

„Wir haben genug geforscht um festzustellen, dass es bei gepulsten elektromagnetischen Feldern ein Problem gibt, aber zu wenig, um es lösen zu können. Wenn wir nicht bald vernünftige Antworten finden, werden wir eine teure und chaotische Zukunft erleben."

Granger Morgan,
Carnegie-Mellon-University

Elektrosmog ist integraler Bestandteil zeitgenössischen (Ab-)Lebens. Er ist überall zu Hause und begleitet uns von der Wiege bis zur Bahre. Sobald ein Kabel Strom führt, sei es innerhalb oder außerhalb von Wänden, Dächern, oder auch Bürgersteigen, Fahrzeugen und so weiter, finden sich diese technischen Störfelder. Sie entstehen zwangsläufig, sind aber in aller Regel nicht mit unseren fünf Sinnen wahrnehmbar. Vermutlich sprechen aus diesem Grunde manche Stromerzeuger von angeblich „sauberer Energie", die in der Eigenwerbung (1999) sogar schon mal modisch „gelb" daherkam.

Man sollte in diesem Zusammenhang vielleicht noch wissen, dass der Homo sapiens etwas weniger als 1 Promille des ihm bekannten Frequenzspektrums wahrnehmen kann, also sozusagen nichts. Künstliche Störfelder waren von der Natur niemals vorgesehen, sind buchstäblich „unnatürlich", und wir haben deshalb keinen Gesichtssinn dafür mitbekommen. Doch lassen sich diese Störquellen jederzeit und überall mit elektronischen Geräten, sauber in elektrisch und magnetisch getrennt, nachweisen.

Seit Jahren beobachte ich gerade im Hochsommer eine immer mehr veränderte Qualität des Sonnenlichts, das mir und anderen zunehmend als „hart" und aggressiv erscheint. Zunehmende Hautkrebsraten bestätigen den Zug der Zeit in Richtung Nirvana. Der Ex-DDR-Wissenschaftler Peter Augustin, leider kaum gelesen, liefert eine handfeste physikalische Erklärung für dieses Phänomen:

„Sie (die Wolken – der Autor) bestehen vor allem aus dichtem Wasser, das einen Dipol darstellt, der sehr gut viele Formen der elektromagnetischen Wellen absorbiert. Es ist dieses dichte Wasser, welches das Ultraviolett schluckt und die Funkwellen, die Infrarotwärmewirkung und so weiter... Wenn es dadurch in die andere Form des Wassers verwandelt wird, verliert es sofort seine Wirksamkeit. (...) Die Erde wird erwiesenermaßen von einer ständig erneuerten Wasserstoffschicht umgeben, die aus dem Wasserzerfall durch UV entsteht. Der aggressive Sauerstoff, der nach der Wasserspaltung in der Atmosphäre verbleibt, bildet das Ozon, von dem man allgemein glaubt, dass es die Erde vor den schädlichen Anteilen der Sonneneinwirkung bewahrt. Tatsächlich schützt Ozon unsere Erde nicht vor UV, sondern entsteht durch dieses über die Zerlegung des Wassers.“

Und: *„Erst auf der Grundlage eines erweiterten Verständnisses von Wasser kann auch der Elektrosmog begriffen werden, welcher der Strahlenwirkung der Sonne analog ist. Elektrosmog trocknet unsere Erde aus und lässt die lebendigen Wolken verschwinden. Besonders die Mikrowellen sind dafür verantwortlich, weil ihre Wellenlänge in Resonanz mit den Dipolschwingungen des lebendigen Wassers steht. Alle diese Wellen in Verbindung mit der Sonne führen zur Austrocknung der Atmosphäre, so dass sie über kurz oder lang ihre Schutzeigenschaften verliert“.* Die Folge: *„Je weniger lebendiges, dichtes Dipolwasser in der Atmosphäre vorhanden ist, um so höher ist die Strahlungsbelastung, was in der Konsequenz zu einer weiteren Austrocknung unseres Planeten führt.“[100]*
Wenn das stimmt, kann uns das berüchtigte Ozonloch samt Treibhauseffekt gestohlen bleiben.

Durch die zunehmende elektrische Ladung der Luft ändert sich nicht nur die natürliche Luftonisierung, sondern es wird auch das Licht polarisiert. Es ist also kein Wunder, wenn sich zunehmend internationale (Radio-) Astronomenverbände beschweren. Dank dicker Luft sehen sie nämlich buchstäblich „in die Röhre“. Einer der ältesten Wissenschaften der Menschheitsgeschichte wird hier kaltschnäuzig dem mobilen Wahn geopfert - moderne Kulturgeschichte eben. Aber unsere globale Verantwortungslosigkeit hat außer schlechter Sicht höchstwahrscheinlich noch gravierendere Konsequenzen, denn *„ Wir könnten durch die Zerstörung der Umwelt vor allem wichtige Quellen von* (feinstofflicher – der Autor) *Lebensenergie zerstören. Wir würden uns auf diese Weise selbst der Lebenskraft berauben, die wir sonst von der natürlichen Umwelt erhalten haben. Es wurde zum Beispiel nachgewiesen, dass bearbeiteter Nahrung die Lebensenergie fehlt; wenn sie der Kirlianfotografie unterzogen wird, zeigt sie praktisch keine Lebensfeldmuster.*

Aufgrund des physikalischen Prinzips, dass Energie immer vom höheren zum niedrigeren Niveau fließt (Entropie – der Autor)*, könnte es sein, dass die ent-*

---

[100] ZeitGeist 1/2000 - Peter Augustin: Rettet unsere Wolken oder die wirklichen Gefahren des Elektrosmog; www.dichtes-wasser.de

kräftete Umwelt und Nahrung uns geradezu aussaugen, indem sie sich auf unsere Kosten mit Lebensenergie aufladen. Der menschliche Energiekörper scheint außerdem durch elektromagnetische Umweltverschmutzung geschwächt zu werden. Ist es ein Wunder, dass es in der Industriegesellschaft eine Krebsepidemie gibt.[101] Vermutlich nicht, aber solange mehr am Krebs verdient als gestorben wird, wird sich das kaum ändern.

„Der so genannte technische Fortschritt war nur ein trügerischer Schein, hinter dem seine lebenszerstörenden Voraussetzungen und Folgen allzu lange verborgen blieben, bis sie schließlich immer unübersehbarer, immer offensichtlicher und bedrohlicher wurden. Der Forschrittsglaube war und ist vielfach von der Illusion genährt, der Mensch könne sich über die Natur erheben und sie beherrschen. Aber die Natur zeigt mit ihren Katastrophen immer deutlicher, dass sich der Mensch in seinem Größenwahn irrt, und verweist ihn zurück in seine Schranken. ‚Technischer Fortschritt' hat seinen Namen zu Recht: Er ist tatsächlich in vieler Hinsicht ein ‚Schritt fort' von der Natur.[102] Mit anderen Worten: Fortschritt bedeutet, wenn wir ihn denn überleben wollen, „nichts wie fort von hier."

Mit Hinblick auf biologische Konsequenzen werden technische Störfelder bisher nur unzureichend untersucht und unangenehme Ergebnisse noch viel weniger veröffentlicht, denn bekanntlich kann ja nicht sein, was nicht sein darf. (Wer entscheidet das eigentlich?) Deshalb wird immer von „noch zu deckendem Forschungsbedarf" und „zur Zeit unzureichendem Kenntnisstand" geschwafelt, hinter dem man sich bei passender Gelegenheit gut verstecken kann.

Sollte endlich die immense Gefährdung für uns alle öffentlich eingestanden werden, hätte das ja gewaltige Auswirkungen auf das gesamte praktische Leben. Mit gutem Recht würde die Frage nach der „Qualität" unserer Technologie und damit nach der politischen Macht dahinter gestellt werden. Aus heutiger Sicht müsste dies zu einer völligen Neuorientierung unserer Technik, die mit gefährlichen elektromagnetischen Feldern hantiert, führen.

Es bliebe vermutlich kein Stein auf dem anderen, denn genau besehen, könnte man Europa erst einmal wegen Unbewohnbarkeit aufgrund unzumutbarer gesundheitlicher Risiken schließen. Von daher ist es betriebswirtschaftlich gut nachvollziehbar, dass technische Störfelder auf ihre biologischen Wirkungen bisher nur schleppend erforscht wurden und werden. Langfristig jedoch wird der volkswirtschaftliche Schaden unbezahlbar, wie die Versicherungen auch längst wissen. Über den menschlichen zerbricht sich ja niemand freiwillig den Kopf.

Im Gegensatz zu elektrischen Feldern (EWF) wurden magnetische (MWF) in der Vergangenheit schon oft untersucht, weil sie alles mühelos durchdringen. Selbst Blei bietet ihnen keinerlei Widerstand. Körper und Wände schon gleich

---

[101] David Ash/Peter Hewitt: Wissenschaft der Götter
[102] sh. Fußnote 17

gar nicht, und so stören sie oft die reibungslose Funktion anderer technischer Geräte wie zum Beispiel der allseits beliebten Fernseher. Und das darf nun wirklich nicht sein. Aber auch sonst gibt es technische Störungen erheblichen Ausmaßes, die unsere Zivilisation früher oder später auf apokalyptische Verhältnisse nach dem Motto: „Nichts geht mehr!" zusteuern lässt.

So strandeten vor einer Apotheke in Norddeutschland öfters bestimmte edle PKW-Karossen und mussten abgeschleppt werden. Ihre Elektronik war gestört, die Autos starteten einfach nicht mehr. Es dauerte bis man schließlich dahinter kam, dass das funkgesteuerte Kassen-System der Apotheke auf derselben Funkfrequenz operierte, die der Autohersteller für die Funktion seiner Fahrzeuge verwandte. Nach einer Änderung der Kassenfrequenz war das Problem ausgeräumt, und die Fahrzeuge konnten nach dem getätigten Einkauf wieder ungestört angelassen werden.

Aber nicht nur Autos streiken, sondern manche Gefahren sind wesentlich beunruhigender: *„In Rochester, USA, wurden Patienten mit Herzschrittmachern getestet. Wurden Handys in der Nähe der Patienten eingeschaltet, so führte das bei 53,5 % zu Unregelmäßigkeiten im EKG, zum Beispiel zu Funktionspausen, zu gänzlichem Abschalten oder zur Beschleunigung der Impulse. Auch eine Informationsbroschüre von E-Plus beschreibt die Auswirkungen von Handys auf Herzschrittmacher: D-Netz-Telefone können den Herzschrittmacher beeinflussen. Dies bleibt jedoch für den Patienten weitgehend unbemerkt. 27 % aller zurzeit implantierten Herzschrittmacher können durch D-Netz-Telefone beeinflusst werden. Alle beeinflussbaren Schrittmacher nahmen nach Beendigung der Störung ihre normalen Betrieb wieder auf.*"[103] Wirklich beruhigend.

Man spricht in den geschilderten Fällen von elektromagnetischer (Un-)Verträglichkeit (EMV), und es ist schon ganz erstaunlich, was plötzlich alles möglich und auch bezahlbar ist, wenn es darum geht, Geräte vor ihrem eigenen Elektrosmog zu schützen. Jährlich finden diesbezügliche Messeveranstaltungen statt, um neue Schutzgeräte und -techniken vorzustellen.

Für Stromkranke, die sich oft den Vorwurf der Hypochondrie und Ängstlichkeit gefallen lassen müssen, sieht das leider bisher ganz, ganz anders aus: Sie können selber zusehen, wo sie bleiben. Nämlich auf der Strecke.

LESESTOFF:

- Rainer Jogschies: Emotainment, LIT
- Claus Nordbruch: Sind Gedanken noch frei? Zensur in Deutschland, Universitas
- Andreas von Bülow: Im Namen des Staates, Piper
- www.izgmf.de
- www.lebenswert-leben.at

---

[103] nach Mara Marken: Machen Handys und ihre Sender krank?

Thermisch oder Athermisch
– das ist die Frage

„Alles, was viel bedacht wird, wird bedenklich."

Friedrich Nietzsche,
Philosoph (1844-1900)

Einer der Hauptgründe, warum die wissenschaftliche Diskussion über biologische Wirkungen durch technische Felder so absurd anmutet liegt darin, dass elektromagnetische Wellen ausschließlich erwärmen sollen, was ja auch im Mikrowellenherd weidlich genutzt wird. Und sonst gar nichts. Dazu Dr. Jutta Brix vom Bundesamt für Strahlenschutz, die es eigentlich besser wissen müsste, in der Fuldaer Zeitung vom 29.11.2000: *„Von weiteren Einflüssen, die derzeit diskutiert werden, ist nicht bekannt, dass sie eine gesundheitliche Bedeutung für den Menschen haben."* Und weiter: *„Bestätigte und gesundheitlich relevante Wirkungen der Felder wurden nur dann beobachtet, wenn gleichzeitig die Körpertemperatur signifikant angestiegen war. Daraus wurde die Notwendigkeit zur Begrenzung der Exposition unterhalb dieser thermischen Schwellen abgeleitet."*

Dabei hatte eben dies strahlenschützende Bundesamt (BfS) schon 1990 ein Forschungsvorhaben zur Abklärung athermischer Effekte ausgeschrieben, aber anschließend aus unbekannten Gründen nicht vergeben. Was ist davon wieder zu halten? Die TÜV-Akademie legte 1998 den Finger in diese Wunde: *„Das BfS trifft zur Zeit Aussagen über angeblich fehlende Gefahren trotz nicht realisierter Forschung und allgemein bekannter Latenzzeit bösartiger Erkrankungen im Bereich von Jahren."* (Man schätzt den Inkubations-Zeitraum, bis die Folgen sich also nachweislich zeigen, auf acht bis zu zwölf Jahre – der Autor.)

Lediglich auf diesen einen, allgemein anerkannten „thermischen Effekt" also zielen die existierenden Grenzwerte, denn „athermische" Wirkungen, also alle außer Erwärmung, werden ja kategorisch ausgeschlossen. Als unbedenklich gilt eine zusätzliche Erwärmung des Körpergewebes bis zu einem Grad Celsius innerhalb von sechs Minuten Bestrahlung. Das rechtfertigt für das D-Netz eine

Powerleistung von immerhin 4,7 W/m^2 und für das E-Netz 9,5 W/m^2 gegenüber den von der Internationalen Gesellschaft für Elektrosmogforschung (IGEF) empfohlenen 0,00001 W/m^2, also die millionenfache Dosis. Noch schärfer formuliert es die Bürgerwelle: *„Ein Grenzwert von 0,000001 W/m^2 ist aus der Sicht der Gesundheitsvorsorge das Minimum. "*

Sie sind nicht die einzigen, die das so sehen, denn *„Laut Dr. Volkrodt, Dr. Varga, Dr. Neitzke und anderen liegen natürliche Mikrowellen im Bereich von weniger als billionstel Watt. Radar, Richt- und Mobilfunk, Radio und Fernsehen strahlen das Tausend- bis Millionenfache. Ein Mobilfunkhandy schafft das Milliardenfache in Kopfnähe. "*[104] Als technischer Laie kann man sich also mit Recht wundern, denn in dieser „Diskussion" werden andauernd Äpfel mit Birnen verglichen. So wurde zum Beispiel lange Zeit *„die Leistung einer 100 Watt Glühbirne gerne mit der eines Mobiltelefons mit 1 Watt sowie einer Mobilfunksendeanlage von zum Beispiel 1.000 Watt verglichen. Dieser Vergleich ist zwar von seiner abgestrahlten Energiemenge möglich – jedoch unter dem Aspekt gesundheitlicher Auswirkungen unzutreffend. Die Glühbirne verwandelt die Energie in sichtbares Licht und Wärme (Infrarotstrahlung), beim GSM-Mobiltelefon beziehungsweise der GSM-Mobilfunksendeanlage wird die Energie in hochfrequente Mikrowellenstrahlung mit Pulscharakter umgewandelt. "*[105]

Ein aufmerksamer Beobachter bemerkt zudem, dass wie 1986 nach Tschernobyl andauernd mit verschiedenen technischen Maßstäben operiert wird, bis schließlich niemand mehr durchblickt. Gezielte Desinformation. (Dazu ein für technische Laien äußerst informatives Beispiel, eine Handy-Strahlenangabe aus BILD vom 15.5.2001: „Quelle: EMC Technologies Australia/ohne Gewähr: Siemens C35i: 1,19 W/kg".) Mal ist es W/cm², dann nW/m², oder auch dbμV, V/m, dann wieder Joule/kg Körpermasse, Volt effektiv und endlich auch mA/m² und so weiter. Egal, denn wie immer absichtsvoll man hin und her rechnen möge, es gibt mittlerweile eine für Laien nachvollziehbare Lösung, der technischen Verwirrung zu entkommen. Die Ökologische Partei Deutschland (ÖDP) bietet auf ihrer Internetseite ein Umrechnungsprogramm zum download an, das keinerlei Wünsche und Maßeinheiten unberücksichtigt lässt.[106]

Zu all der Konfusion trägt noch bei, dass der Grenzwert für gepulste Strahlung bei Handys rechnerisch zwischen dem Sendeimpuls („Peak") und den langen, dazwischen liegenden Pausen für gesunde Menschen über genau sechs Minuten gemittelt wird. (Was ab der siebten Minute irgendwann einmal geschehen könnte weiß niemand, da es die Grenzwertgebenden Techniker nicht interessiert.) Bei einem Schnurlostelefon im DECT-Standard ist das immerhin ein Puls-/Pausenverhältnis von über 50 dB, das entspricht 1:100.000!

Würde ich zum Beispiel einen Gewehrschuß entsprechend berechnen, hätte die

---

[104] sh. Fußnote 56
[105] Gerd Oberfeld: Wetter-Boden-Mensch 3+4/2002
[106] www.oedp.de, Mobilfunk-Einheitenumrechner - Mobidig.exe" - 253 kB"

Kugel rein theoretisch keine Aufschlagkraft mehr. Sie wäre ein ziemlich lahmes Wurfei, falls sie denn überhaupt ihr beabsichtigtes Ziel erreicht, bevor sie ermattet zu Boden plumpst. Oder plastischer ausgedrückt mit den Worten von Prof. Dr. Günter Käs, einem Radar- und Mikrowellenexperten der Bundeswehruniversität: *„Der Durchschnittswert von zwei saftigen Ohrfeigen liegt bei einem sanften Streicheln der Wange, wenn man die Zeit zwischen den zwei Ohrfeigen mit einberechnet!"*[107]

Da all diese Grenzwerte in Labors unter physikalisch genau kalkulierten Bedingungen „erarbeitet" werden, kann man sich vorstellen, wie es in der täglichen Normalität sein könnte: ganz anders! Die 'ZeitenSchrift' (11/96) machte deshalb einen eigenen Vorschlag der dritten Art: *„Wissenschaftlich gibt es nur einen Ausweg aus dieser Sackgasse: Man müsste einige zehntausend Menschen in die unmittelbare Nähe eines Senders deportieren (wegen der Statistik), sie Tag und Nacht mit elektromagnetischen Strahlen beschießen (wegen der Kausalität) und dann schauen, wann erste Anzeichen von Krankheiten auftreten. Eigentlich kann man sich das aber auch sparen. Sonst würde man kaum Mikrowellenkanonen für den Kriegseinsatz entwickeln. Weshalb dann genau dieselbe Strahlung aus Funktürmen für die Zivilbevölkerung unbedenklich sein soll, ist hingegen eine Frage, auf die nur studierte Strahlenexperten eine Antwort zu haben scheinen."*

Wenn Sie demnach beim Telefonat heiße Ohren bekommen, hat das wie wir gerade gesehen haben, ziemlich viel mit Technik und weniger mit Ihrer Kommunikation zu tun und ist für das Bundesamt für Strahlenschutz bis zu 1° C gemittelter Hirnerwärmung legal. *„Das bedeutet, dass noch höhere lokale Erwärmungen, wie sie beim Handy am Kopf auftreten, mit den restlichen nicht erwärmten Bereichen des Körpers in einen Topf geworfen werden und daraus ein rechnerischer Mittelwert gebastelt wird. Ergebnis: gar nicht so schlimm"*, ahnt der Baubiologe Wolfgang Maes. Wird Ihnen aufgrund veränderter Hirnwellen zusätzlich schwindlig oder werden Sie gar vergesslich, dann handelt es sich um Einbildung. Das ist subjektiv zwar bedauerlich, aber wissenschaftlich objektiv leider nicht nachvollziehbar.

Erzählen Sie das mal einem geplagten Elektrosensiblen – dem wird der Mund offen stehen bleiben! Wohin er nämlich kommt: Kopfschmerzen, Konzentrationsstörungen, Schwindel bis hin zu epileptischen Anfällen, nur um ein paar der typischen und plötzlich sich verschlimmernden Symptome zu nennen. Dazu Professor Dr. Helmut Krüger von der ETH Zürich: *„Mehr und mehr Wirkungen entsprechen nicht den vorgestellten Modellen. Bisher gibt es für diese Effekte keine allgemein anerkannten Wirkungsmodelle."*

Können wir uns eine solche „Wissenschaft" eigentlich noch länger leisten? Ist es wirklich so „rational", sich als „Krone der Schöpfung" noch länger die Finger zu verbrennen, nur weil gerade kein „wissenschaftliches Modell" vorliegt, obwohl

---

[107] Wetter-Boden-Mensch 5/20003

Lebenserfahrung und gesunder Menschenverstand die Folgen exakt voraussagen? Hat kollektiver Wahn neuerdings wissenschaftliche Methode? Hat die Welt wirklich seit ihrer Erschaffung sehnsüchtig auf Elektrosmog gewartet? Vielleicht hatte aber auch nur Oscar Wilde recht als er meinte, dass „das gebrannte Kind das Feuer liebt".

Im Grunde müssen wir an dieser Stelle das Wie und Warum nicht weiter vertiefen. Elektrosensible wissen und fühlen aus langer ureigenster Erfahrung, dass technische Felder sie an den Rand des seelischen und körperlichen Zusammenbruchs bringen. Schließlich leiden sie nicht unter plötzlichen Schweißausbrüchen aufgrund objektiver thermischer Wirkung, sondern individuell sehr massiv unter athermischen Effekten. Das letzte was sie also brauchen, ist eine „wissenschaftliche" Erklärung, warum es ihnen unmöglich so dreckig gehen kann. Wenn mir jemand einen Hammer auf den Kopf haut, will ich schließlich nicht wissen, wie schwer der Hammer ist oder aus welchem Material. Auch nicht, wie lange die vom Hammer zurückgelegte Strecke durchlaufen wurde bis zum präzisen Moment des Aufschlags unter welchem Winkel auf meinem Kopf: Das schert mich einen feuchten Dreck! Ich will nur eines wissen: Was mache ich jetzt, und wie schließe ich aus, dass es wieder passiert? Punkt.

Wie auch immer: Neuere Forschungen legen jedenfalls nahe, dass die elektromagnetischen Felder mehr oder weniger (un-)wissenschaftlichen Tücken haben, es also Elektrosensiblen völlig egal sein kann, welches Feld, egal wie lauwarm, sie gerade plagt. Vermeiden muss er es in jedem Fall. Das Problem wurde prinzipiell 1998 in der „Wiener EMF-Deklaration" von der „ARGE GSM-Netz: Gesundheit und Wohlbefinden" an der Universität Wien in einem „Symposium über mögliche biologische und gesundheitliche Auswirkungen von radiofrequenten elektromagnetischen Feldern" gelöst: Man beschloss, ab sofort den Begriff „biologischer Effekt im Niedrigdosisbereich" einzuführen, statt weiter sinnlosen Debatten Vorschub zu leisten. Danke!

LESESTOFF:

- Lebrecht von Klitzing: Wirkungen elektrischer, magnetischer und elektromagnetischer Felder auf dem Menschen unter Berücksichtigung athermischer Effekte – Untersuchungsstelle für Umwelttoxikologie Schleswig-Holstein 1992
- Paul Brodeur: Mikrowellen – Die verheimlichte Gefahr, Udo Pfriemer Verlag zur Zeit nur über Leihverkehr der Bibliotheken, zum Beispiel in der Freien Universität Berlin, Signatur: 88/87/23986 (6)
- S. Braune, C.Wrocklage, J.Raczek, T. Gailus, C.H.Lücking: Resting blood pressure increase during exposure to a radio-frequency electromagnetic field 1998 Lancet 351, 1857-1858
- www.mensch-mobilfunk.de
- www.mobilfunk-buergerforum.de

Warum es uns
so dreckig geht

„Die öffentlich verbreitete Behauptung, dass die Schutzwir-
kung gegeben sei, ist von den zuständigen Behörden (inklusive
Strahlenschutzkommission) aufgestellt und daher als wissent-
liche Falschinformation anzusehen. Dies entspricht rechtlich
allen Merkmalen des Betrugs (Unterschiebung/Verbreitung
falscher Informationen, Herbeiführen von Fehlentscheidun-
gen, vollendeter Gesundheits- und stets auch Vermögensscha-
den); Der Vorgang schließt grob fahrlässige bis absichtliche
Gefährdung und Körperverletzung mit ein. Die Forderung
nach hieb- und stichfesten Schadensbeweisen Geschädigter
oder Gefährdeter ist gegenüber der Beweispflicht der Betreiber
als Versuch der Beweislast anzusehen. Eine Duldung oder
eventuell Durchführung dieser Verschiebung durch staatliche
Stellen muss als grobe Pflichtverletzung und Rechtsbeugung
beklagt werden."

Professor Dr. Alexander Volger,
RWTH Aachen, staatlich vereidigter Gutachter

Besitzer alter Autos kennen zumeist dieses Phänomen: Bei bestimmten Dreh-
zahlen beginnen Teile der Armatur zu scheppern und zu klappern, da sie auf die
Umdrehung des Motors reagieren. Enrico Caruso (1873-1921), der berühmte
italienische Tenor, konnte Töne einer Frequenz hervorbringen, die mit Fenster-
scheiben und Weingläsern „in Resonanz gingen": Sie zerbrachen! Folgendes
war geschehen: Die Resonanz, das Mitschwingen, saugte die Schwingungs-
energie der Umgebung auf und hielt die zugeführte Energie länger fest. Dadurch
wird sie nicht mehr diffus verteilt, sondern im Resonanzpunkt festgehalten und
aufschaukelnd überhöht.

„Das Phänomen der Resonanz kennen wir alle aus dem Bereich der Akustik: Wenn zum Beispiel die A-Saite einer Gitarre gezupft und damit zum Schwingen gebracht wird, so fängt bei einer anderen Gitarre, die sich in der Nähe befindet, ebenfalls die A-Saite an zu schwingen, ohne dass sie selbst gezupft wurde. Diese Schwingung ist allein Folge des Mitschwingens, der Resonanz. Und Resonanz ergibt sich nur, wenn die Schwingungsfrequenzen der Saiten übereinstimmen. Die übrigen Gitarrensaiten, deren Frequenzen andere sind, werden dadurch nicht angeregt.

Ganz entsprechend ergibt sich eine Resonanz zwischen verschiedenen Zellen dann, wenn die Frequenzen ihrer Schwingkreise, ihrer Chromosomen, übereinstimmen. Und genau das ist der Fall bei Zellen ein und desselben Organismus – und bei Zellen verschiedener Organismen der gleichen biologischen Art. Die Resonanz bewirkt also eine Kommunikation der einzelnen Zellen eines lebenden Organismus untereinander, verbindet die einzelnen Zellen zu einem übergeordneten Ganzen, zu einem ganzheitlichen System. So wie in der Radiotechnologie die Schwingkreise in den Empfangsgeräten in Resonanz geraten mit dem Schwingkreis im Sender und auf dieser Grundlage die Sendung mit ihren Informationen übertragen werden kann, so ist die Resonanz der Zellschwingungen Grundlage der Informationsübertragung zwischen den Zellen bzw. zwischen dem Gesamtsystem und den Zellen. Nur aufgrund der Resonanzfähigkeit können die einzelnen Zellen Informationen des übergeordneten ganzheitlichen Systems empfangen, die sie in die Lage versetzen, ihre Teilfunktion innerhalb des Ganzen wahrzunehmen. Sie müssen selbst resonanzfähig sein, und die Sendung muss hinreichend klar gesendet werden und ankommen.“ [108]

Wenn ich eine Radioantenne anfasse, wird, wie jeder weiß, der Empfang besser und lauter. Der Grund dafür ist einfach: Ich habe meinen Körper als Antenne mit angeschlossen, er „koppelte an“. Damit ist die ursprüngliche Stummelantenne bald zwei Meter lang, und ihr entsprechende Frequenzen werden besser empfangen. So nebenbei haben wir elektrische und magnetische Wechselfelder von teilweise erheblicher Stärke im Körper. Hier liegt ja das zentrale Verständnisproblem: Der menschliche Körper ist eine Antenne, und zwar eine extrem leistungsfähige und feinfühlige, die auf alle einfallenden Frequenzen reagiert. Bei äußerst schwachen Impulsen liegt deren Wahrnehmung natürlich unterhalb des ungeschulten Tagesbewusstseins und wird folglich nur sehr sublim registriert.

In vielen Versuchen konnte Robert O. Becker wiederholt zeigen, dass unsere Spezies über zwei unterschiedliche Möglichkeiten zur Wahrnehmung des Erdmagnetfeldes verfügt. Das erste Organ dazu liegt, wie auch Robin Baker von der Universität von Manchester zeigen konnte, in der Rückwand der Siebbeinhöhle, das andere, das eben unter anderem auch magnetische Informationen verarbeitet, ist die Zirbeldrüse. Dies geschieht durch winzigste Magnetkristalle, so genannte

---

[108] sh. Fußnote 17

Magnetite, die millionenfach im dortigen Zellgewebe nachgewiesen wurden.

„Das erste magnetische Organ steht in enger Verbindung mit dem zentralen Nervensystem, das zweite steuert nicht nur die Drüsenfunktionen, es ist auch für den Schlaf-Wach-Rhythmus des Menschen verantwortlich, indem es Melantonin ausschüttet. Wir kommen allmählich zu dem Punkt, an dem es uns dämmern könnte, warum die Krankheiten, die mit den Körpersteuerungen, mit dem vegetativen Nervensystem, mit verminderter Schlaf- und Konzentrationsfähigkeit, mit Kopfschmerzen, mit sich ‚Fix-und-Fertig-Fühlen' zu tun haben, warum gerade diese Krankheiten so lawinenartig anwachsen. Bei all den neuralgischen Krankheitssymptomen könnte eine Ursache sein, dass falsche, lebensfremde, ja lebensfeindliche elektromagnetische Signale unsere magnetischen Organe erreichen und somit, wie der Arzt so schön sagt ‚Dysfunktionen' entstehen. Die Diagnose ‚vegetative Dystonie' oder ‚vegetative Disharmonie' gehört hierher, die besagt, dass der Arzt völlig hilflos ist in der Beurteilung der Verursachung eines Krankheitssymptoms."[109]

Vor allem hier liegt der Hinweis, welche enorme gesundheitliche Bedeutung erdmagnetische Informationen für uns haben. Diese müssen wir auch aufnehmen, um gesund zu bleiben, technische Strahlungen, die uns im Überfluss erreichen, jedoch nicht. Im Übrigen orientieren sich auch Vögel an den magnetischen Feldlinien der Erde. Das zeigte sich schnell, als man Brieftauben versuchsweise winzige Magnete an den Kopf band und sie prompt nicht mehr nach Hause fanden.

Leider haben unsere gefiederten Freunde dieses Problem mittlerweile auch so. *„Die Ornithologen der Cornell University haben beim alljährlichen Treffen der American Ornithologists Union (AOU) vor der Gefahr gewarnt, dass mehr und mehr Vögel auf ihrem Flug mit Mobilfunk- und Fernsehmasten kollidieren. ‚Je mehr Masten, desto mehr tote Vögel', resümiert Bill Evans. Die Wissenschaftler vermuten, dass die Hochfrequenzwellen das Navigationssystem der Vögel durcheinanderbringen."*[110]

Die Erdmagnetfeldstärke Mitteleuropas liegt in etwa im Bereich von 40.000 bis 50.000 nT (milliardstel Tesla, entspricht 50 µT). Untersuchungen zufolge reagieren etwa 90 % aller Menschen gerade auch bei Vollmond auf Schwankungen von einem hunderttausendstel Tesla. Doch besonders sensible Menschen – wie zum Beispiel Rutengänger – können noch Schwankungen von einem billionstel Tesla wahrnehmen.

Und somit erklärt sich jetzt langsam das Phänomen der Strahlenfühligkeit (Radiästhesie): Wenn zwischen mir und einem unterirdischem Wasserverlauf oder einem geologischen Bruch Resonanz ist, schwinge ich als Antenne mit und erhalte folglich über der Erde die entsprechende Information. Mit anderen Worten:

---

[109] sh. Fußnote 11
[110] www.wissenschaft.de/bdw/ticker vom 29.9.1999 - Iris Schaper und Newswise, Cornell University

Resonanz (von lateinisch ‚resonare': mitschwingen) bedeutet, dass alles, was dieselbe Frequenz hat, auf einen entsprechenden Impuls mit Eigenschwingung reagiert. Je präziser die intuitive Abstimmung auf die unterirdischen Frequenzen, also je stärker die Übereinstimmung (Resonanz), desto kräftiger der Wünschelrutenausschlag.

Ganz wichtig ist dabei zu beachten, dass nicht in erster Linie die Intensität (Stärke), sondern fast ausschließlich die Frequenz entscheidend ist. Ohne „Abstimmung" zwischen Sender und Empfänger passiert rein gar nichts. Wenn das Prinzip der Resonanz nicht wirklich verstanden wurde ist es natürlich völlig unverständlich, warum manche Menschen derart heftig auf „Wellensalat" reagieren und der Nachbar überhaupt nicht, obwohl er teilweise in denselben Feldern lebt.

Und hier verschlimmert sich das Dilemma erneut: Da nicht die Stärke der Felder entscheidend ist, sondern ausschließlich die körpereigene Resonanz, würde eine Herabsetzung der bisherigen gesetzlichen Grenzwerte gar nicht soviel ändern. Bleibe ich zu lange solchen künstlichen Stresseinflüssen ausgesetzt, kommen wir früher oder später durch die Gewöhnung in Resonanz, und dann muss es zu gesundheitlichen Auswirkungen kommen.

Die Ursache der gesamten Problematik wird bisher nicht nur von den Verantwortlichen geflissentlich übersehen: *„Natur, Sonne und Leben basieren auf Gleichfeldern. Elektrosmog basiert auf Wechselfeldern, und die Natur kennt keine Wechselfelder. Wechselfelder, die einer permanenten frequenzgesteuerten Umpolung unterliegen, schädigen die Natur. Natürliche Strahlung erzeugt Leben, erhält und fördert es. Jede zusätzliche technische Strahlung zerstört die Harmonie. Ich denke, es ist endlich an der Zeit, für das Leben aufzustehen."*[111]

Der BUND Arbeitskreis Elektrosmog drückt 1997 denselben Gedanken so aus: *„Die Zellen unseres Körpers haben ihren hauseigenen Mobilfunk. In einem gesunden Körper steht jede Zelle mit jeder anderen Zelle ständig in Funkkontakt. Je weniger Zellen miteinander Funkkontakt haben, desto kränker ist der Mensch. Seit 1992 funken die Mobilfunkbetreiber uns direkt in unsere Zellkommunikation hinein – zusätzlich zur Feldbelastung, die der Mensch bereits auf diesem Planeten verursacht hat".*

Und bereits viele Jahrzehnte früher klang das schon mal so ähnlich: *„Immer wieder hört man, dass Funkwellen die Gesundheit beeinflussen. Das ist denkbar, denn heilsame Wellenlängen benützen wir ja mit Erfolg in der Elektrotherapie. Man weiß, dass kurzwellige Strahlen Fieber erzeugen und niedrige Organismen töten."*[112]

Vereinfachend lässt sich also zusammenfassen: *„Angesichts der Physiologie der Menschen (aber auch der Tiere und Pflanzen), die elektrisch gesteuert sind und*

---

[111] Dr. Hans Hertel, Journal of Natural Science 2/1998
[112] Technik für Alle 7/1934

die sich evolutiv ohne künstliche elektromagnetische Beeinflussung entwickelten, liegt die Annahme nahe, dass künstliche elektromagnetische Einflüsse als Belastung wirken, die sich als Allergie, das heißt als körperliche Abwehr-Reaktion, manifestieren. Diese Beziehung hat sich durch die entsprechenden wissenschaftlichen Forschungen, die allerdings noch über keine sehr lange Tradition verfügen, auch erhärten lassen."[113]

Leider nimmt unsere Empfindlichkeit mit der Zeit sogar noch zu und wird anscheinend auch vererbt, da Immunsystem und DNS durch elektromagnetische Felder geschädigt werden. Studien der University of Edinburgh weisen alarmierend darauf hin, dass Föten im Mutterleib durch die mütterlichen Hormone, die unwiderruflich in ihr biologisches Regelsystem eingreifen, geprägt werden.

„Die Folgen für den Fötus sind fatal: Er wird ungehindert mit dem Botenstoff (dem in der Nebennierenrinde gebildetem Dauerstresshormon Cortisol – der Autor) *überflutet, sein Stress äußert sich in Gestalt hohen Blutdrucks. Vor allem wird das Regelsystem des heranreifenden Körpers lebenslang irreversibel verändert."[114]* Die Folgerung der Studie: *„Der hohe Blutdruck wird im Mutterleib erworben."* Steht die Mutter also unter Elektrostress oder schläft sie auf einer geophysikalischen Verwerfung, so kann das viele Jahre später dazu führen, dass das Kind als Erwachsener an Diabetes, Bluthochdruck oder Blutkrebs erkrankt. Da in dieser Phase auch die Neuronen-Verknüpfungen im Hirn angelegt werden, sind auch hier Schäden zu erwarten. Die erworbenen schlechteren Erbanlagen werden natürlich an die nächste Generation weitergegeben. „Schöne neue Welt, die solche Bürger trägt" (William Shakespeare) kann ich da nur sagen.

Stephen Boyd von der australischen Nationaluniversität warnte ebenfalls: *„Nehmen Sie beispielsweise an, dass eine langsam eingeführte Veränderung der Umwelt in den meisten Menschen ein Ansteigen der Reizbarkeit, Müdigkeit, Aggressivität, ja eine allgemeine Verschlechterung der Qualität persönlicher Beziehungen erzeugt oder vielleicht eine gewisse Wechselwirkung mit der Fähigkeit schnelle und kluge Entscheidungen zu fällen produziert, dann besteht die starke Wahrscheinlichkeit, dass diese Kennzeichen einer Fehlanpassung die Gesellschaft durchdringen dürften, ohne dass sie als Abweichungen vom normalen und gesunden Zustand erkannt werden."[115]* Salopp gesagt hat sich Charles Darwin (1809-1882) zumindest hinsichtlich der Richtung der Evolution einwandfrei geirrt: Wir entwickeln uns systematisch zum (mobil telefonierenden) Affen hin.

---

[113] Franz-Theo Gottwald/Bernd Malunat: Allergiker oder Leuchttürme? – siehe in: Peter Cornelius Mayer-Tasch: Ströme des Lebens, Ströme des Todes
[114] Wetter-Boden-Mensch 5/6/2000
[115] Boyd, Med. J. Aust. 1972/59,1

LESESTOFF:

- Karl Heinz Braun von Gladiß: Das biologische System Mensch, Selbstverlag
- Karl Heinz Braun von Gladiß: BSE und EMF, Selbstverlag
- Co Med. 7+8/99 (kostenlos erhältlich bei Fa. Rayonex – Artikel Nr.: 654)
- Hans-Georg Junghans: Radiästhesie – Ein Weg zum erweiterten Denken, spirit Rainbow Verlag
- Hans von Zeppelin: Erdstrahlen – Was nun? Der Beweis: Wasseradern machen krank., spirit Rainbow Verlag

Elektrosensibilität, der versteckte Aufpreis für Strom

„Das Elend hört niemals auf."

Vincent van Gogh, Kunstmaler,
am 29. Juli 1890 auf dem Totenbett

Da wir bereits ab der Zeugung immer der Frequenz des Hausstroms ausgesetzt bleiben, sind viele unter uns unwissentlich auf die Frequenz von 50 Hz und deren Oberwellen, den ganzzahligen Entsprechungen, vorsensibilisiert. Das Problem ist, wie wir bereits wissen, dabei weniger die Stromstärke als vielmehr die auslösende Frequenz, zu der sich im Laufe der Zeit noch andere hinzu gesellen können. Besonders prekär ist deshalb in diesem Zusammenhang die Schwingungsfrequenz der DECT-Schnurlostelefone, die unglücklicherweise ausgerechnet 100 Hz, also die erste Oberwelle des Hausstroms, beträgt. Dr. Claus Scheingraber unterscheidet drei verschiedene Stadien, die als einheitliches Reaktionsmuster des menschlichen Körpers auf technisch induzierte Felder festgestellt werden können:

1. *„Die erste Phase stellt für den Körper eine Belästigung dar. Er reagiert auf die Belastung mit Stresszeichen wie Schlafstörungen, Nervosität, Gereiztheit, Konzentrationsschwäche, Appetitlosigkeit, Lernschwäche, Libidoverlust, bei Kindern mit Bettnässen sowie anderen vegetativen Störungen.*

2. *Die zweite Phase bedeutet für den Körper eine Beeinträchtigung. Er reagiert auf die jetzt noch immer bestehende Belastung mit deutlichen Störungen körperlicher Art wie gesteigerter Infektanfälligkeit, Kopfschmerzen, Migräneanfälle, Verdauungsbeschwerden, noch geringfügigen Stoffwechselentgleisungen und weiteren organmanifesten Störungen.*

3. *Die dritte Phase bedeutet für den Körper den Ausbruch einer Erkrankung, die anfänglich meist reversibler Natur ist und irgendwann im Stadium einer irreversiblen Erkrankung endet. Das gesamte Spektrum medizinischer Erkrankungen spiegelt sich in diesem Abschnitt wieder.* [116]

Bei Elektrosensibilität (ES) handelt es sich also um eine Elektro-, beziehungsweise spezifischer um eine Frequenzallergie. Wir haben mit einer individuellen physischen Reaktion (Resonanz) auf ganz bestimmte Bereiche des elektromagnetischen Spektrums zu tun. Deshalb äußert sie sich auch bei jedem davon Betroffenem je nach Auslöser verschieden. So wie jemand auf Pollen oder Katzenhaar allergisch reagiert, leidet der Elektrosensible unter Strom, eben einer Elektroallergie. Mit einem ganz großen Unterschied: Er kann ihm niemals ganz ausweichen.

Im Fall von Hochfrequenz ohnehin nicht, denn da wird ja mit voller Absicht von den Telefongesellschaften heimgefunkt. Schließlich beschweren sich manche Kunden, wenn ihr Empfang im heimischen Atombunker gestört ist.

Zumeist schleichend beginnend, werden allergische Reaktionen nicht gleich als solche erkannt. Mit der Zeit können sie sich ausweiten, und dann reagiert man auf immer mehr Dinge immer heftiger. (Manche Esoteriker halten das alles fälschlicherweise für „schlechtes Karma".) Zum Beispiel wird eine chronische Müdigkeit vorzugsweise auf das Wetter oder Alter zurückgeführt, auch auf falsche Ernährung oder Stress – oder alles zusammen.

Weitet sich die Empfindlichkeit aus, bemerkt man eventuell, dass man zum Beispiel immer vor dem Computer Kopfschmerzen bekommt. Ganz besonders tragbaren Rechnern, den so genannten „Laptops", sollte man dabei seine Aufmerksamkeit schenken. Ohne irgendwelche Abschirmungen gebaut, verursachen sie durch die Prozessorfrequenzeinstreuung oft eine erhebliche Strahlenbelastung, welche direkt in Finger und Handgelenke eingeht. Hält man das Gerät gar auf dem Schoß, so bestrahlt man(n) zusätzlich weitere bis dato hochsensible Organe, die sich eventuell Jahre später mit Zeugungsunfähigkeit und ähnlich (im)potenten Ungemach rächen werden. [117]

Insgesamt lässt sich diese Gefährdung aber etwas mindern, wenn man zur Stromversorgung statt des Netzteils Batterien nutzt. Ein weiterer Störfaktor ist oft die Hintergrundbeleuchtung des LCD- oder TFT-Computermonitors. Der Möglichkeiten sind einfach zu viele, als dass man sie auch nur ansatzweise erwähnen könnte, denn es kann auch die Sendeanlage auf dem Kirchendach oder das schicke Schnurlostelefon Übelkeit, epileptische Anfälle, Hautausschläge, Schwindel, Schlaflosigkeit, Konzentrationsstörungen, Seh- und Hörprobleme und ... und ... und ... verursachen.

---

[116] Wetter-Boden-Mensch 3+4/2002; www.elektrobiologie.org
[117] Studie dazu: M. Davoudi et al: www.kup.at/urologie

Dazu Robert Becker: *„Dr. William Rae, ein ehemaliger Chirurg aus Texas, entdeckte bei der Arbeit in modernen Operationssälen, dass er empfindlich auf elektromagnetische Felder reagierte. In dem Maße, in dem die Medizin zur Technologie entartete, sind die Operationssäle mit immer mehr elektrischen Geräten voll gestopft worden. Heute ist es meiner Ansicht nach nicht übertrieben zu behaupten, dass der Aufenthalt in Operationssälen riskant ist. Durch Ausschalten anderer Quellen stellte Dr. Rae fest, dass seine allergischen und neurologischen Symptome nur durch elektromagnetische Felder im OP ausgelöst sein konnten. Später merkte er, dass er mit seiner Überempfindlichkeit nicht alleine dastand, sondern dass es immer mehr Menschen mit den gleichen Beschwerden gibt. Es ist in solchen Fällen typisch, dass sich die Patienten vom Arzt sagen lassen müssen, die Symptome seien bloß eingebildet, und sie sollten zum Psychiater gehen.*"[118]

Dr. William Rae war zu Recht empört und gründete 1974 seine eigene Klinik, die erste weltweit, in der seither Elektrosensibilität als echtes Krankheitsbild und mehr als 30.000 Patienten behandelt wurden.[119]

Hans-Christoph Scheiner sieht die Reaktionen auf Strom gleichwohl noch etwas differenzierter, denn er bedenkt unsere angeborene Sinneswahrnehmung mit: *„Was nun die so genannte Elektrosensibilität angeht, so ist diese, soweit sie nicht mit allergischen Symptomen einhergeht, nicht eigentlich als Krankheit zu bezeichnen. Vielmehr ist sie eine Fähigkeit, die der Mensch im Zuge der Instinktreduktion verloren hat, die bei besonders Sensiblen und bei gesundheitlich Vorgeschädigten als Schutzfunktion und warnender ‚sechster Sinn' vor weiter körperlicher Schädigung wieder auftauchen kann, gleichsam als Überbleibsel eines beim Menschen rudimentären, im Tierreich aber ausgeprägten überlebenswichtigen Sinnes.*"[120]

Wir jedenfalls lernen für uns (und hoffentlich andere) daraus:

1. Wir sind nicht die einzigen, die elektrosensibel reagieren, sondern bereits eine große und rasch wachsende Minderheit, die sich nur noch nicht richtig Gehör verschafft hat. Wenn wir das nicht bald lautstark tun, werden wir in naher Zukunft eine kranke Mehrheit sein.

2. Wir sind stromkrank aufgrund der uns umgebenden technischen Felder und nicht bekloppt. Und wir haben unveräußerbare Rechte, denen wir dringend wieder Geltung verschaffen müssen. Zum Beispiel dem folgenden: *„Das Recht auch auf einen sauberen Äther zählt zu den Implikationen des so genannten Muttergrundrechts auf Leben und körperliche Unversehrtheit (Artikel 2, Absatz 2 Grundgesetz), ist also rechtsstaatlich ge-*

---

[118] Robert O. Becker: Der Funke des Lebens
[119] www.ehcd.com
[120] sh. Fußnote 57

boten.[121] Außerdem hat Deutschland die Charta der Menschenrechte unterzeichnet, sich also international verpflichtet, das Recht auf Leben und Gesundheit zu schützen. An den Amtseid unserer diversen Kanzler etc. möchte ich hier nicht auch noch erinnern müssen. Überhaupt werde ich den dummen Eindruck nicht los, dass es nur noch drei wirklich demokratische Einrichtungen bei uns gibt: den Verkehrsstau, den Elektrosmog und den Tod.

3. Eigentumsrechte werden ebenfalls verletzt, denn Häuser im Einzugsgebiet von Sendern lassen sich weder gut vermieten noch verkaufen. Viele Penthouse-Wohnungen stehen schon leer. Zurzeit liegt die Wertminderung bei E-Smog-belasteten Immobilien laut Angaben der Bürgerwelle e.V. bereits im Durchschnitt bei circa 30 %.

Ergänzend dazu der Rechtsanwalt Prof. Dr. Klaus Kniep:[122] *„Vor einiger Zeit hat jedoch eine Umfrage von Maklern dazu wichtige Erkenntnisse ergeben (Immobilien- und Wirtschaftsrecht 2002). Während im ersten Teil der Umfrage bereits 70 % der befragten Makler sich dazu äußern konnten, dass die Auswirkungen von Sendemasten in einem Umkreis von 150 m verkaufshemmend wirken, hat der zweite Teil der Umfrage ergeben, dass selbst bei 50 %igen Wertminderungsansatz das Verkaufsobjekt quasi unverkäuflich war. Nach dieser Umfrage wird bereits von einer Wertminderung für 38,5 Millionen m² Fläche in München gesprochen. Unter Annahme einer Wertminderung von 500 Euro/m² errechnen Makler deshalb bereits jetzt einen Schaden am Privatvermögen von circa 19 Milliarden. Selbst Topimmobilien werden in der Nähe von Sendeanlagen zu ,Karteileichen'*[123]

Was Wunder, wie soll einem potentem Kunden eine luxuriöse Penthousewohnung mit Dachterrasse schmackhaft gemacht werden, wenn nur wenige Meter entfernt ein 10 Meter hoher Sendemast steht, den die zuständigen Techniker nur in Strahlenschutzanzügen warten dürfen?[124]

---

[121] Peter Cornelius Mayer-Tasch: Ströme des Lebens, Ströme des Todes
[122] siehe auch seine Fachaufsätze zum Thema Mobilfunk: www.kanzlei-heilbronn.de
[123] Wohnungswirtschaft und Mietrecht 11/2002
[124] siehe auch Immobilien, Wirtschaft und Recht, 6/2002; Der Sachverständige 5/002; www.immobilienbetrueger.de, www.immobilienopfer.de, www.immobilienbetrugsopfer.de, www.anti-bankcom, www.anti-banken.de, www.immobetrug.de, www.immobilienbetrug.de bieten noch weitere tiefe Einsichten in die Branche

Grundgesetz, Artikel 2, Absatz 2

Jeder hat das Recht auf körperliche Unversehrtheit.

Grundgesetz, Artikel 19, Absatz 4

Wird jemand durch die öffentliche Gewalt in seinen Rechten verletzt, so steht ihm der Rechtsweg offen.

§ 228 BGB (Notstand)

Wer eine fremde Sache beschädigt oder zerstört, um eine durch sie drohende Gefahr von sich oder einem anderen abzuwenden, handelt nicht widerrechtlich, wenn die Beschädigung oder die Zerstörung zur Abwendung der Gefahr erforderlich ist und der Schaden nicht außer Verhältnis zu der Gefahr steht. Hat der Handelnde die Gefahr verschuldet, so ist er zum Schadenersatz verpflichtet.

Ihre Verluste wollen deshalb einige deutsche Haubesitzer konsequent über den Umweg USA einklagen. Da nach geltendem „Recht" die Grenzwerte als Bollwerke fungieren, hat man ja hierzulande keinerlei legale Handhabe gegen diesen exzessiven HF-Beschuss. Zum Glück ist das in „God's own country" (amerikanische Eigenwerbung) anders, wie wir spätestens seit der erfolgreichen Klage gegen die Tabakindustrie wissen. Hiesige geschädigte Immobilieneigner konnten sich als Sammelkläger mit an die derzeit dort laufende Klage anhängen, denn viele unserer Netzbetreiber gehören über die branchenüblichen Verflechtungen längst amerikanischen Firmen. Leider scheiterte der erste Vorstoß aufgrund mangelnder Teilnehmerzahl, vermutlich, weil viele Häuslebauer gelernt haben lauthals zu klagen ohne zu leiden. Jetzt (2004) läuft bereits die zweite Klage, an die sich Interessierte für 250 € anhängen können.

Wenigstens Mieter und Hausbesitzer mit Internetanschluss haben es mit ihren juristischen Klagen Dank des virtuellen Informationsvorsprungs leichter. Sie können sich dort nämlich über die Standorte der vielen wertmindernden Sender informieren.[125] Bleibt zu hoffen, dass auch wirklich alle aufgelistet werden. Wenn Sie an einem rechtlichen Vordruck zur eigenen Schadensregulierung interessiert sind, so können Sie sich das geeignete Formular im Internet unter www.hessenbiss.de/download/rechtsmittel/haftung-schreiben.rtf besorgen.

Die beste Möglichkeit des körperlichen Selbstschutzes, die mir bleibt, bevor ich mich irgendwo für länger niederlassen möchte, ist, zuvor die Stärke und Qualität der zu erwartenden technischen Felder zu messen. Ich persönlich nutze meinen

---

[125] www.senderliste.de; www.sitefinder.radio.gov.uk; www.senderkataster.at

„Esmog-Spion" vor jedem Geschäft, jeder Kneipe etc. bevor ich sie betrete. Sind mir die Werte zu hoch (oft), gebe ich ein Merkblatt der Bürgerwelle e.V. mit den wichtigsten Informationen für den Besitzer ab. Viele Inhaber haben mehr Durchblick, als man denkt. Außerdem wechseln gute Geschäftsleute lieber ihr Telefon als die Kunden. Durch den baubiologischen Nachweis mit meinem Gerät (siehe Teil 2, Messungen mit elektronischen Geräten) werde ich zumeist ziemlich ernst genommen. Zusätzlich kann ich verstärkend natürlich darauf hinweisen, dass wir in unserer ES-Selbsthilfegruppe viele kauffreudige Mitglieder haben.

Wenn Sie sich schließlich verzweifelt an verantwortliche Stellen wenden, um Ihr Leid und Ihre Schadensersatzforderungen bekannt zu machen, können Sie es eventuell erreichen, dass eine staatlich anerkannte Einrichtung bei Ihnen in der Umgebung nachmisst, um all den betroffenen Anwohnern zu zeigen, dass sich alles unterhalb der Grenzwerte abspielt. *„Hierzu ein wichtiger Hinweis: man sollte darauf achten, w i e der TÜV misst. Nach der DIN/VDE 0848 mit Mittelwertbildung? Vorsicht bei Stativmessung: Lokal gibt es erhebliche Unterschiede oder anders gesagt: Man sucht den Punkt der geringsten Immission und misst dann dort. Nur eine Spektrumanalyse mit handgeführter Antenne ist hier anzusetzen."*[126]

Wie man als Betroffener politisch aktiv werden kann, wird vorbildlich im Buch „Machen Handys und ihre Sender krank?"[127] von Mara Marken beschrieben. Praktisch gesehen kann es so aussehen: *„Bürgerinitiativen gehen inzwischen dazu über, bei Erkrankungen durch Sendeanlagen Unfallereignismeldungen bei ihren Ärzten einzureichen. Die Krankenkassen werden hierdurch dazu angehalten, die Kosten beim Verursacher einzufordern, wie es auch bei Pkw-Unfällen beim Unfallverursacher üblich ist."*[128]

Lassen Sie sich vor allem nicht abspeisen, und verlangen Sie unbedingt eine Antwort! Wenn Sie mehrmals nachfragen, werden Sie Erstaunliches zu hören bekommen. Amnesty International und Green Peace machen uns seit Jahrzehnten vor, was man allein durch Protestschreiben erreichen kann. Immer wieder erlebe ich, dass eine in Menschenrechten angemahnte Regierung ihre Faxgeräte abstellt, weil sie mit der eingehenden Post so ihr Problem hat. Niemand lässt sich gerne öffentlich daran erinnern, dass die halbe Welt über seine (oft legalisierten) Schandtaten informiert ist.

Fazit: Leider wird Elektrosensibilität in Deutschland nicht als Krankheit etc. anerkannt, weil ein Wirkmodell der schwachen elektrischen und magnetischen Felder unterhalb der Grenzwerte unbekannt ist. Unisono lautet das Credo: „Es

---

[126] Lebrecht von Klitzing
[127] ISBN 3-00-010930-7
[128] www.esmog-augsburg.de

kann nicht sein, was nicht sein darf." Was man nicht kennt, kann man auch nicht diagnostizieren. Wer sich damit nicht abfinden mag, möge sich an die Fachklinik für Naturheilmedizin Schloss Gelchsheim[129] wenden. Dort werden explizite Testverfahren zur individuellen Einstufung von Elektrosensibilität angeboten.

LESESTOFF:

- Dörner, Ebert, Hoeren, Kemper, Schulze, Staudinger: BGB – Handkommentar, Nomos
- Robert O. Becker: Der Funke des Lebens, Piper
- Hans Herbert von Arnim: Politik Macht Geld, Knaur
- www.unizh.ch/phar/sleep/handy/zusammenfassung.htm
- www.amnesty.de

---

[129] Schloss Gelchsheim GmbH, Fachklinik für Naturheilmedizin und Durchblutungsstörungen, Schloss-Str. 6, 97255 Gelchsheim

Abgefuckt:
Fakten und Faktoren
auf den Punkt gebracht

„Elektromagnetische Felder, wie die von Mobiltelefonen, verändern regional den Blutdurchfluss im Gehirn und das EEG im Wach- und Schlafzustand. Die Resultate zeigen, dass Hirnfunktionen, die sich in den Hirnströmen und im regionalen zerebralen Blutfluss widerspiegeln, durch elektromagnetische Hochfrequenzfelder beeinflusst werden können."

Prof. Dr. R. Hube,
Institut für Pharmakologie und Toxikologie, Universität Zürich

Elektrosensible müssen auf wesentlich mehr als nur Eigentumsverluste achten, denn sie vertragen kein Metall im oder am Körper (etwa Implantate, Uhren, Ohrringe, Ketten, Piercing), da es gut leitet. Dabei sollte man auch an Brillen mit Metallfassung denken, denn *„Das Metall fungiert als Leiter und steuert die Strahlung in die Umgebung der Augen, die gegenüber Mikrowellen besonders empfindlich ist. In England warnt man die Mobiltelefonierer vor Augen- und Hirnschäden."*[130] Die beiden Metallbügel stellen nämlich ein sauber in sich abgestimmtes Stabantennensystem dar und funken – richtig geraten – zwischen den beiden Bügeln hin und her. Leider hat Ihr armer Kopf dabei die dumme Eigenschaft, der Strahlung im Weg zu sein.

Aber auch Halsketten aus Metall, egal wie teuer und edel, sind gute elektromagnetische Leiter, da sie physikalisch gesehen perfekte Schwingkreise sind. Man kann diesen circulus viciosus aber durch Einfügen eines Plastikglieds am Verschluss beziehungsweise ersatzweise Ganzlederriemens durchbrechen.

Außerdem gibt es einige Faktoren, die Elektrosensibilität fördern, wie zum Beispiel chemische Vorbelastungen durch Holzschutzmittel, Insektizide und so

---

[130] Miljö Aktuellt Nr. 5

weiter. Schwermetallbelastung, oft durch Zahnfüllungen (Amalgam, Palladium) und alte Wasserleitungen (Bleirohre) verursacht, tut ihr übriges. Impfungen (Tetanusimpfstoff zum Beispiel enthält Quecksilber[131]) können ebenfalls dazu beitragen.

Erschwerend kommt noch dazu, dass das Quecksilber im Amalgam bei Aufenthalt in elektromagnetischen Feldern vermehrt ausgeschwemmt wird. Das geht so weit, dass man eine verstärkte Schwermetallbelastung durch Kaugummikauen während einer circa zweistündigen Bildschirmarbeit nachgewiesen hat[132].

Füllungen haben leider auch ganz allgemein ihre Tücken: *„Die Universität Erlangen hat im Speichel von Amalgamträgern 4,9 Mikrogramm Quecksilber pro Liter gemessen. Nach zehnminütigem Kaugummikauen kletterten die Werte bis auf knapp 200 Mikrogramm. Die Trinkwasserverordnung erlaubt einen maximalen Quecksilbergehalt von einem Mikrogramm pro Liter. ‚Zieht man aus diesem Sachverhalt die naheliegenden Konsequenzen,‘ so kommentiert die Internationale Gesellschaft für ganzheitliche Zahnmedizin bissig, ‚dann müsste den Amalgamträgern – quasi als Schutz vor sich selbst – das Schlucken von Speichel verboten werden.“[133]* Schwerpunktmäßige Informationen über derartige Zusammenhänge finden Sie in dem regelmäßig erscheinenden „Schwermetall Bulletin" von Monica Kauppi.

Andere (auch mit verursachende) Begleiterscheinungen von Elektrosensibilität können sein: Herpesviren, Legionellenbakterien, Candidapilze und Parasiten. Oft findet man bei ES-Kranken auch MCS und umgekehrt. In den USA sind MCS (Multiple Chemical Sensibility, eine Allergie gegen ganz normale Chemikalien, zum Beispiel Farbstoffen in Nahrungsmitteln, die so genannten E-Nummern) und „electromagnetic hypersensitivity" schon lange als Krankheiten offiziell anerkannt.

Starkstromelektriker bekommen im Fall dieser für sie typischen Erkrankung zumindest eine Berufsunfähigkeitsrente. In Kalifornien haben wegen ihres ES-Leidens („Silicon Valley Syndrome") bereits mehr als 100 Angestellte ihre Firmen verklagt. Hier in Deutschland müssen wir uns in der Regel (noch) als Simulanten und Hypochonder bezeichnen lassen, doch beginnt sich das mit zunehmenden Selbsthilfegruppen und Bürgerinitiativen langsam, aber deutlich, zu ändern.

---

[131] www.impfkritik.de, www.impfschaden.info.de
[132] siehe: CHIP 4/1992
[133] www.naturkost.de

Zusätze in Lebensmitteln

(Abschrift eines Aushanges der Kinderkrebsklinik UNI Düsseldorf)

1. Unschädliche Zusätze:

E 100, E 101, E 103, E 104, E 105, E 111, E 121, E 126, E 130, E 132, E 140, E 151,
E 152, E 160, E 161, E 162, E 170, E 174, E 175, E 180, E 181, E 200, E 201, E 202,
E 203, E 236, E 237, E 238, E 260, E 261, E 263, E 270, E 280, E 281, E 282, E 290,
E 300, E 301, E 303, E 305, E 306, E 307, E 308, E 309, E 322, E 325, E 326, E 327,
E 331, E 332, E 333, E 334, E 335, E 336, E 337, E 382, E 400, E 401, E 402, E 403,
E 404, E 405, E 406, E 408, E 410, E 411, E 413, E 414, E 420, E 421, E 422, E 440,
E 471, E 472, E 473, E 474, E 475, E 480

2. Verdächtige Zusätze:

E 125, E 141, E 150, E 153, E 171, E 172, E 173, E 240, E 241, E 477

3. Gefährliche Zusätze:

E 102, 110, 120, 124

4. Störungen der Gesundheit:

Darmstörungen: E 220, E 221, E 223, E 224
Verdauungsstörungen: E 338, E 339, E 340, E 341, E 450, E 461, E 463, E 465, E 466,
    (Eiscreme E 407)
Hauterkrankungen: E 230, E 231, E 232, E 233
Zerstörung von Vitamin B 12: E 200
Cholesterin: E 320, E 321
Empfindlichkeit der Nerven: E 311, E 312
Mundfäule: E 330 ist am gefährlichsten (krebserregend)

5. Krebserregende Zusätze:

E 131, E 142, E 210, E 211, E 213, E 214, E 215, E 216, E 217, E 239

6. ACHTUNG:

E 123 ist sehr krebserregend!!! In den USA und den GUS-Staaten verboten.

Bitte: Aufhängen und benutzen. Es geht um Ihre Gesundheit und die Ihrer Kinder. Verhindern Sie die Anwendung dieser Zusätze, indem Sie die Erzeugnisse genau auswählen, die Sie kaufen. Der Käufer bestimmt letztendlich die Zusammensetzung des Fabrikats. Denken Sie an die Gesundheit Ihrer Kinder. Kopieren Sie diese Aufstellung, und verteilen Sie diese unter Ihren Freunden und Bekannten.

Am fortschrittlichsten ging bisher Schweden mit seinen Elektrosensiblen um: Die Regierung zahlt Stromkranken, die an „Magnetfeldallergie" leiden, Sanierungsgelder für ihre Häuser. Man unterscheidet zwischen dem „Soforttyp" (zum Beispiel bei Umfallen unter offenen Stromleitungen) und dem „Spättyp", bei dem sich die Befindlichkeitsstörungen erst nach Tagen zeigen.

Es gibt spezielle Telefone, die statt Kabeln Luftschläuche zum Hörer führen, Abschirmschränke für Fernseher und Computer. Sogar stromfreie Wohnwagenstädte wurden errichtet. Man schätzte vor etlichen Jahren, dass von den 8 Millionen Einwohnern Schwedens circa 30.000 elektrosensibel sind. Das war hier im Proporz nicht viel anders. Nach Schätzung der Bürgerwelle e. V. gibt es inzwischen (2004) jedoch mindestens 4.000.000 elektrosensible Menschen, zu denen täglich neue dazu stoßen.

Weil Herzschrittmacher, Hörgeräte etc. besonders für elektromagnetische Strahlungen anfällig sind, werden in Japan werden bereits spezielle T-Shirts aus beschichtetem Nylongewebe als Schutz für Herzschrittmacherträger entwickelt.[134] Aufgrund der vielen (Radar-) Sender in den Bergen wird auch an einer speziellen Skifahrerschutzbekleidung gebastelt. Warum das alles, wenn es sich angeblich nur um eine „Einbildung" handelt?

---

[134] General Anzeiger Bonn 8.8.00

Selbsthilfe für Elektrosensible

- Beschweren Sie sich, schließlich haben Sie nichts zu verlieren und alles zu gewinnen.
- Akzeptieren Sie nur einen sachkundigen Arzt oder Heilpraktiker, der Sie versteht.
- Lassen Sie gründlich Ihr Gebiss sanieren und Schwermetalle ausleiten.
- Lassen Sie den Metallgehalt ihres Trinkwassers und die Wasserleitungen überprüfen.
- Die Bürgerwelle kann Ihnen einen geeigneten Anwalt nennen.
- Schreiben Sie Leserbriefe, und wehren Sie sich! Reden Sie mit ihren Nachbarn.
- Faxen Sie, schicken Sie E-Mails möglichst reichlich und oft.
- Nutzen Sie beigefügte Musterbriefe, nachdem Sie sie Ihren Bedürfnissen angepasst haben
- Informieren Sie sich und andere möglichst gründlich (Internet).
- Bevorzugen Sie vor allem Geschäfte, Hotels etc., die Handyverbot haben.
- Fordern Sie Handyverbot in öffentlichen Räumen, zum Beispiel Bahn, Bus, Restaurant etc.
- Organisieren Sie sich in einer Bürgerinitiative (Bürgerwelle e. V. und andere BI).
- Gründen Sie Ihre eigene Initiative, Nachbarschaftshilfe, ES-Aufklärungsrunde etc.
- Fragen Sie in Restaurants nach der Art der Speiseerwärmung. Gehen Sie im Zweifelsfall.
- Unterschriftenaktionen für ein Volksbegehren sind eine gute Idee.
- Bestehen Sie jetzt auf Ihren paar Rechten, solange Sie es noch können.
- Schicken Sie Ihre „Strahlenwaffen" unter Protest zum Hersteller zurück.
- Fahren Sie einen alten Diesel ohne jede Schnick-Schnack-Elektronik.
- Und vermeiden Sie Strom am Kopf, etwa Fön, Dauerwellen, Rasierer, Zahnbürsten etc.
- Verzichten Sie auf batteriebetriebene Quarz-Armbanduhren.
- Vermeiden Sie möglichst Brillengestelle aus Metall.

Das besonders Gemeine dieser Frequenzallergie ist, dass man sich nirgendwo mehr im öffentlichem Raum aufhalten kann, denn wo kann ich globalem Elektrosmog entgehen? Das verbriefte „Grundrecht auf Freizügigkeit" kann ich als Elektrosensibler also gleich als erstes abschreiben. Daheim und wohin ich auch komme: ein einziger Hindernislauf. Spätestens, wenn Sie einmal panikartig ein Büro oder eine Party verlassen mussten, weil ein gepulstes Telefon im Nebenhaus einen epileptischen Anfall auszulösen drohte, wissen Sie, wovon ich spreche! Das ganze Land, wohl eher aber ganz Europa, ist ein einziger gigantischer Mikrowellenherd, in dem wir alle pausenlos brutzeln – innerhalb der Grenzwerte, stimmt schon.

Ein elektrosensibler Leser schickte mir dazu folgende Zeilen, die ich hier auszugsweise zitieren möchte: *„Ich werde manchmal gefragt: ‚Was hast du eigentlich genau?' Ich erzähle mal mehr, mal weniger. Meist nur so lange, bis ich merke, jetzt glaubt man mir doch nicht mehr. Ich bin gespannt, bis zu welchem Punkt Sie mir glauben: Stellen Sie sich vor, Sie können nicht mehr in der Küche sein, wenn auf dem Herd gekocht wird. Stellen Sie sich vor, Sie bekommen Schwindelgefühle beim elektrischen Rasieren oder beim Föhnen. Stellen Sie sich vor, Sie müssen immer Ihre Frau bitten, Ihnen den Fernseher einzuschalten, während Sie nicht im Zimmer sind. Stellen Sie sich vor, Sie müssen auf alle Geräte verzichten die irgendwie mit Funksignalen arbeiten: Funkwecker, Funkklingel, Funklautsprecher, Funkthermometer, Funk-Steckdosenschalter. Stellen Sie sich vor, Sie können in Ihrer Diele nicht mehr an der Wand vorbeigehen, hinter der sich die Stromzähler befinden. Stellen Sie sich vor, Sie fahren mit dem Auto und reagieren mit Schmerzen auf jeden Mobilfunksender in der Umgebung – bevor Sie ihn sehen können! Stellen Sie sich vor, Sie fahren unter einer Hochspannungsleitung hindurch, und Ihr Kopf beginnt zu brummen. Stellen sie sich dann vor, Sie müssen mehr als 20 km auf der Autobahn entlang einer Hochspannungsleitung fahren, und Sie können nicht fliehen, weil keine Abfahrt kommt. Stellen Sie sich vor, Sie bekommen Kopfschmerzen, Herzbeklemmungen und Atemnot von jedem Handy, das in Ihrer Nähe nur eingeschaltet ist. Stellen Sie sich vor, Sie haben die gleichen Beschwerden schon, wenn jemand anders im Haus ein solches Gespräch führt – auch wenn er zwei Etagen über Ihnen wohnt. Stellen Sie sich vor, Sie gehen deshalb im Slalom durch die Fußgängerzone, weil Sie jedem ausweichen müssen, der mit einem Handy telefoniert. So ist das, wenn man elektrosensibel ist. Zumindest bei mir."* [135]

---

[135] www.risiko-elektrosmog.de

LESESTOFF:

- Gerhard Buchwald: Impfen, das Geschäft mit der Angst, Emu
- Max Daunderer: Handbuch der Amalgamvergiftung, Ecomed
- Max Daunderer: Gifte im Alltag, C.H. Beck
- Max Daunderer/Lutz Roth: Giftliste, Ecomed
- Lutz Haberland: Hypothesen zu zellulären nichtthermischen
- Wirkungsmechanismen elektromagnetischer Felder, Verlag für Wissenschaft & Forschung

Nur schlechte Nachrichten
sind gute Nachrichten

„Wenn die Wahrheit zu schwach ist sich zu verteidigen, muss sie zum Angriff übergehen."

Bertolt Brecht (1898-1956),
Schriftsteller

Am 8.9.2000 erstatteten fünf Bürger aus der Eifel bei der örtlichen Polizei Strafanzeige gegen „die verantwortlichen Entscheider unserer Grenzwerte". Sprecher Gerd Zesar: *„Wir Bürger müssen aus der Anonymität heraustreten und Verantwortung übernehmen."* Die Anzeige richtet sich gegen „die Leiter und Mitarbeiter des Bundesamtes für Strahlenschutz und der ICNIRP, Prof. Jürgen Bernhardt und Dr. Rüdiger Matthes", sowie „die Nebentäter in den zuständigen Bundesbehörden, Ministerien und Beratungsgremien". Ihnen wird zur Last gelegt: „Verdacht auf arglistige Täuschung, Betrug, Körperverletzung, unterlasse Hilfeleistung in fahrlässiger oder möglicherweise auch vorsätzlicher Weise."[136]

Klasse hat Folgendes: *„Der Mobilfunkkonzern Vodafone muss mit einer Milliardenklage rechnen. Der US-Staranwalt Peter Angelos, der für Lungenkrebsopfer Milliarden von der US-Tabakindustrie erstritten hat, will es nun mit dem größten Mobilfunkkonzern Europas aufnehmen. Seine Klienten sind an Gehirntumoren erkrankte Amerikaner. Angelos hat deshalb seit März 2002 in Kalifornien, Kentucky sowie Maryland und ein Jahr später in sieben oder acht weiteren US-Bundesstaaten Prozesse angestrengt. „Mobilfunkgesellschaften haben von der Strahlung, die von Handys ausgehen, gewusst und müssen hart bestraft werden, und zwar nicht nur für das, was sie der Öffentlichkeit angetan haben, sondern auch für die Milliardenprofite, die sie daraus gezogen haben', sagte John A. Pica, ein Anwalt der Kanzlei Angelos."[137]

---

[136] Wohnung und Gesundheit 12/00, Nr. 97
[137] Hamburger Abendblatt, 29.12.2000

Auch interessant ist folgende Nachricht: „Lorch (jw) – *Die Telekom kann daran nicht mehr rütteln. Sie darf auf dem gepachteten Gelände im Lorcher Stadtteil Ransel an einem Sendemast keine D1-Mobilfunk-Anlage und keinen Richtfunk betreiben. Das Wiesbadener Landgericht hat das Urteil des Amtsgerichts Rüdesheim bestätigt. ‚In Ransel herrsche große Erleichterung,‘ sagte der Vorsitzende der Bürgerinitiative gegen den Sendemast, Reinhard Müller. Klage war von der Stadt Lorch erhoben worden. Sie fühlte sich von der Telekom, zuvor Bundespost, arglistig getäuscht. Das Unternehmen habe bei der Anpachtung des Geländes von der Stadt nicht auf die gesundheitlichen Risiken von Elektrosmog hingewiesen. Schon das Amtsgericht hatte der Stadt recht gegeben. Bestätigt sei zwar weder die Gefahr noch die Harmlosigkeit eines solchen Sendemastes. Aber die Gefahren seien eben nicht auszuschließen. Die Entscheidung des Landgerichtes bezieht sich, wie der Vorsitzende der Bürgerinitiative einschränkte, nur auf die Anlage in Ransel. Soweit für neue Masten eine Baugenehmigung erforderlich sei, könne die Telekom aber im Rheingau-Taunus nicht mit einer Genehmigung rechnen.“[138]*

Und weiter im (Zeitungs-)Text: „*Mieter dürfen den Mietzins mindern, wenn sie sich durch eine nachträglich auf dem Dach ihres Hauses installierte Mobilfunkantenne beeinträchtigt fühlen. Das Amtsgericht München hat im Rahmen einer mietrechtlichen Auseinandersetzung eine 20%ige Mietminderung gebilligt (Urteil siehe unten – der Autor). Es ging um die Installation von Mobilfunkantennen (drei Sender und drei Empfänger des Betreibers E-Plus) auf dem Flachdach eines Mehrfamilienhauses in Forstenried, direkt über der Wohnung des Mieters.*

Der Vermieter forderte den zurückbehaltenen Differenzbetrag vom Mieter zurück; das lehnten die Richter ab. Für das Wohlbefinden der Mieter komme es nicht nur auf sofort spürbare Einwirkungen der Antennenanlagen an, sondern auch auf die Furcht vor Gesundheitsschäden, selbst wenn sich diese später als unbegründet darstellen sollten. Da das Mobilfunknetz relativ jung sei, lasse sich über die Folgen langjähriger Dauereinwirkungen nichts Endgültiges sagen. Allein die Furcht vor Folgen stelle bereits eine echte Beeinträchtigung im Sinne des § 537 Abs. 1 BGB dar.

Dass neben den Sendern auf dem Dach noch weitere Mobilfunkanlagen aus der Umgebung in der Wohnung des Mieters messbar waren, vermöge die Furcht vor zusätzlichen Auswirkungen nicht zu zerstreuen. Der Mieter habe Anspruch darauf, dass sein Vermieter nicht nachträglich das Anwesen in einer bei Abschluss des Mietvertrages nicht vorsehbaren Weise nutze und dem Mieter somit die Angst aufbürde, dadurch gesundheitlich geschädigt zu werden. Amtsrichter Manfred Sehlke in der Urteilsbegründung: ‚Es ist für diese Auseinandersetzung belanglos, dass die Mobilfunkanlage rechtlich zulässig ist und alle in Deutsch-

---

[138] Wiesbadener Kurier, 9.4.1997

land gültigen Grenzwerte einhalte'.[139]

Und, weil es so gut war, noch ein weiteres Schmankerl: *„Die offiziellen Grenzwerte für gepulste Mikrowellen an Mobilfunksendern sind zu hoch. Denn sie beziehen sich nur auf thermische Effekte, also auf die durch elektromagnetische Strahlung verursachte Erwärmung des Körpers. Deshalb will das Land zum Schutz der Bevölkerung einen Vorsorgewert von 100 nW/cm², etwa ein Zehntausendstel. So sollen gesundheitliche Risiken für die Anwohner an Sendeanlagen möglichst niedrig gehalten werden.*[140]

Im Sommer 2002 gab es wegen vieler kindlicher Funktoten in Valladolid, Spanien, fast einen Bürgerkrieg. Deshalb noch ein inspirierender Auszug: *„Der Richter Miguel Donis, der mit der Untersuchung des Falls ,Garcia Quintana' befasst ist (vier Kinder dieser Schule erkrankten innerhalb kurzer Zeit an Leukämie und Lymphdrüsenkrebs), hat ein Register der Krebsfälle in der Umgebung des Gebäudes Nr. 5 in der Straße Lòpez Gòmez angeordnet. Auf diesem Gebäude befanden sich die Anlagen und Antennen von sieben Betreibern. Der Richter entsprach damit einem Antrag der Kläger-Anwälte.*

Die Regionalverwaltung hat ihre volle Unterstützung angekündigt. Auch eine eingesetzte Expertenkommission konnte den Verdacht eines Zusammenhangs zwischen der elektromagnetischen Strahlung der Antennen und den Krebserkrankungen bisher nicht ausräumen. Auch in der Umgebung der Schule ist es zu Häufungen von Krebs und anderen Krankheiten gekommen.[141]

Auch hierzulande rührt sich, wenn auch zögerlich und zaghaft und in der Regel nur von aufmerksamen Beobachtern wahrnehmbar, etwas. Deshalb zum Abschluss des Kapitels ein paar Zeilen aus dem Beschluss des Verwaltungsgerichts Hamburg[142], das einen Baustopp für eine Sendeanlage verfügte: *„Das Gericht hat erhebliche Zweifel daran, ob die geplante UMTS-Anlage auf einem Haus in Hamburg-Elmsbüttel mit nachbarschützenden Vorschriften des Bebauungsplanes im Einklang steht."*

Im Urteil ergab sich: *„Sie (die Kammer) merkt aber an, dass Zweifel an der ausreichenden Eignung der Grenzwerte für den Gesundheitsschutz - erst recht aber für den Bereich der Vorsorge - im Vordringen sind."* – *„Die in der 26. BImSchV festgesetzten Grenzwerte orientieren sich an nachweisbaren Gesundheitsgefahren einer durch Hochfrequenz ausgelösten Erwärmung des Gewebes. Sie enthalten keine Vorsorge- oder gar Schutzanforderungen zur Berücksichtigung nichtthermischer Wirkungen".*

Und zum Abschluss unserer Betrachtungen: Das Verwaltungsgericht Gelsenkirchen sperrte bereits 1993 einen D1-Turm in Essen mit der Begründung: *„Die*

---

[139] Süddeutsche Zeitung, 14.7.1999
[140] Land Salzburg, 25.2.1998
[141] El Norte de Castilla, 6.12.2002, zitiert nach www.elektrosmognews.de
[142] Az.; 4 VG 4640/2002; 1.07.2003

verfassungsrechtliche Verantwortung des Staates für die Grundrechte unserer Bürger verbietet, wenn Gesundheitsrisiken nicht ausgeschlossen werden können, das Kind zunächst in den Brunnen fallen zu lassen und erst dann zu versuchen, etwaig auftretenden Schäden entgegenzuwirken. Eine neuartige Technologie darf nicht gleich einem Großversuch an der Bevölkerung auf ihre Unschädlichkeit überprüft werden. "[143]

LESESTOFF:

- Urteil vom 27.3.98, Amtsgericht München – Aktenzeichen 432 C 7381/95 Das Landgericht hat die Berufung in nächster Instanz als unzulässig verworfen: Landgericht München 1, Aktenzeichen 14S 6614/98
- Urteil des Landgerichts Frankfurt – AZ 2/40274/00
- Rüdiger Maier: Besteht eine Beeinträchtigung der ZNS-Aktivität durch gepulste elektromagnetische Felder? Biomedizinische Technik 46/2001
- Karl Heinz Braun von Gladiß im Selbstverlag:
  1. Elektromagnetische Belastungen im Praxisalltag der ganzheitlichen Medizin
  2. Elektromagnetische Belastungen durch Mobilfunktürme
  3. Elektromagnetische Effekte auf das Gehirn
  4. Gesundheitliche Auswirkungen elektromagnetischer Signale in Medizin und Technik

---

[143] www.boyboks.de/archiv/elektrosmog.html

Studien:
Trau, schau wem

„Bei der Auswahl der Gutachter kann sich die Justiz Spezialisten holen, darf sich die Rosinen aus dem Kuchen picken. Das macht sie auch. Prominente Lehrstuhlinhaber, internationale Kapazitäten, doppelt und dreifach Promovierte bevölkern die Gerichtssäle. Und trotzdem gibt es keine Gerechtigkeit für Chemikalienkranke. Oder gerade deswegen? Vor wenigen Jahren wurde das Problem noch unter dem Begriff der käuflichen Wissenschaft gehandelt. Mittlerweile ist man deutlicher geworden und spricht von Wissenschaftskriminalität. Zahlreiche Sachverständige begutachten einfach falsch. Sie irren nicht, sie lügen immer zugunsten des wirtschaftlich Mächtigen, des Unternehmens, des Konzerns, des Herstellers."

Professor Dr. Erich Schöndorf,
Staatsanwalt im Holzschutzmittelprozess[144]

Jeder deutsche Führerscheinbesitzer weiß, dass er innerhalb geschlossener Ortschaften nur 50 km/h fahren darf. Der Grenzwert wurde in den letzten Jahren aufgrund vieler Unfälle in Anwohnergebieten oft auf 30 km/h herabgesetzt. Dasselbe betrifft gesetzliche Promillewerte: frühere 0,8 Promille gelten mittlerweile als viel zu hoch. Im Ausland macht sich bereits oft strafbar, wer mit mehr als 0,2 Promille angetrunkenen hinter dem Lenkrad hockt. Wenn man zwischen Verkehrsrecht und Mobilfunk einen Vergleich strapazieren möchte, läuft das laut Dr. med. Kornelia Münster ungefähr darauf hinaus: *„Eine Genehmigung für Mobilfunkanlagen ist bei den derzeitigen Grenzwerten so, als würde man im Straßenverkehr die Geschwindigkeit auf 300 km/h begrenzen."[145]* Also bitte im Fall der (Schadens-)Fälle keine Krokodilstränen!

---

[144] Spiegel 23/1999: „Die Lügen der Experten". Prof. Schöndorf quittierte nach Prozessschluss den Dienst.
[145] Schwäbische Zeitung, 28.11.2002

Wenn jemand die natürliche Ordnung der Dinge zu seinem wirtschaftlichen Vorteil ändern will, muss er davon ausgehen, dass es Rückkopplungen irgendwelcher Art geben wird. Deshalb würde ein ehrlicher Geschäftsmann der Gesellschaft freiwillig den lückenlosen (von mir aus auch wissenschaftlichen) Nachweis führen, dass dies nicht geschehen kann. Er würde also für die absolute Unschädlichkeit seiner Produkte voll einstehen und darüber hinaus jede Prävention zur Schadensbegrenzung und -regulierung nutzen. Die Realität sieht, wie wir alle wissen, anders aus, und das erklärt teilweise den beklagenswerten Zustand dieses Landes.

Im Bereich der Großtechnologien muss vor allem mit gesundheitlichen Folgen und Umweltproblemen, zum Beispiel durch eine ungelöste Abfallentsorgung („Castor-Transporte"), gerechnet werden. Deshalb kommt auf die Produzenten, Verkäufer und normalerweise auch Versicherer eine gewaltige Kostenlawine zu, falls einmal etwas richtig schief läuft.

Was tun? Um nicht gleich ein riesiges Heer siechender und klagender Bürgern am Hals zu haben, wird „sicherheitshalber" ein (unsicherer) Grenzwert eingeführt, unterhalb dessen alles kreuzfidel und legal ist. Werden die vorgegebenen Werte etwas überschritten, tja, dann muss es erst mal einer herauskriegen, beweisen und auch noch erfolgreich einklagen. Leidet jemand bereits unterhalb der vorgegebenen Norm, wird er solange wie möglich als Simulant und Hypochonder oder auch als Quertreiber und Nörgler ausgegrenzt.

Gibt es auf einmal, oft nach Jahren, wundersamerweise Kranke und Tote, dann muss der Wert eben „den neuesten Erkenntnissen der Wissenschaft" (komisch: Grenzwert Null unbekannt!) angepasst werden. Dann kommt die nächste (Geschäfts-)Runde und dann noch eine und immer so weiter, bis der Rahm abgeschöpft ist. In unserem Fall wird so der allseits beliebte Elektrosmog vor dem mehr oder weniger arglosen Bürger geschützt.

Der Vorteil liegt für die Industrie darin, dass sie mittels der angeleierten Forschung Grenzwerte bekommt, die technisch, wissenschaftlich und ökonomisch gut zueinander passen, vor allem, nachdem sie genehmigt wurden. *„In einer Urteilsbegründung des hessischen Verwaltungsgerichtshofes vom 11.3.93 (Az.: 3/TH 768/92) wird es deutlich ausgesprochen: Grenzwerte kommen nicht nur aufgrund wissenschaftlicher Erkenntnisse zustande, sondern basieren teilweise auf handfesten wirtschaftlichen Interessen. Bezugnehmend auf die Grenzwerte der DIN VDE 0848 heißt es dort: „(...) dieses technische Regelwerk habe keine absolute, quasi gesetzliche Geltung. Nach der Rechtsprechung des Bundesverwaltungsgerichtes stellen DIN-Normen auch Vereinbarungen interessierter Kreise dar, die eine bestimmte Einflussnahme auf das Marktgeschehen bezwecken. Den Anforderungen, die an die Neutralität und Unvoreingenommenheit gerichtlicher Sachverständiger zu stellen sind, genügen sie deshalb nicht."*[146]

---

[146] Christian Thuile/Andràs Varga: Gefährliche Strahlungen

Es gibt genügend erschreckende Beispiele staatlicher Fürsorge: *„So stellte das Verfassungsgericht Schleswig am 10.2.1993 beispielsweise fest, einen gesetzlichen Anspruch auf Risikominimierung gebe es nicht. Der Ausschluss jeglichen Risikos würde zwangsläufig zur Nichtgenehmigung strahlender Anlagen führen. Aus diesem Grund gehe das staatliche Verlangen nach Gesundheitsvorsorge nur soweit, ,wie die Immissionsbegrenzung technisch und wirtschaftlich gesehen praktisch möglich' sei. Dieses ,Prinzip der Verhältnismäßigkeit' heißt im Klartext: Wirtschaftsinteressen stehen über der Volksgesundheit.*"[147]

Das Berner Verwaltungsgericht verurteilte am 5.3 2001 die Schweizer im Namen des Volkes zu folgendem: *„Die Bevölkerung hat kein Anrecht auf ein Null-Risiko. Grenzwerte dienen lediglich dazu, die Schäden in vertretbaren Grenzen zu halten.*"[148] Das tun sie in der Tat: für die Verursacher.

In der Folge müssen geschädigte Bürger den Betreibern „wissenschaftlich", also auch noch zu deren eigenen Bedingungen, beweisen, dass wie auch im Falle des Mobilfunks „die Grenzwerte liederlich und fahrlässig[149]" sind. Es sind buchstäblich Grenzen ohne den gesundheitlichen Wert, den sie uns allen vortäuschen. Die Natur kennt nur einen einzigen Grenzwert: Null! Bis wir den wieder (gesetzlich) erreichen, kann es, wie uns die tristen Beispiele Asbest und Radioaktivität zeigen, bis zu 100 strahlenden Jahre dauern:

1900 wird Asbestose als Krankheit entdeckt.

1936 wird sie als Berufskrankheit anerkannt.

1970 wird Asbest als krebsauslösender Stoff festgeschrieben.

1979 wird in der BRD Spritzasbest verboten.

1981 wurden aber noch immer 180.000 Tonnen importiert und verarbeitet.

1991 verpflichtet sich die Industrie, keinen Asbest mehr im Hochbau zu verwenden.

1994 wird Asbest in der BRD nach 94 Jahren (kein Druckfehler!) endlich verboten.

1905 waren 2.000 rem für radioaktive Bestrahlung die unbedenkliche Norm. Inzwischen liegt die Höchstgrenze bei nur noch 0,015 rem. Wenn das kein wissenschaftlicher Fortschritt ist, weiß ich es auch nicht, zumindest lässt es in Sachen Hochfrequenz für die ferne Zukunft hoffen.

Ähnliche Erfahrungen machten wir in den letzten Jahrzehnten unter anderem mit: DDT, FCKW, Contergan, Amalgam, Passivrauchen, Benzol, PVC, Lindan, Lipobay, Fluglärm, Formaldehyd, Schwermetallen und mehr oder weniger intensiv mit BSE. Vor Jahren war diese Krankheit „wissenschaftlich" noch nicht mit Creutzfeld-Jakob assoziiert. Und auch in diesem Fall lautete die damalige Argumentation, man könne „nicht von Tieren auf Menschen schließen". Viel-

---

[147] 'ZeitenSchrift' 11/1996

[148] Urteil 20928U

[149] Professor Dr. Siegfried Knasmüller, Institut für Tumorbiologie, Universität Wien

leicht sollte man es einfach mal umgekehrt versuchen, schließlich sind Ähnlichkeiten ja durchaus vorhanden.

Im Falle der elektromagnetischen Felder wird ähnliches behauptet: Der Neurobiologe Professor Dr. Peter Semm, der 1995 für die Telekom arbeitete, bestrahlte an der Universität Frankfurt jeweils 30 Minuten lang Zebrafinken mit Handys. Bei über 60 % der Nervenzellen im Gehirn der Tiere beobachtete er dabei eine Beeinträchtigung des Austausches elektrischer Signale. Er glaubt aber nicht, dass solche Wirkungen auf den Menschen übertragbar seien, da „das menschliche Gehirn viel größer ist."[150]

Selbst im Europäischen Parlament regt sich mancher Zweifel angesichts vollmundiger Beschwörungen angeblicher HF-Harmlosigkeit, wie Prof. Federico Brucciani, Mitglied der STOA-Expertenkommission für das Europäische Parlament in seinem Bericht festhielt: *„Wie die Debatten um Tabak, BSE und die globale Erwärmung zeigen, ist die Wirtschaft nicht geneigt, die Erkenntnisse der Wissenschaft tatenlos hinzunehmen, wenn sie an die Gewinne gehen. Was sich in der Bilanz gut ausmacht, ist nicht immer der Volksgesundheit zuträglich."*[151] Genau besehen war es das noch nie.

Der Medizinphysiker Dr. Lebrecht von Klitzing fand bei seinen expliziten Untersuchungen anhand von Hirnstrommessungen (Elektroenzephalogramm, EEG) heraus, dass sie sich und damit die Denkleistung durch elektromagnetische Felder verändern. *„Zum Teil waren die Wirkungen pathologisch. Die Aussage der Betreiber, dass unterhalb der geltenden Grenzwerte keine Gefährdungen zu erwarten sind, ist sachlich falsch, denn die Literatur dazu zeigt durchaus Gefährdungspotentiale auf."*[152] Schon weit unter den „schützenden" Grenzwerten wurden Effekte ermittelt: *„Zum Teil wurden die gesetzlichen Werte dabei um das Zehntausendfache unterschritten."*[153]

Andere Experten verweisen auf weitere dramatische Konsequenzen: *„EMF schädigt Gehirne, Herzen, Embryos, Hormone und Zellen. Deshalb ist sie eine Bedrohung für das intelligente, gesunde Leben. EMF beeinflusst Körper und Zellen, indem es in die Zelle-zu-Zelle-Kommunikation eingreift, sowie in Zellwachstum und Zellregulierung, und es zerstört die genetische Substanz des Lebens. Wie andere toxische Substanzen, die Zellen zerstören, hat EMF ein Sicherheits-Expositionslevel Null."*[154]

Zusammenfassend lässt sich festhalten, dass es bei elektromagnetischen Feldern ebenso wenig eine unbedenkliche „Schwellendosis" wie bei der ionisierenden Strahlung (Radioaktivität) gibt.

---

[150] sh. Fußnote 56
[151] PE Nr. 297.563, Feb. 2001, www.europarl.eu.int
[152] Neurophysiologische Einflüsse durch elektromagnetische Felder während und nach der Exposition – Medizinische Universität Lübeck
[153] Interview mit der Fuldaer Zeitung, 30.11.2000
[154] Dr. Neil Cherry in einem Brief an Roy Beavers, nach www.notiz.ch/wissenschaft-unzensiert

Effekte gepulster Strahlung	Leistungflussdichte S ($\mu W/m^2$)	Studien durch
Natürliche Hintergrundstrahlung (ungepulst)	0,000.001	Neitzke
Handyfunktion gewährleistet bei	0,001	
Sonneneinstrahlung auf die Erde (ungepulst)	0,1	Leitgeb u.a.
Veränderte Kalziumabgabe menschlicher Hirnzellen	0,1	Bahmeier
Gesundheitsschädigungen von Säugetieren	0,2	Lundquist, BEMS 2002
Störungen an der Zellmembran	200	Marinelli 1999
Wirkung auf Nervenzellen bei Vögeln und Insekten	400	Semm 2001
Kopfschmerzen und Veränderungen im Nervensystem	500	Navarro 2002
Kalzium-Ionen-Veränderungen in der Zelle	800	Schwartz 1990 u.a.
Im EEG nachweisbare Hirnstromveränderungen	1.000	v. Klitzing u.a.
Störungen des Immunsystems	1.000	Bruvere 1998 u.a.
Unfruchtbarkeit bei Mäusen nach 6 Monaten	1.600	Magras 1997 u.a.
Motorik- und Gedächtnisstörungen bei Kindern	1.600	Kolodynski 1996
Öffnung der Blut-Hirnschranke bei Ratten	1.000-5.000	Salford 1999 u.a.
Schädigung von Hirnnervenzellen bei Ratten	10.000	Salford 2003 u.a.

Effekte gepulster Strahlung	Leistungflussdichte S (µW/m²)	Studien durch
Störungen des Immunsystems bei Mäusen	10.000	Fesenko 1999
DNA-Schäden	10.000	Phillips 1998, Verschave 1994, Lai 1996 u.a.
Stimulation von T-Zellen und Makrophagen	10.000	Novoselova 1999
Direkter Effekt auf Ionenkanäle	20.000	D'Inzeo 1988
Körpererwärmung von Kleintieren um über 6° Celsius	4.500.000	Aldey, Meyers u.a.
26. BimSchV bzw. ICNIRP (1997)	4.500.000/9.000.000	

(laut Angaben der Baubiologie Maes, Stand 9/2003)

Im Kontext wirtschaftlich-wissenschaftlicher Verflechtungen scheint „das ge-türkte Fünf-Millionen-Dollar-Experiment" aus den frühen achtziger Jahren ty-pisch, auf das Professor Robert O. Becker, zweimal vergeblich für den Medizin-nobelpreis vorgeschlagen, nachdrücklich hinweist. Es handelte sich um *„eine breitangelegte, äußerst kostspielige Untersuchung an der University of Washington unter der Leitung von Dr. Arthur W. Guy. Darin wurden Ratten einer Dauerbelastung mit Hochfrequenz-Mikrowellen von 2,45 Gigahertz* (zur Erinnerung: das ist die Frequenz unserer Mikrowellenherde – der Autor) *bei ungefähr 0,5 mW/cm² ausgesetzt, also bei einem thermischen Niveau, das zwanzigmal unter dem ‚sicheren Niveau' lag. Die Bestrahlung wurde über fünfundzwanzig Monate fortgesetzt, und man sammelte 155 verschiedene Mes-sungen für Gesundheit und Verhalten. Da ausschließlich gnotobiotische Tiere* (sie werden extra durch Kaiserschnitt unter strengsten Sterilitätsvorkehrungen im Operationssaal zur Welt gebracht; deshalb wurde die Studie auch so teuer – der Autor) *verwandt wurden, drängt sich der Schluss auf, dass der Washingto-ner Versuch vorsätzlich so angelegt wurde, dass die Häufigkeit von Krebs und Infektionskrankheiten bei den exponierten Tieren stark herabgesetzt wurde. Es kann keinen anderen Grund für die Forderung nach gnotobiotischen Tieren geben.* "[155]

---

[155] sh. Fußnote 118

Die Zeiten haben sich leider nicht geändert wie die 1-Millionen-Dollar Studie des WHO-Mitglieds Dr. Michael Repacholi 1997 zeigte. Sie war von der australischen Telefongesellschaft Telstra finanziert worden, zeitigte aber pikanterweise nicht die gewünschten Ergebnisse. Dazu Repacholi in der 'Tageszeitung (taz)' am 7.5.97: *„Unser Modell ist das beste, um etwas über den Zusammenhang von Mobilfunkwellen und Krebs auszusagen. Wir haben im Doppelblindversuch 100 Mäuse bestrahlt. Sie entwickelten im Vergleich zu der unbestrahlten Kontrollgruppe von ebenfalls 100 Mäusen 2,4-mal so häufig Krebs. Um jede mögliche Fehlerquelle auszuschließen, haben wir auf den Faktor 2 herunterkorrigiert."* Und am 25.5.97 ergänzend im Focus-TV: *„Das wichtigste Ergebnis der Studie ist, dass sich die Lymphknotenkrebsrate mehr als verdoppelte, nachdem die Tiere neuen Monate lang zweimal täglich eine halbe Stunde mit den elektromagnetischen Handywellen* (900 MHz – der Autor) *bestrahlt wurden."*

Das Ergebnis dieser strahlenden Forschung war spektakulär und hatte außer heftigen Reaktionen zur Abwechslung auch ein ganz konkretes Resultat: Eine Werbeagentur erhielt anschließend eine Millionen Dollar um die peinliche Sachlage schön zu reden. *„Ziel war es, darzustellen, dass die Studie für Menschen nicht aussagekräftig sei, denn schließlich handele es sich bei dem Experiment nur um Mäuse. Daher könne das Ergebnis nicht auf den Menschen übertragen werden. Der verantwortliche ,Minister of Communications and Arts', Senator Alsten, äußerte sich: ,Die Studie empfiehlt, dass Mäuse kein Mobiltelefon benutzen sollen!'"*[156]

Da wären wir niemals selber drauf gekommen! Aber außer sachlichen Kommentaren aus der ministeriellen Ebene gab es auch richtig wissenschaftliche Nachbesserung, nämlich mit einer getürkten Neuauflage dieser Studie. Dazu nutzte man Mäuse, welche durch aufgrund spezieller Züchtung besonders schnell Krebs bekommen, um so statistische Eckpfeiler zu verwässern. Irgendwie erhält man immer genau die wissenschaftlichen Ergebnisse, die gerade bezahlt werden.

Doch Gott sei Dank gibt es zu telefonierenden Mäusen auch differenziertere Aussagen, zum Beispiel von Prof. Dr. Löscher von der Tiermedizinischen Hochschule Hannover: *„Stellen Sie sich vor, Ihr Arzt verschreibt Ihnen ein Medikament, das bei Mäusen im Labortest Krebs verursacht. Würden Sie es nehmen? Beim Handy ist es aber so: Tierversuche belegen, dass die Krebsrate mehr als verdoppelt wird. Wenn schon durch die Strahlung beim Handy die Tumorrate verdoppelt wird, welche Auswirkungen erst gehen von Sendemasten aus? Keine Firma der Welt entwickelt ein Medikament, das bei Labormäusen Krebs verursacht und sagt wie die Telefonhersteller, dass bei Menschen nichts passieren wird."*[157]

---

[156] sh. Fußnote 103
[157] Süddeutsche Zeitung, 22.5.97

Ursprünglich war das ganze wissenschaftliche Gedöns mal alles ganz anders angedacht, denn „nach *Karl Popper* (Sir Karl Raimund, 1902-1994, englischer Philosoph österreichischer Herkunft - der Autor) *ist ein wirklicher Wissenschaftler jemand, der seine eigenen Annahmen zu widerlegen versucht. Indem er gegen seine persönlichen Überzeugungen ankämpft, versucht dieser ideale Wissenschaftler, seine Beobachtungen gegen seine eigenen vorläufigen Deutungen oder Hypothesen ins Feld zu führen. Erst wenn er eine Hypothese auf allen möglichen Wegen zu entkräften suchte und dies ihm nicht gelang, kann er aufgrund fehlender Gegenbeweise seinen Befunden vorläufig den Status einer Theorie verleihen. Er ist aber stets bereit, seine Annahmen zu überdenken, sobald neue empirische Informationen vorliegen.* "[158]*

Nun, im Zeitalter gesponserter Forschung wird diesem Ideal äußerst uninspiriert nachgeeifert, und „*so ist aus der Welt der Wissenschaft ein Zirkus geworden: Allabendlich ein neuer Akrobat, applaudiert, vergessen. Da wir jetzt in einer Dienstleistungsgesellschaft leben, kann man das leider auch von den Naturwissenschaften sagen: Sie gehören unter anderem zum Amüsierbetrieb.* "[159]

Wir merken uns: Nicht überall wo Wissenschaft draufsteht, ist auch Wissenschaft drin!

L E S E S T O F F :

* Dieter Rüggeberg: Geheimpolitik – Der Fahrplan zur Weltherrschaft Bd. 1-2, Rüggeberg
* Erwin Chargaff: Das zweite Leben, Klett-Cotta
* Günter Ogger: Das Kartell der Kassierer, Knaur
* Georges Bourbaki: Der Sündenfall der Physik, Äther
* Grazyna Fosar/Franz Bludorf: Vernetzte Intelligenz, Omega

---

[158] Michael Schiff: Das Gedächtnis des Wassers
[159] Erwin Chargaff: Das zweite Leben

Warum die Dinge so (mies) sind, wie sie sind

„Eine freie Presse gibt es nicht. Sie, liebe Freunde wissen das, und ich weiß es gleichfalls. Nicht ein einziger unter Ihnen würde es wagen, seine Meinung ehrlich und offen zu sagen. Das Gewerbe eines Publizisten ist es vielmehr, die Wahrheit zu zerstören, geradezu zu lügen, zu verdrehen, zu verleumden, zu Füßen des Mammons zu kuschen und sich selbst und seine Rasse um des täglichen Brotes willen wieder und wieder zu verkaufen. Wir sind Werkzeuge und Hörige der Finanzgewalten hinter den Kulissen. Wir sind die Marionetten, die hüpfen und tanzen, wenn sie am Draht ziehen. Unser Können, unsere Fähigkeiten und selbst unser Leben gehören diesen Männern. Wir sind nichts als intellektuelle Prostituierte."

John Swinton,
Herausgeber der NEW YORK TIMES

Es wird immer wieder von den Nutznießern des Elektrosmogs behauptet, dass es keine/nicht genügend/kaum wissenschaftlichen Ansprüchen genügende Studien zur Auswirkung elektromagnetischer Felder auf das Leben gebe. Mangelnde Aussagekraft und fehlende Reproduzierbarkeit der Ergebnisse sind dabei der häufigste Einwand gegen die weit über 20.000 wissenschaftlichen Veröffentlichungen, die es weltweit inzwischen zum Thema gibt. ‚raum&zeit' 108/2000 zitiert alleine 22 internationale Studien.[160]

Wer sich ausführlich für Studien, die das Etikett „wissenschaftlich" ehrlich verdienen, interessiert, möge sich am besten im Internet informieren, zum Beispiel unter www.electric-words.com; www.elektrosmognews.de/Studien; www.heseproject.org; www.buergerwelle.de/body_science.html (in Englisch);

---

[160] s. auch Rüdiger Maier: Elektromagnetische Feldeinwirkung auf den Organismus und kognitive Prozesse. Eine Pilotstudie zur Beeinflussung von Gedächtnisprozessen durch gepulste Felder: Die medizinische Welt 10/2001

www.fdp-bundesverband.de/forum.

Wie auch immer man die Sachlage beurteilen mag, so bleibt in jedem Fall ein Faktum bestehen: Es existiert keine einzige Studie zur Auswirkung technischer Dauerbelastung über Jahrzehnte hinweg, aber der groß angelegte Feldversuch läuft ja gerade weltweit. *„Beim Mobilfunk wird der Benutzer einem elektromagnetischen Feld ausgesetzt, das neuartig ist. Es gibt keinerlei Erfahrungen über Langzeitwirkungen.“*[161]

Diese Erkenntnis will seit 1993 die „Forschungsgemeinschaft Funk“ mit viel Tamtam aufhalten. Sie setzt sich zum größten Teil aus bekannten Großindustrievertretern zusammen und besticht durch eigenwillige Interpretationen. *„Noch nie wurde in der Geschichte der Menschheit dermaßen viel an krimineller Energie und an Schmiergeldern (Pardon, Spendengeldern) aufgewendet, um einer lebensfeindlichen Technologie zum Durchbruch zu verhelfen. Doch das ist alles vergebliche Mühe! Denn die fiesesten Tricks können nichts daran ändern, dass Menschen, Tiere und Pflanzen einfach krank werden.“*[162]

Ähnliches bieten auch die Kommissionen für Elektrosmog-Grenzwerte: *„Ich finde es bedenklich,“* bemängelt der Journalist und Baubiologe Wolfgang Maes, *„dass Grenzwerte von einer Elektrotechnischen Kommission entwickelt werden, die aus 17 Mitgliedern besteht und davon sind 14 Elektrosmogverursacher wie AEG, Deutsche Bahn, Isar-Amper-Werke, Junkers, Philips, RWE und Siemens.“*

Die beiden Mitglieder vom Bundesamt für Strahlenschutz werden deutlich überstimmt. Vom einzigen Mediziner der Kommission, Professor Eduard David von der Universität Witten-Herdecke, habe die Elektroindustrie, so Maes, nichts zu befürchten, denn seine Universität werde von der Mobilfunkwirtschaft unterstützt. Da David behauptet, dass „unter diesen Grenzwerten nachteilige Wirkungen auf die Gesundheit des Menschen ausgeschlossen“ sind, „werden seine Broschüren von den Elektrounternehmen begeistert verteilt.“[163]

Der unaufgeklärten Öffentlichkeit wird diese willkommene „Unbedenklichkeitserklärung“ gebetsmühlenartig wie ein Mantra angedient, beziehungsweise um die Ohren gehauen. Das klingt dann so: *„Nach den derzeit wissenschaftlich anerkannten Grenzwerten, die den heutigen Stand von Forschung und Technik darstellen, kann von keiner Gesundheitsgefährdung ausgegangen werden.“* Ähnliches verlautbarte früher die Atomindustrie, die übrigens auch niemals einen Versicherer fand.

Inzwischen wurde eine interessante Untersuchung vom ECOLOG-Institut, Hannover, abgeschlossen: *„Im Auftrag von T-Mobil wurde der derzeitige wissenschaftliche Kenntnisstand zu möglichen Auswirkungen der Felder des Mobilfunks auf die Gesundheit ausgewertet und unter dem Gesichtspunkt des vor-*

---

[161] Professor Dr. Niels Kuster, ETH Zürich
[162] www.gigaherz.ch: Ein strahlendes 2002!
[163] Publik-Forum 9/2001, Antje Bultmann: Wenn Strahlen pulsen und das Gehirn erhitzen

sorgenden Gesundheitsschutzes bewertet. Die Ergebnisse und Empfehlungen der umfassenden Studie, an der Physiker, Mediziner und Biologen mitgearbeitet haben, liegen jetzt vor."[164] Und sie sehen folgendermaßen aus:

„Es gibt mittlerweile eine Reihe sehr ernst zu nehmender Befunde aus Untersuchungen an stärker belasteten Bevölkerungsgruppen und aus Tierexperimenten, die auf eine krebsfördernde Wirkung hochfrequenter elektromagnetischer Felder, wie sie beim Mobilfunk benutzt werden, hindeuten. Experimente an Zellenkulturen ergaben zudem deutliche Hinweise auf eine direkte gentoxische Wirkung dieser Felder, wie DNS-Brüche und Schäden an den Chromosomen, so dass auch eine krebsauslösende Wirkung nicht mehr ausgeschlossen werden kann. Auf ein kanzerogenes Potential der Mobilfunkfelder deuten auch die Befunde zur Beeinflussung der Zelltransformation, der Zellvermehrung und der Zellkommunikation. Nachgewiesen wurden ferner Störungen weiterer zellulärer Prozesse, zum Beispiel der Proteinsynthese und der Steuerung durch Enzyme. In zahlreichen Versuchen an Menschen wie an Tieren wurden Beeinflussungen des Zentralen Nervensystems nachgewiesen, die von neurochemischen Effekten bis zu Veränderungen der Hirnpotentiale und Beeinträchtigungen bestimmter Gehirnfunktionen reichen. Letztere zeigen sich im Tierexperiment unter anderem an Defiziten im Lernvermögen. Bei Versuchspersonen, die den Feldern von Mobiltelefonen ausgesetzt waren, wurden Beeinflussungen bestimmter kognitiver Funktionen nachgewiesen. Mögliche Risiken für das Gehirn ergeben sich auch durch die Erhöhung der Durchlässigkeit der Blut-Hirn-Schranke für Fremd- und potentielle Schadstoffe, die in mehreren Experimenten bei Tieren nachgewiesen wurden, die Mobilfunkfeldern ausgesetzt waren.

Die Wissenschaftlerinnen und Wissenschaftler am ECOLOG-Institut fanden bei ihrer Recherche auch zahlreiche Hinweise auf Wirkungen der Felder des Mobilfunks auf das Hormon- und das Immunsystem. So lösten diese Felder bei Versuchstieren eindeutige Stressreaktionen aus, die sich zum Beispiel an einer erhöhten Ausschüttung von Stresshormonen zeigten. Im Tierexperiment konnte auch eine deutliche Verminderung der Konzentration des Hormons Melatonin im Blut exponierter Tiere festgestellt werden. Diese Befunde sind deshalb bedeutsam, weil Melatonin eine zentrale Steuerfunktion für das Hormonsystem und die biologischen Tagesrhythmen hat und es die Entwicklung bestimmter Tumoren hemmt."[165]

Zur wissenschaftlichen Vorgehensweise merkte Dr. Peter Neitzke, Koordinator der Arbeitsgruppe am ECOLOG-Institut, an: *„Im Mittelpunkt unserer Untersuchungen standen Wirkungen der elektromagnetischen Felder des Mobilfunks auf Mensch und Tier, die bei so geringen Intensitäten auftreten, dass ein thermischer Effekt ausgeschlossen werden kann. Wir haben die entsprechenden Stu-*

---

[164] Pressemitteilungen 27.4.2001

[165] K. Hennies, H.-P. Neitzke, H. Voigt: Mobilfunk und Gesundheit – Bewertung des wissenschaftlichen Erkenntnisstandes unter dem Gesichtspunkt des vorsorgenden Gesundheitsschutzes – Hannover, April 2000

dien einer strengen Prüfung hinsichtlich der angewandten Methodik, der Voll-ständigkeit der Dokumentation und der Aussagekraft der Ergebnisse unterzo-gen. Dabei zeigte es sich, dass rund 80 Prozent der in wissenschaftlichen Fach-zeitschriften veröffentlichten Untersuchungsergebnisse für die Beurteilung mög-licher gesundheitlicher Risiken durch den Mobilfunk wenig hergeben. Der Rest, auf den sich unsere Bewertung stützt, ist jedoch so gut gemacht und in sich kon-sistent, dass wir die deutlichen Hinweise auf Gesundheitsrisiken ernst nehmen müssen. Um den Schutz der Bevölkerung vor den Auswirkungen der Felder des Mobilfunks zu verbessern, brauchen wir in Deutschland deutlich niedrigere Vor-sorgegrenzwerte, wie sie bereits in einigen europäischen Nachbarländern gel-ten. Die Erfahrungen dort zeigen, dass die Nutzung der Mobilfunktechnologie und ein vorsorgender Gesundheitsschutz vereinbar sind."

Die vielfältigen Empfehlungen des Instituts an die Politik lauteten entsprechend: Die derzeit in Deutschland geltenden Sicherheitsgrenzwerte liegen für die beim Mobilfunk genutzten Frequenzen zwischen 2 und 9 W/m². Diese Grenzwerte sind jedoch lediglich darauf ausgerichtet, Erwärmungen des Organismus auf-grund der thermischen Wirkung hochfrequenter elektromagnetischer Felder auf ein verträgliches Maß zu begrenzen. Aus Sicht der Autoren sind sie ungeeignet, die in ihrer Studie aufgezeigten Gesundheitsrisiken auszuschließen und daher mit der Zielsetzung eines vorsorgenden Gesundheitsschutzes nicht vereinbar. Das ECOLOG-Institut empfiehlt, beim Bau von Mobilfunkanlagen in der Nähe von Wohnungen, Schulen, Kindergärten, Krankenhäusern und ähnlich empfind-lichen Nutzungen einen Vorsorgegrenzwert von 0,01 W/m² nicht zu überschrei-ten. Den Mobilfunkbetreibern wird nahe gelegt, diesen Vorsorgegrenzwert von sich aus ab sofort einzuhalten und nicht auf die Verabschiedung der Neufassung der entsprechenden Verordnung zum Bundes-Immissionsschutzgesetz zu war-ten.

Der für die Umgebung von Mobilfunksendeanlagen empfohlene Grenzwert bei der Benutzung von Mobiltelefonen ist auf dem jetzigen und in absehbarer Zeit erreichbaren Stand der Technik nicht haltbar. Eine Absenkung auf maximal 0,5 W/m² sollte nach Auffassung der Wissenschaftler am ECOLOG-Institut aber dringend angestrebt werden. Ein ganz besonderes Problem sehen sie bei Nut-zung von Mobiltelefonen durch Kinder und Jugendliche, da sich deren Organis-mus zum einen noch in der Entwicklung befinde und deshalb besonders emp-findlich sei, zum anderen, weil mittlerweile viele Heranwachsende selber regel-mäßig mobil telefonieren. Man darf schließlich nicht vergessen, dass sich das menschliche Hirn bis zum 7. Lebensjahr entwickelt. Diese Bevölkerungsgruppe sollte deshalb zumindest nicht direkt beworben werden. Außerdem sollten be-sondere Anstrengungen unternommen werden, um die Belastungen beim Tele-fonieren durch technische Änderungen an den Handys zu verringern.

Unter dem Druck von bundesweit mehr als 15.000 Bürgerinitiativen wurden mittlerweile weitere Studien zu den Gesundheitsrisiken durch Mobilfunk in Auftrag gegeben. Darunter auch eine durch das EU-Parlament, die leider einen kleinen Schönheitsfehler aufweist: Sie soll im Jahre 2005 abgeschlossen sein, also erst nach vollständigem Ausbau des europaweiten Sendernetzes. Honi soit qui mal y pense! („Ein Schuft, wer Böses dabei denkt." – Motto des Hosenbandordens nach dem englischen König Edward III.)

Viele internationale Kurzzeitstudien aus den letzten Jahrzehnten geben uns schon mal einen schalen Vorgeschmack auf:

- schnellere Zellalterung, da weniger Wasser in ihnen eingebunden wird.
- das Immunsystem wird unterdrückt
- Autoimmunerkrankungen und Stoffwechselkrankheiten
- Allergien
- Parkinson Krankheit
- Multiple Sklerose (MS)
- Alzheimer
- Gedächtnisstörungen und andere neurologische Befunde
- Autismus
- Pseudokrupp
- Krippentod (SIDS = sudden infant death syndrome)
- Blut dickt ein, Thrombosen, hoher Blutdruck
- Depressionen
- Schwindel
- (erworbene) Epilepsie
- Schilddrüsenregulationsstörungen
- Produktion der Vitalhormone nimmt ab
- Dauermüdigkeit, Antriebslosigkeit
- Hyperaktivität, Unausgeglichenheit, Unwohlsein
- Tumore
- Stabilitätsverlust von Kollagen
- (Dauer-)Stress und Reizbarkeit
- Ein- und Durchschlafstörungen
- Depolarisierung der Synapsen der Gehirnzellen
- Grauer Star, Sehstörungen bis hin zur Blindheit
- trockene Augen
- Änderungen im EEG

- Osteoporose
- psychosomatische Krankheiten
- Krebs, Leukämie
- Gleichgewichtsprobleme
- Hautkrankheiten, Schuppenflechte, Neurodermitis
- (Dauer-)Kopfschmerzen, Migräne
- Gelenkschmerzen, Muskelzuckungen
- DNS-Brüche, Erbschäden
- Früh-, Fehl- und Missgeburten
- Magenprobleme bis hin zu Erbrechen, Sodbrennen
- Potenzstörungen, Libidoverlust, Unfruchtbarkeit
- Tinnitus, Gehörnervkrebs
- Herzerkrankungen, -rhythmusstörungen
- Elektrosensibilität und immer so weiter

Ergänzend zu diesem Themenkatalog noch eine wichtige Stimme aus Österreich: *„Zahlreiche Studien belegen, dass Mobilfunk die Gehirnaktivität (inklusive EEG) verändert, den Schlaf stört, die Reaktionszeit verändert, die Funktion der Blut-Hirn-Schranke einschränkt, Konzentrationsschwäche, Kopfschmerzen, Müdigkeit, Unwohlsein und Gedächtnisverlust bewirkt, die Spermienanzahl verringert, die Melatoninproduktion verringert, DNA-Stränge bricht, die Zellperforation erhöht, den Blutdruck steigen lässt, Herzschrittmacher beeinflusst und das Krebsrisiko erhöht, insbesondere Gehirntumor bei Menschen. Mit der Standortbescheinigung über die Einhaltung der gesetzlichen Grenzwerte ist die Nachweispflicht der Mobilfunkbetreiber über die Unschädlichkeit ihrer Sendeanlagen nicht zu erbringen! Forschungsergebnisse und Gesundheitsschäden beweisen das Gegenteil."* [166]

Sogar in Berlin kam diese Botschaft verzerrt an, wie die Bild Zeitung am 2.7.2001 orakelte: *„Umweltminister Trittin (Grüne) will Handy-Herstellern und Mobilfunkbetreibern strengere Strahlenschutzmaßnahmen verordnen und 17 Millionen Mark in die Strahlenschutz-Forschung investieren."*

Bleibt drei Jahre später nur noch die bange Frage, was denn seit anno dunnemals de facto passiert ist? Natürlich nichts, und das, obwohl uns im September 2001 wiederholt versprochen wurde, „nichts sei mehr, was es war". Zumindest für den deutschen Elektrosmog gilt das nicht – der ist, was er immer war: eine wirtschaftliche Größe mit Wachstumspotential.

---

[166] Wulf-Dietrich Rose, Sachverständiger für Elektromagnetische Umweltverträglichkeit EMVU, www.elektrosmog.com

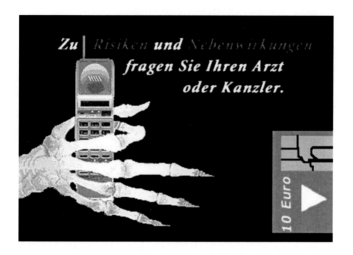

Zu Risiken und Nebenwirkungen fragen Sie Ihren Arzt oder Kanzler.

10 Euro

Bürokratie pur:
Der amtlich verordnete
Elektrosmog

„Nur der Irrtum braucht die Stütze der Staatsgewalt, die Wahrheit steht von alleine aufrecht."

Thomas Jefferson (1743-1826),
3. US-Präsident

Seit dem 1.1.97 gilt in Deutschland die so genannte Elektrosmogverordnung (26. Verordnung zur Durchführung des Bundesimmissionsschutzgesetzes, 26. BimSchV). Von der damaligen „Gesundheitsministerin" Angela Merkel gegen erbitterten Widerstand von Wissenschaftlern und Umweltverbänden abgesegnet, soll sie „mit festgelegten Grenzwerten für Rechtssicherheit sorgen". Das hehre Ziel sei „Schutz- und Vorsorgemaßnahmen sicherzustellen und zur Verfahrensvereinfachung und Investitionssicherheit im Bereich der Sendeanlagen und Stromversorgungen beizutragen, speziell beim Mobilfunk und Bahnstrom, bei Transformatoren und Hochspannungsleitungen". Letzteres wurde einwandfrei erreicht.

Man sieht, im Kern geht es überhaupt nicht um die Einhaltung der verordneten Schönwetter-Werte, sondern darum, möglichst viele Kostenlawinen auszuschließen - „business as usual" eben. Diese ominösen Grenzwerte, weltweit beinahe einsame Spitze, sind so absurd hoch angesetzt, dass sie schon lange vor ihrer Verabschiedung von der Industrie spielend unterboten wurden.

Die Frage, warum sie demzufolge nicht zumindest jetzt auf ein verträgliches Maß gesenkt werden könnten, ist also kaum rhetorisch zu nennen. O-Ton der studierten Physikerin Merkel: *„Im Bereich der Hochfrequenzanlagen wird mit zusätzlichen Kosten nicht gerechnet, da die Anforderungen in der Regel jetzt schon eingehalten werden oder ohne größeren Aufwand eingehalten werden* *können. Im Bereich der Niederfrequenzanlagen rechnet die Stromwirtschaft mit Kosten, die einen zweistelligen Millionenbetrag allenfalls geringfügig überschreiten. Unter Berücksichtigung der Gesamtkosten der Stromerzeugung und Stromverteilung ist jedoch kein messbarer Einfluss auf das Preisniveau zu spüren."*

1997 schließt sich der BUND im Großen und Ganzen den Empfehlungen der deutschen Baubiologie an und verlangt: *„Will man einen gewissen Schutz und auch Vorsorge erreichen, dann müssen die Grenzwerte der 26. BimSchV in bezug auf die hochfrequente Strahlungsdichte um den Faktor 10.000 gesenkt werden."* Und: *„Die Verordnung ist löchriger als ein Schweizer Käse."* Dem stimmte seinerzeit sogar Axel Böttger, Elektrosmogexperte in Angela Merkels Umweltministerium zu: *„Es gibt noch viele Lücken."* Flickschusterei auf Kosten der Volksgesundheit und Umwelt. Und der nächsten Generation, aber die kann ja (noch) nicht wählen.

Die meisten meiner Leser werden sich wohl noch nie um die Konzessionierung einer einsamen Frittenbude oder auch nur eines Taxis bemüht haben. Teilweise, weil kaum jemand sich mit all den verqueren Verordnungen, Gesetzen und Auflagen herumschlagen will. Die Liste der Ämter, die mitzureden haben, scheint unendlich lang. Ähnliches sollte man eigentlich erwarten, wenn riesige Sendemasten mitten in einem Wohngebiet aufgestellt werden sollen. Schließlich bestrahlen sie später 365 Tage im Jahr 24 Stunden täglich tausende von Anwohner. Und jetzt kommt die große Überraschung: Sendemasten unter 10 Metern Höhe und solche mit weniger als 10 Watt Sendeleistung können OHNE Genehmigung der betreffenden Stadt überall aufgestellt werden. Auch, wenn sie auf Schulen, Krankenhäusern oder Kindergärten thronen: Es ist, weil angeblich harmlos, offiziell genehmigt.

Zwar hätte man durchaus mancherlei rechtliche Handhabe (zum Beispiel mit der Bauverordnung) gegen den elektromagnetischen Wildwuchs auf unseren Dächern, auch wenn das zumeist der Bequemlichkeit halber abgestritten wird, nein, die traurige Realität ist, dass es den meisten Bürgermeistern gut in ihren alltäglichen Politkram passt. Schließlich spült es jede Menge Geld in die leeren Kommunenkassen[167], und man will, so wurde mir von Amts wegen auf Nachfragen mitgeteilt, unbedingt „mobil sein", anscheinend bis zum Friedhof. Hatte früher das letzte Hemd keine Tasche, so stimmt selbst das nicht mehr, denn heutzutage hat es zumindest eine Handytasche.

---

[167] so wie der Verkauf unserer Wasserwerke auch

Länderangaben = Verordnungen Stadtangaben = Empfehlungen	Leistungflussdichte S (µW/m²)	
	D-Netze (900 MHz)	E-Netze (1.800 MHz)
Handyfunktion gewährleistet bei	0,001	0,001
Niederlande	6.500.000	17.500.000
USA, Kanada, Österreich	6.000.000	10.000.000
26. BimSchV bzw. ICNIRP (1997) BRD, England, Schweden, Finnland, Japan	**4.500.000**	**9.000.000**
Australien, Neuseeland	2.000.000	
Belgien (2001)	1.100.000	
Italien, China, Rußland, Polen, Ungarn, Bulgarien	100.000 für die Summe aller Anlagen	
Schweiz, Luxemburg, Liechtenstein		90.000
Schweiz (2000)	45.000	90.000
Wallonien (Belgien) 2001	24.000	
Sowjetunion (bis 1989)	20.000	
Wien (Österreich)	10.000 für die Summe aller Anlagen	
Toskana (Italien)	660 für die Summe aller Anlagen	
Salzburg Stadt, Österreich (1998)	250	
Salzburg Stadt 2002 (für Außenbereich), Australien (Bundesland NSW)	10	
Salzburg Stadt 2002 (für Innenbereich)	1 für die Summe aller Anlagen	

(laut Angaben der Baubiologie Maes, Stand 9/2003)

Man kann dem Amtsschimmel also gut nachfühlen, warum die pulsenden Sendemasten für „rechtes Augenmaß" immer kleiner werden müssen, bis schließlich nur noch HF-Experten sie entdecken. Oder sie ändern ihr gewohntes Erscheinungsbild, dann ähneln sie zum Beispiel einem Fahnengestänge oder dickeren Blitzableitern. Manche verbergen sich gleich unter einem Hausdach, von wo aus sie durch strahlungsdurchlässige Plastikdachziegel getarnt die Nachbarschaft beharken.

Mittlerweile werden Funksender auch farblich passend zum Hausputz in den Häuserwänden integriert oder ganz simpel in öffentlichen Litfaßsäulen versteckt. Bloß nicht, unter gar keinen Umständen auffallen, lautet die geschäftsträchtige Devise. Offiziell werden diese heimlichen Versteckspiele, die selbstverständlich Argwohn erwecken, mit der immanenten „Häßlichkeit" der Funkmasten begründet. Angeblich regten sich die Bürger nur darüber auf.

Elektrosmog verkommt also zu einer Frage der Ästhetik, wir hatten es geahnt. Dieser dümmlichen „Argumentation" entsprechend platziert man auch Plastikbäume, die innen einen Sender beherbergen, dekorativ im heimischen Walde. Mit einem sublimen Nachteil: Sobald die natürlichen Gewächse platt sind, werden die Strahlebäumchen prima zu orten sein.

Elektromagnetische Felder	Leistungflussdichte S (μW/m^2)
Handyfunktion gewährleistet bei	0,001
DIN/VDE 0848 für den Arbeitsplatz	100.000.000
UMTS: Niederlande	20.000.000
UMTS: BRD, England, Schweden, Finnland, Japan (1997)	10.000.000

(laut Angaben der Baubiologie Maes, Stand 9/2003)

Nun, wenn - wie behauptet - das ganze Gefunke und Gesende doch so harmlos ist, hätte ich gerne eine Antwort auf die folgenden Fragen: Warum müssen die Strahlenquellen versteckt, beziehungsweise mit gespitzten Klauen verteidigt werden, wenn Bürgerinitiativen sich wehren? Und warum wurden mit den ahnungslosen Haus- und Hofbesitzern solange vorzugsweise unkündbare Verträge mit bis zu 20 Jahren Laufzeit abgeschlossen, bis aufgeweckte Richter diese Art von Vertragsabschluss aufgrund von „Sittenwidrigkeit" verboten? Warum bloß findet sich für diese zigtausend harmlosen Sender kein Versicherer[168]? Wer lässt denn ein solch gigantisches Geschäft anbrennen, vor allem, wenn es todsicher (ungefährlich) ist? Merkwürdig, oder vielleicht auch nicht.

Wenn in der Tat keinerlei Gefahren von elektromagnetischen Feldern ausgehen, sind logischerweise amtlich verordnete Grenzwerte und Versicherungen völlig überflüssig. Deshalb schlage ich an dieser Stelle den Beteiligten vor, alle diese Regelungen ersatzlos zu streichen. Das hätte drei große Vorteile: Der Argwohn gegen die Funkbetreiber schwindet, und sie könnten ihre Sender wie Spargel aufstellen, zumindest solange, bis sich, oh Schreck, doch noch das Gegenteil ihrer vollmundigen Behauptungen herausstellen würde. Dann jedoch ließe sich die Gesetzgebung endlich einmal so unbehindert wie sie ursprünglich gedacht war anwenden. Zudem würde sich der Staat insgesamt den Verdacht ersparen, Handlager zwielichtiger Geschäfte mit der Volksgesundheit zu sein und die Bevölkerung aus finanziellem Eigeninteresse zu verraten. Ist das nicht ein klasse Angebot?

Doch solange diese angeblichen Grenzwerte besser als alle Grundprinzipien der Verfassung verteidigt werden, könnte man daraus schließen, dass die Betreiber ihren eigenen Aussagen nicht trauen. Und nicht nur die, denn Julius von Rothenhahn von der Frankona-Versicherung orakelte bereits 1994: *„Wir stellen uns auf Schadensersatzansprüche ein. Sollte die biologische Gefahr durch elektromagnetische Mobilfunkstrahlung nachgewiesen werden, dann wäre dies das größte Schadenspotential, das die Versicherungswirtschaft je zu bewältigen hatte."*[169] Die Abwägung des geschäftlichen Risikos ist also längst abgeschlossen worden. Sagt uns das etwas?

Michel Schiff, französischer Wissenschaftler und keineswegs auf dem beruflichem Auge blind, hilft uns auf die Sprünge: *„Bei konventioneller Betrachtungsweise von Gesundheitsgefahren unterscheidet man zwischen der Risiko-Bewertung und dem Risiko-Management. Die meisten Fachleute räumen ein, dass die Bürger in das Risikomanagement einbezogen werden müssen. Jedoch beanspruchen viele Experten bei der Risikobewertung ein absolutes Monopol für sich. Eine solche Einstellung beruht auf der starren Trennung zwischen der wissenschaftlichen Erkenntnis und ihren sozialen Auswirkungen. Dabei werden folgende entscheidende Fragestellungen verhindert: Wer wählt die Experten aus? Wer entscheidet dann über das weitere Vorgehen, wenn sich die Fachleute nicht einig sind (und das ist oft der Fall)."*[170]

---

[168] siehe auch: Stern 32/1993
[169] sh. Fußnote 103, sh. Fußnote 56
[170] sh. Fußnote 158

Grenzwerte für Niederfrequenz	Elektrische Feldstärke (V/m)	Leistungsflussdichte (μW/m²)	Magnetische Flussdichte (μT)
DIN/VDE 0848 (Arbeitsplatz)	20.000	1.061.007.957.559,68	5.000
1. BimSchV 2. (Öffentlichkeit)	5.000	663.129.97.347,48	100
NCRP-Empfehlung für USA	10	265.251,989	0,2
TCO-Norm	10	265.251,989	0,2

Laut der WHO ist der Anteil der durch Umweltverschmutzung verursachten Krankheiten in den letzten Jahren auf mindestens 25 % gestiegen. Der indirekte Prozentsatz ist also sehr viel höher, und machen wir uns nichts vor: Er wird gewaltig steigen! Inzwischen nahm die Internationale Agentur für Krebsforschung (IARC), die der Weltgesundheitsorganisation (WHO) untersteht, im Juni 2001 elektromagnetische Strahlung in die Liste der Krebs erzeugenden Faktoren auf, aber leider hat das außer kosmetischem Anstrich nicht wirklich etwas zu bedeuten.

Kennen Sie einen einzigen Menschen, der noch kerngesund ist? Ich nicht. Wenn das normal ist, ist normal krank. Warum gibt es eigentlich so viele „Zivilisationskrankheiten"? Und warum nehmen sie mit jeder neuen Massentechnologie weiter zu? Ganz einfach: Weil diese unsere Zivilisation krank macht.

„Die Natur arbeitet nur mit der besten Technik. Die zweitbeste Technik, wie sie in unseren Maschinen zum Einsatz kommt, hätte in der Evolution nicht die geringste Überlebenschance gehabt. Die Optimierungsstrategien der Natur sind gnadenlos. In einer freien Wirtschaft läuft das ganz anders. Da schließen sich die ‚Pfuscher' zu marktbeherrschenden Konzernen zusammen, kaufen die innovativen Ideen kurzerhand zusammen, um sie in der Schublade verschwinden zu lassen, damit sie so weiter pfuschen können wie bisher; schließlich sind es die miesen Produkte gewesen, die sie zu dem Konzern haben werden lassen, der sie heute sind. Das Ego der Macht ist unvereinbar mit den Belangen der Natur."[171]

Aber wollen wir nicht nur auf dem Staat herumhacken, denn auch die Amtskirche hat längst ihre Schäfchen ins Trockene gebracht. „Neuen Wein in neuen Schläuchen" hatte ich mir eigentlich etwas anders vorgestellt, doch ist es auf bizarre Weise köstlich, wie alte christliche Tradition inhaltlich neu gefüllt wird. So thront längst eine zeitgenössische Variante des Leidenskreuzes auf manch einem Kirchendach. Genauer gesagt sind es hohle Plastikkreuze, die von der Straße aus massiven Holzkreuzen ähneln, aber innen mit funkenden Sendern

---

[171] Konstantin Meyl: Skalarwellentechnik

bestückt sind. Die Zeiten, in denen „alles Gute von oben kam" sind leider endgültig Kirchengeschichte. Wo früher fröhliche Glocken bimmelten, um die Gläubigen zum Gebet zu rufen, befinden sich heutzutage oft leistungsstarke Hochfrequenzsender, der Kirchturm mutiert endgültig zum Sendeturm.

Wer hätte das alles gedacht? Gott und seine Gläubigen werden in „Seinem Haus" gepulsten Mikrowellen ausgesetzt. So mancher wahre Christ hat sich darauf hin eiligst zum Kirchenaustritt veranlasst gesehen. Sogar im katholischen Italien. Radio Vatikan, „das die Kinder an Gott heranführt – zu nahe, viel zu nahe," wie ein italienischer Satiriker es formulierte, verdiente sich dort in vielen strahlenden Jahren seinen neuen Kosenamen: Radio Herodes.

Nachdem die Einwohner von Cesano bei Rom durch die Nähe des christlichen Antennenwaldes seit Jahren unter einer deutlich erhöhten Rate an Leukämieerkrankungen (insbesondere bei Kindern sechsmal so hoch wie im Zentrum Roms) litten, schrieben sie vertrauensvoll ihrem polnischen Papst: „Wir appellieren an Sie, uns von dem unsichtbaren Übel zu befreien!" Die milde Antwort der katholischen Kirche an die Gläubigen fiel gewohnt taktvoll aus: Die gemessene Leistung der bis in die Ukraine strahlenden Sender bewege sich innerhalb internationaler Grenzwerte. Außerdem sei das angesprochene Gebiet exterritorial, also nicht zu Italien gehörig.[172] Eine frohe Hiobsbotschaft voller Nächstenliebe. Das erboste die beunruhigten Schäfchen von Cesano derart, dass sie schließlich von einer „Lizenz zum Töten" sprachen! Im Streit um die Sendeleistung der frommen Propaganda musste man schließlich nach der Drohung des italienischen Umweltministers Willer Bordon einfach den Strom abzuschalten diplomatisch mehr oder wenig gekonnt einlenken[173].

Doch das alles hinderte den CSU-Politiker Erwin Huber nicht daran, 2003 einen Mobilfunkpakt zugunsten der Funk-Lobby in Bayern abzusegnen. Lautstark verriet er wes Geistes Kind er ist: *„Wir werden alles dafür tun, was Gott uns erlaubt und auch manches, was er verbietet, um diese Innovation* (UMTS – der Autor) *voranzubringen."[174]* Bei derartigem Nihilismus fehlen selbst mir die Worte, deshalb lasse ich hier einem altgedienten christlichen Apostel den Vortritt: „Wer es fassen kann, fasse es!" (Matthäus 19,12)

Ich kann und will nicht an dieser Stelle die gesamte deutsche Elektrosmogverordnung kommentieren. Interessant sind für uns aber ein paar der größten „Löcher im Käse":

1. Die Verordnung bezieht sich ausschließlich auf ortsfeste Nieder- und Hochfrequenzanlagen wie Bahnlinien, Funktürme und so weiter, nicht jedoch auf mobile Geräte. Leider verursachen zum Beispiel Computer, Telefone etc. oft viel größere Feldstärken als für ortsfeste Anlagen erlaubt sind.

---

[172] General Anzeiger Bonn 7./8.4.2001
[173] siehe die Tageszeitung „taz", 11.4.2001
[174] www.funkpause.de

2. Die Grenzen für menschliche Dauerbelastungen werden bei 5.000 V/m (laut DIN sogar 7.000 V/m) und 100.000 nT gezogen. Weltweit werden jedoch von Behörden und der Industrie 10 V/m und 200 nT an Computerarbeitsplätzen eingehalten (TCO-Norm).

3. Hochfrequenz-Feldstärken werden über nur **sechs** Minuten im Labor an gesunden jungen Menschen ermittelt, während die Sender 1.440 Minuten pro Tag abstrahlen. Reflektionen und Summationseffekte werden erst recht nicht berücksichtigt, obwohl sie als so genannte aggressive „hot spots" tief ins menschliche Gewebe eindringen können.

4. Funk- und Radaranlagen werden überhaupt nicht berücksichtigt, obwohl sie mit die schärfsten Strahlenverursacher sind. Nicht zu vergessen die militärische Forschung.

5. Elektrostatik und Magnetostatik, also alle Gleichfelder fehlen völlig. Straßenbahnen fahren in Deutschland jedoch seit eh und je mit Gleichstrom.

6. Gefährliche Oberwellen werden ebenfalls nicht geregelt, obwohl sie in jedem E-Netz anzutreffen sind.

Dazu die seinerzeit verantwortliche Gesundheitsministerin A. Merkel: *„Die Grenzwerte sind die Folge des aktuellen Wissensstandes."* Der kann so hoch nicht sein, wenn es mehr hiesigen Forschungsbedarf als Forschungsergebnisse gibt, denn weltweit kommen genügend Studien zu ganz anderen Schlüssen. Den Vorzug, sie nicht zu kennen, teilen viele Verantwortliche mit der Weltgesundheitsorganisation (WHO), die „seit Jahren die Öffentlichkeit betrügt."[175]

Mittlerweile wird vorgeblich über eine Neueinschätzung dieser von oben verordneten Höchstwerte nachgedacht, aber das klingt in meinen Ohren nach den gewohnt fixen Wahlversprechen. Vermutlich werden wir bestenfalls Grenzwerte bekommen, die sich an der bereits existierenden Situation ausrichten, also lediglich Überschreitungen dessen, was bereits ist, verbieten. Dann hätte sich faktisch rein gar nichts geändert, und wir müssen wieder ein paar Jahre auf die nächste „wissenschaftliche Erkenntnis" warten. Bisher konnte ich zudem der Presse lediglich entnehmen, dass weitere Antennennester auf Kindergärten etc. (freiwillig) beschnitten werden sollen. Egal, dann stehen sie eben wie gehabt auf den Hausdächern gegenüber.

---

[175] raum&zeit 108/2000

- raum&zeit 108/2000
- 26. Verordnung zur Durchführung des Bundesimmissionsschutzgesetzes (kostenlos beim BfS)
- Wohnung und Gesundheit Nr. 79/1996, 82/1997, 90/1999, 96/2000, 97/2000
- Hulda Regehr Clark: Heilverfahren aller Krebsarten, New Century
- Dr. med. In: Patient Nebensache, Hanser

Grenzwerte oder Grenzen ohne Wert – WHO is responsible?

> *„Man kann die ganze Bevölkerung eine Zeitlang betrügen und einen Teil davon die ganze Zeit. Aber man kann nie die ganze Bevölkerung die ganze Zeit lang betrügen."*
>
> *Abraham Lincoln (1809-1865),*
> *16. US-Präsident*

Bevor wir uns den strahlenden Grenzwerten des käuflichen Westens widmen, ist vielleicht ein kurzer Blick auf die langjährigen Erfahrungen eines „unterentwickelten" europäischen Nachbarn äußerst informativ. Bereits am 19.09.2001 verabschiedete das „Russische Nationale Komitee zum Schutz vor nichtionisierender Strahlung" (RNCNIRP) einen „Hygienestandard für mobile Telekommunikationssysteme" (SanPiN 2.1.8/2.2.4.1190-03), der folgende Hauptempfehlungen enthält:

1. Kindern und Jugendlichen unter 16 Jahren wird von der Nutzung von Mobiltelefonen vollständig abgeraten.

2. Schwangeren wird von Handynutzung während der gesamten Schwangerschaft abgeraten.

3. Vorgeschädigten Patienten mit neurologischen und psychischen Erkrankungen wird ebenfalls elektromagnetische Abstinenz empfohlen.

4. Telefonate sollten auf höchstens 3 Minuten beschränkt werden. Nach einem Gespräch sollte man mindestens 15 Minuten mit dem nächsten Anruf warten. Insgesamt werden Kopfhörer und Freisprecheinrichtungen wärmstens empfohlen. Verkäufer von Funktelefonen sollten die Kunden beim Kauf umfangreich über die Gesundheitsrisiken und derzeit laufenden

163

epidemiologischen Untersuchungen informieren.

Wie wichtig unseren östlichen Nachbarn die hochfrequente Angelegenheit ist, zeigt sich in weiteren Rahmenbedingungen:

- Die russischen Grenzwerte für Anwohner von Mobilfunksendern sowie beruflich exponierten Personen sind deutlich niedriger als die deutschen und nach Aufenthaltsdauer in Stunden und Minuten je Tag gestaffelt.

- Anwohner von großen Rundfunk-/TV-Sendern wie dem Moskauer Fernsehturm Ostankino tragen ein erhebliches Gesundheitsrisiko und müssen mit Folgen wie erhöhter Krebsrate, Herz-Kreislauf-Krankheiten, Schädigungen des Nervensystems, Schädigungen des hämatologischen Systems (Blut) rechnen. Die elektromagnetische Situation müsse dort deshalb sehr aufmerksam beobachtet werden, da sie eine ernste Gefährdung für die Gesundheit der Anwohnerbevölkerung darstelle.

- Schwangere, das ist gesetzlich geregelt, dürfen nicht am Computer arbeiten.

- Wer schwanger werden will, sollte 2 bis 3 Monate vor der Schwangerschaft ebenfalls nicht am Computer arbeiten.

- Der Kontakt mit elektromagnetischen Feldern aller Art sollte auf ein Minimum reduziert werden. Zu starken Haushaltsgeräten wie elektrischen Herden, Kühlschränken, Grillöfen usw. sollten im Detail angegebene Abstände eingehalten werden. (Zum Beispiel 1,50 Meter bei elektrischen Herden.)

- Bei Hochspannungsleitungen werden Schutzzonen empfohlen, zum Beispiel 20 Meter Abstand bei einer 330 kV-Leitung oder 55 Meter bei einer 1.100 kV-Leitung.

- Das Immunsystem ist auf elektromagnetische Felder besonders empfindlich. In Tierversuchen kam es zu einer Verschlechterung des Immunstatus bei dauerhaftem Aufenthalt in Feldern niedriger Intensität. Es liegen Beobachtungen vor, nach der Menschen, die unter Allergien leiden, eine erhöhte Empfindlichkeit gegenüber elektromagnetischen Feldern zeigen, besonders bei bestimmten Modulationsarten[176]

Da wieder einmal alles woanders ganz anders zu sein scheint, präsentiert sich der Rest der (un)freien Welt wissenschaftlich ebenfalls bestens abgesichert folgendermaßen:

Die Grenzwerte für elektromagnetische Felder wurden von der ‚International Commission on Non-Ionizing Radiation Protection' (ICNIRP) festgesetzt und anschließend von der ‚World Health Organization' (WHO) sowie den meisten Regierungen mehr oder weniger wohlwollend und ungeprüft übernommen. Immerhin verhinderte Italien 1999 die Verabschiedung der ICNIRP-Empfeh-

---

[176] siehe: www.pole.com.ru

lungswerte als EU-Richtlinie. Dort gelten jetzt paradiesische 100 mW/m^2, in der EU im allgemeinen 9.000 mW/m^2. Erwähnenswert ist in diesem Zusammenhang noch, dass weder die ‚United Nations Organization' (UNO) noch die ICNIRP demokratisch legitimiert sind, sondern selber entscheiden können, wer ihnen angehören darf. Das hilft natürlich beim entscheidenden Abstimmungsergebnis. Dabei kommt dann so etwas heraus: *„Insgesamt zeigen die vorhandenen Daten, dass hochfrequente elektromagnetische Felder keine mutagene* (d.h. zellverändernde – der Autor) *Wirkung besitzen."*[177]

Das Bundesamt für Strahlenschutz haut gewohnt fleißig in dieselbe Kerbe: *„Nach Prüfung aller* (wirklich aller? – der Autor) *bisher vorliegenden Untersuchungen gibt es keine Bedenken gegen die Nutzung der Mobilfunktechnik, wenn die Grenzwerte eingehalten werden."* Deutschlands größter Dachverband für Mobilfunk-Geschädigte, die Bürgerwelle e. V. (mehr als 1.500 Bürgerinitiativen werden betreut), wollte das genauer wissen und setzte deshalb in freudiger Erwartung der kommenden Dinge eine Prämie von 10.000 Euro aus.

Jeder Entscheidungsträger aus Mobilfunkindustrie, Strahlenschutz-Behörde und Politik kann sie sich nach wie vor unter einer laut ihren Experten ganz harmlosen Bedingung sichern: Er muss sich lediglich zehn Tage lang den Grenzwertbestrahlungen des Mobilfunks aussetzen, ohne dass dabei gesundheitliche Beeinträchtigungen auftreten. Müßig zu erwähnen, dass bisher noch immer keiner auf dieses leicht zu verdienende Geld scharf ist. Professor Bernhardt, zweiter Vorsitzender der Strahlenschutzbehörde ICNIRP, weigerte sich beispielsweise mit der wenig originellen Ausrede, er habe keine Zeit.

Vermutlich hat der vorgebliche Zeitmangel ihm das Fell gerettet, denn die amerikanischen Umweltwissenschaftlerin Marjorie Lundquist kommt in einer Studie[178] zu alarmierenden Ergebnissen: Die Gesundheit von Säugetieren ist bei chronischer Exposition durch Mikrowellenstrahlung bereits bei Werten um 0,2 Mikrowatt/Quadratmeter ernsthaft gefährdet. Das heißt, dieser ermittelte Wert liegt bezogen auf die allgemein durchgesetzten Grenzwerte der ICNIRP um das fünfzigmillionenfache unter dem Grenzwert für UMTS, um den Faktor 45 Millionen unter dem Grenzwert für das E-Netz und um den Faktor 22,5 Millionen unter dem Richtwert für das D-Netz.[179]

Als in Neuseeland die Debatte tobte, ob die ICNIRP-Richtlinie so wie hierzulande 1:1 zu übernehmen sei, nahm sich Dr. Neil Cherry die Sache für seine Regierung genauer vor. Er überprüfte den von der Weltgesundheitsorganisation vorgegebenen Standard für Funktelefone und kam zu einem wissenschaftlich absolut vernichtenden Urteil: *„Ich zeige klar und schlüssig, dass hier eine Voreingenommenheit besteht gegen die Entdeckung und die Anerkennung von schädlichen Wirkungen, die so weit geht, dass die vorhandenen Studien, welche*

---

[177] ICNIRP, Health Physics, 74,4,1998
[178] veröffentlicht beim BEMS-Meeting in Quebec, Kanada im Juni 2002
[179] siehe auch: Bulletin of the American Physical Society, März 2003

diese Wirkungen beweisen, ignoriert werden, und diejenigen, die man ausge-wählt hat, falsch dargestellt, falsch interpretiert und falsch gebraucht werden."[180]

Und weiter: *„Eine kleine Zahl von Studien wird zitiert und besprochen aus dem riesigen erhältlichen Material heraus, welches potentielle, mutmaßliche, zusam-mengenommen, aktuelle schädliche Einwirkungen auf die Gesundheit zeigt. Ganze Körperschaften von Forschern und Forschungsresultate von vollständi-gen Disziplinen, zum Beispiel der Biometeorologie werden vollständig ignoriert. Dies geschieht fortlaufend, systematisch und demonstrativ, so dass wir darauf schließen können, dass hier ein unwissenschaftliches Motiv hinter den Bewer-tungen und Schlussfolgerungen steckt."*[181] Sein Fazit: *„Die ICNIRP-Richtlinie ist ernstlich fehlerhaft und gesetzwidrig"*, aber nichtsdestotrotz fast überall in Kraft.

Resigniert sagte Dr. Cherry der Zeitschrift Insight:[182] *„Es existiert weltweit eine Art System, das sicherstellt: Du findest keine Effekte, und wir werden dich weiterhin finanzieren. Falls du aber Effekte auffindest, werden wir dir höchst-wahrscheinlich den zuletzt vertraglich vereinbarten Betrag nicht bezahlen, und das wird dich in den Bankrott treiben, oder du musst verlauten lassen: Wir haben zwar einen Effekt aufgefunden, aber er ist nicht sehr signifikant, und wir können ihn nicht richtig absichern. Dann werden sie dir weiteres Geld geben, damit du es noch mal versuchst und unter Beweis stellst, dass du Derartiges nicht wieder machen wirst."*

Im Interview mit raum&zeit[183] kommentiert Professor Cherry seine Ergebnisse zusammenfassend lakonisch so: *„Die Erde ist eine Scheibe."* Das hatten Elektrosensible schon lange befürchtet.

---

[180] Dr. Neil Cherry: ICNIRP Guideline Critique 10/2/99
[181] N. Cherry: dito
[182] 6.4.2000
[183] 108/2000

Forderungen durch	Leistungflussdichte S (μW/m²)
Handyfunktion gewährleistet bei	0,001
Resolution Bürgerforum	0,01 für Ruhebereiche (1999)
Baubiologie Maes/IBN	0,1 (2000)
Landesanitätsdirektion Salzburg	0,1 für DECT-Telefone (2002)
Dr. von Klitzing	1 für DECT-Telefone (2001)
Resolution Bürgerforum	1 für Wachbereiche (1999)
Ökotest	bis 10 als niedrig (4/2001)
Ökologische Demokratische Partei (ÖDP)	10 für Wohngebiete (2003)
Dr. von Klitzing	10 für Mobilfunk (2001)
Salzburg Stadt	1 für die Summe aller Anlagen im Innenbereich (2002)
Dr. Neil Cherry, EU-Parlament	100 (2000, 2001)
BUND	500-1.000 gepulst/ungepulst
Salzburger Resolution, Bundesärztekammer etc.	1.000 (2000)
Ecolog-Institut	3.000 für die Summe aller Anlagen (2003)
ICNIRP, WHO, EU-Ratsempfehlung, SSK	4.500.000-9.000.000 (1997)

(laut Angaben der Baubiologie Maes, Stand 9/2003)

Es kommt aber noch toller[184]: Die Schweizer Bürgerinitiative von Hans-U. Jakob schickte an den UNO-Generalsekretär und Friedensnobelpreisträger Kofi Annan eine Petition, die weltweit von 63 Wissenschaftlern und 65 Organisationen aus 26 Ländern mit gut 40.000 Mitgliedern getragen wurde. Darin verlangte man zu Recht, die Wirtschaftsvertreter innerhalb der ICNIRP seien durch unab-

---

[184] www.gigaherz.ch

hängige Wissenschaftler zu ersetzen. Die Entgegennahme der Petition wurde von den Direktoren des UNO-Sitzes sowohl in Genf als auch Wien kategorisch abgelehnt, so dass man die Kisten mit dem ganzen Material schließlich nach New York zum Hauptsitz der Institution schicken musste. Nach mehrmaligem Nachhaken wurde endlich 9 Monate später (!) erklärt – man höre und staune – die ICNIRP sei weder eine WHO- noch eine UNO-Organisation, sondern lediglich eine private Nichtregierungsorganisation (Non Governmental Organization = NGO). Auf gut Deutsch also eine private wirtschaftliche Interessengemeinschaft. Bis dato wurde uns von allen Regierungen jedoch fleißig vorgeflunkert, die ICNIRP sei eine Unterabteilung der Welt„gesundheits"organisation und diese ihrerseits eine UNO-Organisation. Manus manum lavat – oder frei übersetzt: Nichts verbindet mehr als der ständige Austausch von Banknoten.

LESESTOFF:

- ICNIRP-Richtlinien-Kritik, Dr. Neil Cherry, Lincoln University NZ vom 2.10.1999, erhältlich bei der Bürgerwelle e. V. in Englisch und Deutsch
- Tagungsband (dt./engl.) der „Salzburger Resolution" vom 7.8.2000
- www.pole.com.ru
- www.baubiologie.net
- www.ralf-woelfle.de

Der ha(a)rpunierte Himmel

„In der Tat mache ich mir große Sorgen um mein Land, wenn ich daran denke, dass Gott gerecht ist."

Thomas Jefferson (1743-1826),
Verfasser der Unabhängigkeitserklärung 1776

Wenn man sich trotz der nachgewiesenen Gefahren Tempo und Ausbreitung der gepulsten Hochfrequenztechnologie bis hinein in den Orbit ansieht, kann man nicht umhin, mehr als nur die vereinten Kräfte der Telekommunikationsindustrie dahinter zu vermuten. Und richtig: Einer der größten und geheimsten militärischen Komplexe der Welt steht in Gakona, US-Bundesstaat Alaska. Von der US Navy und Air Force geleitet und vom Pentagon finanziert, produziert er pausenlos Hochfrequenzstrahlung de Luxe zwischen uns und dem Weltraum.

1994 fror der amerikanische Kongress sämtliche Gelder für das militärische E-Smog-Programm kurzfristig ein. Es stand nicht gerade ethische Einsicht Pate, sondern ein Teil der ursprünglichen Aufgaben, in diesem Falle die der Erdtomographie (scheibchenweise Durchleuchtung), war noch nicht ausreichend realisiert worden. Private Zahlungen - von wem auch immer - stellten jedoch den lückenlosen Fortgang des Projektes sicher. Offiziell dient HAARP (High Frequency Active Aurora Research Program) der wissenschaftlichen Erforschung des Nordlichts und der Ionosphäre. Das ist die äußerste Schutzschicht unseres Planeten, bevor sich der angeblich leere Weltraum anschließt.

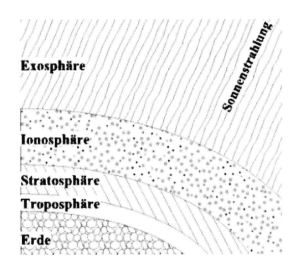

Die Erde und ihre verheizte Atmosphäre

Es war mal wieder Nikola Tesla, der zu Beginn des 20. Jahrhunderts feststellte, dass diese Sphäre wie ein gewölbter Spiegel genutzt werden konnte um zum Beispiel Radiowellen im Kurzwellenbereich zu reflektieren. Dabei gilt das physikalische Gesetz, nach dem der Einfallwinkel einer Strahlung mit dem Ausfallwinkel identisch ist. Die biologische Wirkung der elektromagnetischen Rückkopplung ist je nach Frequenzband völlig verschieden. Nicht-ionisierende Strahlung, also Wellen unterhalb des sichtbaren Lichts ($<10^{15}$ Hz), verursachen vor allem die wissenschaftlich bestrittenen athermische Effekte. (Übrigens liegt der Infrarotbereich irgendwo zwischen 10^{12} Hz - 10^{14} Hz, der ultraviolette Bereich bei circa 10^{15} Hz - 10^{17} Hz.) Es wird also weniger die Energie/Intensität der Mikrowellenstrahlung als vorrangig die aufmodulierte Information vom Körper aufgenommen. Radar- und Satellitenstrahlungen nutzen hingegen größtenteils einen Frequenzbereich zwischen 1 GHz und 12 GHz (10^{9} - 10^{10} Hz), und stehen damit als harmonischen Oberwellen mit unserer Erbsubstanz (DNS) in Resonanz.

Aber auch am unteren Ende des Spektrums gibt es unter 100 Hz noch interessante Strahlungen, die äußerst langwelligen ELF-Wellen (extremely low frequency). Sie liegen im Bereich der Erd-, Hirn- und Organfrequenzen, und das ist militärisch natürlich hochinteressant. Da sich bekanntlich auf elektromagnetische Wellen Informationen aufmodulieren lassen, also nicht zuletzt auch auf die Schumann-Frequenz (7,83 Hz), wäre mit einer entsprechenden Technologie auf-

170

grund der irdischen Resonanz, auf die unsere Gehirne geeicht sind, einer weltweiten Manipulation Tür und Tor geöffnet. Lange Zeit scheiterte das vor allem an der Länge der dafür benötigten Antennen.

Patrick Flanagan ist ein amerikanischer Erfinder und Wissenschaftler, dem seinerzeit in den Siebzigern vom US-Militär verboten wurde, über seine eigene Erfindung, das Neurophon, zu reden, nachdem man ihm das Patent abgeknöpft hatte. Er weist darauf hin, welche Art von Informationen mit solchen Wellen direkt in unser Hirn gefunkt werden könnten: *„Die Regierung hat einige Versuche angestellt. Sie haben EEG-Aufzeichnungen von schwer depressiven Patienten in den Niederlanden untersucht, die in unterschiedlichen mentalen Zuständen waren, und sie konnten dann genau die signifikanten Charakteristika der Gehirnwellenformen bestimmen. Daraus haben sie eine Modulationsfrequenz hergestellt, um Leute künstlich depressiv zu machen."*[185]

Im HAARP-Projekt[186] geht es darum, so vermuten Kritiker mit gutem Recht, elektromagnetische Kriegführung weltweit unkontrolliert und vor allem auch unbemerkt einzusetzen. Man nutzt zwei eigene Atomkraftwerke zur Energielieferung und schießt mit einem Ionospährenheizer (ja, so nennt man den Wahnsinn!) mittels 180 riesiger Sendedipolantennen mit 100 Milliarden Watt pro Stunde (100 GW/h) Löcher in die äußerste Atmosphärenschicht. Sie wird dabei erhitzt wie Pizza in einem riesigen Mikrowellenherd. Da man so regelrecht Teile aus ihr herausschneiden und auch anheben und präzise verdrehen kann, gibt es weltweit keinen einzigen geographischen Winkel mehr, der für unkontrollierte Öko-Kriegführung unerreichbar bliebe. Der BUND schreibt in diesem Zusammenhang: „Der mögliche militärische Nutzen dieser riesigen Antennenanlage soll unter anderem in folgendem bestehen: Gehirnströme der Menschen zu beeinflussen, Wettermanipulation, weltweiter Zusammenbruch von Kommunikationsnetzen, Anhebung der Ionosphäre, Erzeugung von ELF-Wellen zur Erdtomographie".

Raum&zeit bemerkte bereits 1996: *„Damit kann man eine Nation auf einem Bein tanzen lassen, Krebsinformationen oder andere Krankheitsinformationen weltweit übertragen und zwar punktgenau, man kann eine ganze Stadt in den Wahnsinn treiben, das Wetter beeinflussen, den Erdpol verschieben (das könnte Polsprung bedeuten), Erdbeben auslösen und so weiter."* Kurzum, man kann viel Spaß damit haben ohne jemals als der Verursacher in Erscheinung treten zu müssen.

Alle vom US-Patentamt registrierten Erfindungen, die diesem Projekt zu Grunde liegen, gehen in den Ursprüngen fast ausschließlich auf Nikola Tesla zurück. Ihr jetziges Markenzeichen sind solch harmlos-flockige Bezeichnungen wie „Methode und Apparat zur Veränderung einer Region der Erdatmosphäre, Iono-

---

[185] Grazyna Fosar/Franz Bludorf: Zaubergesang
[186] www.haarp.us

sphäre und/oder Magnetosphäre" (US-Patent Nr. 4.686.605 - August 1987) oder „Defensiv-System zur Unterscheidung von Objekten im Weltraum" (US-Patent Nr. 4.817.495 - April 1990) oder auch „Schaffung künstlicher Ionenwolken über der Erde" (US-Patent Nr. 4.999.637 - März 1991).

Tesla sprach 1937 noch völlig korrekt von „Todesstrahlen" und gab seine Forschungen darüber schleunigst auf. Jetzt kehren sie modernisiert zurück und heißen euphemistisch „non-lethal weapons". Das sind Waffen, die nicht gleich töten, sondern den Feind erst einmal kampfunfähig machen, sei es physisch oder psychisch. Anschließend muss man dann nur noch in gewohnter Manier Land und Leute übernehmen.

Während einer Direktübertragung des amerikanischen Nachrichtensenders CNN zur Zeit des ersten Golfkriegs (1991) passierte trotz ansonsten lückenloser Zensur eine kleine Panne, die Fachleute aufschrecken ließ. Eine über mehrere Minuten fixe Kameraeinstellung zeigte den CNN-Reporter vor einem irakischen Spezialbunker, über dessen Herkunft und Schutzwirkung selbst gegen Nuklearwaffen damals einiges durch die Presse ging. Aus dem Hintergrund näherte sich gemächlich ein US-Kampfhubschrauber mit seltsamen seitlichen Aufbauten und schwebte für circa 30 Sekunden über dem Bunker. Im Lärm des ebenfalls live gesendeten Tons konnte man nur die Helikopterrotoren hören, nicht jedoch irgendwelche Lautsprecherdurchsagen. Plötzlich öffnen sich die Türen der licht-, luft- und schalldichten Bunkeranlage und eine Reihe irakischer Elitesoldaten kommt lächelnd mit erhobenen Händen heraus. Was war geschehen?

Es darf angenommen werden, dass es sich bei den Aufbauten des Hubschraubers um eine ELF-modulierte Skalarwaffe, ein so genanntes Skalarinterferometer, handelte, also mobile HAARP-Technologie. Weniger wahrscheinlich ist hingegen, dass Saddams Elitesoldaten kurz nach einem mehrjährigen Krieg gegen die Ayatollas im Iran plötzlich Angst vor einem US-Kampfhubschrauber bekommen, während sie in einem derart sicheren Bunker sitzen.

„Ein britischer Journalist befragte Brigadegeneral Neil für den Sender BBC und wollte kurz vor dem Vorfall wissen, was man zu tun gedenke, um die Sache zum Ende zu bringen. Neil begann: ‚Wir setzen nun die psychologischen…', *brach dann aber den Satz sogleich mit einem etwas künstlich wirkenden Hüsteln ab, entschuldigte sich für die Unpässlichkeit und fing dann von vorne an: ‚Wir werden Hubschrauber mit Lautsprechern einsetzen und sie [die Iraker] durch Gespräche zum Herauskommen bewegen.' Die Formulierung, die er vorher benutzen wollte, war aber offenkundig eine andere, und die ging tiefer. Denn viel eher als ein paar gut gewählte Worte sollten demnach wohl technische Psychosysteme weiterhelfen. "*[187]

Am 7.7.1997 brachte das Nachrichtenmagazin US-News einen Titelbericht über

---

[187] Andreas von Rètyi: Die Stargate Verschwörung

derartige Waffensysteme.[188] Zum Einsatz kommen dabei vor allem drei mögliche „gerichtete" Energiearten: Laserstrahlen, Mikrowellen und ELF-Wellen. Derartige Strahlenwaffen sind vor allem für den Einsatz der zivilen „Aufruhrbekämpfung und Selbstverteidigungszwecke" vorgesehen und angeblich auch bereits an Polizei und Justizbehörden der USA verteilt worden.[189]

„Anders als die offizielle Propaganda behauptet, besteht die Hauptaufgabe der Geheimdienste nicht in der Sammlung und Auswertung von Informationen, sondern in der Bekämpfung des politischen Gegners. Dabei wird präventiv vorgegangen, es werden Personen so früh wie möglich bearbeitet. Dadurch soll verhindert werden, dass politisch oppositionelle Handlungen entstehen oder verbreitet werden. Neben vielen anderen Eingriffen in das Leben werden bei der Bearbeitung von Untertanen Radiofrequenzwaffen eingesetzt. Das Nervensystem verwendet elektrische Signale und Botenstoffe bei der Übermittlung von Reizen. In diese elektrischen Vorgänge kann von außen durch elektromagnetische Strahlung eingegriffen werden. Dabei wird die Hochfrequenzstrahlung an der Zellmembran wie in einem Radioempfänger gleichgerichtet. An der Zellmembran liegen also Spannungsschwankungen an, die der Modulation des Senders entsprechen. Wenn diese Spannungsschwankungen ähnlich den natürlichen elektrischen Vorgängen in der Zelle sind, also von der Zelle ‚verstanden' werden können, werden die natürlich ablaufenden Vorgänge in der Zelle durch diese Störung beeinflusst. Das hat eine Veränderung der Ausschüttung von Botenstoffen zur Folge. Auf diesem Wege stören Radiofrequenzwaffen das Nervensystem und lösen vielfältige Krankheitssymptome und Foltereffekte aus.

Personen werden durch den Einsatz von Radiofrequenzwaffen krank gemacht, um ihre Existenz zu zerstören und so ihren Wirkungskreis zu verringern. Versucht wird: Schlafstörungen (Wachschiessen), Störung der Konzentrationsfähigkeit, Schwäche und Antriebslosigkeit (in den 30er Jahren gab es die Bezeichnung Kurzwellenkater), Autoimmunerkrankungen (zum Beispiel Allergien), Sehstörungen, Schwindel, Einspielen von Tönen und Sprache, Schmerzen, Störungen von Herz und Kreislauf, hoher Blutdruck, Schlaganfall und vieles mehr. Wer von Arzt zu Arzt rennt, um vermeintlich natürliche Ursachen dieser Waffeneffekte zu suchen und behandeln zu lassen, ist mit sich selbst beschäftigt und so erfolgreich vom Staat abgeschaltet worden. In den meisten Fällen werden Radiofrequenzwaffen verdeckt eingesetzt, dem Opfer soll verborgen bleiben, dass es das Ziel von nachrichtendienstlichem Terror ist.

Findet offener Terror statt, wird exzessiv gefoltert. Geheimdienstler und Spitzel sprechen Morddrohungen aus und weisen auf die gezielte Verursachung der Foltereffekte hin. Der Staat möchte jeden innerhalb kürzester Zeit zum Schweigen bringen können. Über die Waffenwirkung von Radiofrequenzstrahlung kann

---

[188] siehe auch: Timothy L. Thomas: The Mind Has No Firewall - Parameter – US Army War College Quarterly – Spring 1998
[189] www.fosar-bludorf.com

man sich hier informieren: www.totalitaer.de[190]"

Das Problem ist also längst bekannt, denn *„Immerhin bestätigt das Bundeskriminalamt in einem Schreiben vom 21.1.2003 (Aktenzeichen LS 2 - 27-2737/02) an die Sprecherin der Interessengemeinschaft der Opfer von Elektro-Waffen: ‚Die schädigende Wirkung von Mikrowellen auf den menschlichen Organismus ist seit vielen Jahren eine wissenschaftlich belegte Tatsache. Daher ist auch ein Einsatz von Mikrowellen als Waffe (insbesondere im militärischen Bereich) denkbar. Dazu gibt es bereits entsprechende Publikationen, wie Sie sie auch in Ihren Literaturhinweisen genannt haben. Der Einsatz von Mikrowellen als Mittel zur Schädigung Dritter wird seitens des Bundeskriminalamtes aufmerksam beobachtet'. An anderer Stelle führt das Bundeskriminalamt aus, dass es schon von mehreren Personen Anzeigen und Mitteilungen über Mikrowellen-Verbrechen bekommen habe, jedoch nicht zuständig sei, sondern die örtlichen Behörden."[191]*

Bereits 1998 befasste sich sogar einmal der „Ausschuss für auswärtige Angelegenheiten, Sicherheit und Verteidigungspolitik" des Europaparlaments in Straßburg mit dieser Thematik. Das führte auch zu einer Resolution, die am 14. Januar 1999 verabschiedet wurde (EU-Dokument A4-0005/99). Im Abschnitt über „nicht-tödliche" Waffensysteme heißt es dort unter anderem: *„Es sind sowohl gegen Sachen als auch gegen Personen gerichtete Waffen entwickelt worden. So genannte nicht-tödliche Waffen lassen sich auch gegen die Infrastruktur und die Behörden eines Landes einsetzen, sie können Eisenbahnsysteme zum Erliegen bringen oder Chaos im Finanzsystem eines Landes verursachen."*

Dass dies alles nicht an den Haaren herbeigezogen, sondern schon längst grauer Alltag ist, wurde bereits von den Physikern Franz Bludorf und Grazyna Fosar Ende 2001 in Berlin nachgewiesen: auf dem Geländes des Flughafens Tempelhof. Dort wurde nämlich zur Zeit des Kalten Krieges eine kilometerlange unterirdische Ringantenne für elektromagnetische Strahlungen im Bereich der Erdresonanz[192] verbuddelt. Diese ist auch als Schumannfrequenz (7,83 Hz) bekannt und entspricht der Eigenschwingung des Hypothalamus, einer wichtigen Hirndrüse! Physikalisch nachweisbar sendet die Anlage also unbekannte Informationen im Bereich unserer Hirnfrequenzen, und das zumindest überall in Berlin. *„Tatsache ist, dass ein ELF-Signal wie das von Tempelhof durch seine Pulsfrequenz unterhalb von 10 Hz direkt die Hirnströme von Menschen nachhaltig beeinflussen kann und auf diese Weise auch krankmachende Informationen in das Gehirn einspeisen kann, die dann von dort an die entsprechenden Körperregionen weitergeleitet werden."[193]* Kommt Ihnen das inzwischen bekannt vor?

---

[190] Stimme des Gewissens 5/2003; www.stimme-des-gewissens.de. Siehe im weiteren Zusammenhang auch: www.antaris.com, www.imi-online.de, www.projectfreedom.cng1.com, www.stop1984.com, www.williamcooper.com, www.exmediavostra.de, www.big-brother-award.de
[191] www.mikrowellenterror.de
[192] „Codename: Teddybär", www.fosar-bludorf.com
[193] raum&zeit 109/2001

Gehirnwellenband	Frequenzbereich	Bewusstseinszustand
Delta	1 - 3	Tiefschlaf, Koma
Theta	4 - 7	Hypnose, Trance, Traumschlaf
Alpha	8 - 13	Entspannter Zustand, Meditation
Beta	14 - 40	Tagesbewusstsein

Da das Gehirn auf elektromagnetische Frequenzen reagiert, indem es diese Informationen nach einer Weile übernimmt, kommt es zu einigen unschönen Wirkungen. Eine davon, so wird vermutet, äußert sich als so genanntes chronisches Müdigkeitssyndrom (CFIDS), das von Medizinern unter anderem auf Elektrosmog zurückgeführt wird.

„Neben chronischer Müdigkeit und Antriebslosigkeit führt CFIDS auch zu Immunschwäche, häufigen Infekten und einer ganzen Reihe weiterer Störungen. Es handelt sich um eine ernstzunehmende Krankheit, die im Extremfall nach längerer Zeit auch zu schweren Immunschwächekrankheiten wie Krebs oder AIDS und damit sogar zum Tode führen kann.“[194]

Als Antwort auf diesen Artikel trafen bei raum&zeit jede Menge Leserbriefe aus ganz Deutschland mit ähnlichen Beobachtungen ein. So sollen auch im Raum Hannover, Dresden, Nürnberg und Bamberg Brummtöne gehört worden sein, selbst auf dem platten Lande. Ganz besonders leiden einige Einwohner des schwäbischen Orts Tailfingen unter undefinierbarem Dauerbrummen aus der Landschaft, wie uns Focus[195], das Hamburger Abendblatt[196] und Bild am Sonntag[197] wissen ließen.

„Die Klagen über unerträgliche Tonstörungen häufen sich. Im Umweltministerium liegen Beschwerden von Leuten vor allem aus dem Bereich Rastatt, Herrenberg (Kreis Böblingen) bis Göppingen.“[198] Messungen des Stuttgarter Gewerbeaufsichtsamtes ergaben, dass es sich bei dem Rauschen um Töne im Bereich von weniger als 20 Hz handelt. Es handelt sich also eindeutig um typische ELF-Signale. *„Im Kreis Böblingen hat sich eine ‚Interessengemeinschaft zur Aufklärung des Brummtons‘ formiert. Zwischen Rastatt und Göppingen ist das immerwährende Geräusch seit Sommer 1999 nachgewiesen. In beiden Städten gibt es*

---

[194] raum&zeit dito
[195] 9/2001
[196] vom 10./11.3.2001
[197] vom 11.3.2001
[198] Eberbacher Zeitung, 16.1.2001

ELF-Radarsignal-Anlagen."[199] Wer wissen möchte, wie es in seiner Region mit nervtötenden Brummtönen aussieht, kann sich darüber nach Postleitzahlen sauber sortiert hier informieren: www.brummt.de.

Natürlich werden Großtechnologien auch miteinander kombiniert um möglichst effektiv zu sein, schließlich soll die Wirkung ja im reinen Sinn „durchschlagend" sein. *„International wird immer wieder der Verdacht geäußert, dass die Mobilfunksendeanlagen mit der HAARP-Anlage gekoppelt werden können. Wir weisen erneut darauf hin, dass es in unserer Republik nur circa 100 Wissenschaftler gibt, die eventuell kontrollieren könnten, was von Tausenden von Sendestationen in unserem Land tatsächlich ausgestrahlt wird. In unserer Republik wird eine praktisch unkontrollierbare Großtechnik aufgebaut."*[200]

Zusammengefasst führt alles auf eine Überlegung hinaus: *„HAARP ist keine Spinnerei. Es ist der Versuch, eine Weltregierung zustande zu bringen."*[201] Über die Qualitäten dieser „Neuen Weltordnung" braucht man angesichts der bereits eingesetzten Technologie in Verbindung mit zügelloser „Globalisierung" nicht weiter zu spekulieren. Interessant und sicherlich erwähnenswert ist in diesem Zusammenhang noch, dass unser lebensgefährlicher digitaler Handy-Puls-Standard in den USA (bisher zumindest) verboten ist. Das US-Militär riet nach Forschungen in den Siebzigern dringend davon ab. In den Staaten telefoniert man ungepulst analog, hat also technisch gesehen quasi eine Art mobiles Kabeltelefon.

Doch scheint erst drahtloses Telefonieren aus „unterentwickelten irakischen Barbaren" wertvolle Mitglieder in Dingen Zivilisation, Demokratie etc. pp zu machen. Denn bereits *„sieben Tage nach Beginn des (zweiten – der Autor) Irakkrieges, nach vielen Blutbädern, Toten, Verletzten und Gefangenen, die US-Truppen standen 80 km vor Bagdad, da stritten sich die westlichen Politiker bereits darüber, welche Mobilfunknetze nach dem Krieg im zukünftigen Irak eingeführt werden sollen: die europäischen GSM-Standards oder die amerikanischen CDMA-Techniken. US-Kongressabgeordnete: ‚America first!'"*[202]

Jetzt wissen wir endlich, warum dieser sinnlose und ungerechte Krieg unter Verletzung vieler internationaler Rechte und Verträge 2003 vom Zaun gebrochen werden musste: Es ging nie und nimmer ums Öl oder gar die vielbeschworenen Menschenrechte, in Wirklichkeit ging der Kampf ganz banal immer nur ums Handy.

---

[199] General Anzeiger Bonn 19./20.5.2001
[200] BUND Arbeitskreis Elektrosmog, 1997; www.bund.net
[201] Wolfgang Volkrodt, Erfinder für Siemens, raum&zeit special 6
[202] Spiegel, 27.3.2003; Wohnung und Gesundheit 108, Wetter-Boden-Mensch 5/2003

176

LESE(ZÜND)STOFF:

- Milton William Cooper: Die apokalyptischen Reiter, Michaels
- Gerhoch Reisegger: Wir werden schamlos irregeführt! Hohenrain
- Jan van Helsing: Hände weg von diesem Buch, Ama Deus
- Jim Keith: Bewusstseinskontrolle, Michaels
- Michael Kent: Psychopolitik Bd. 1-2, www.psychopolitik.de
- Gary Allen: Die Insider Bd. 1-2, VAP

Summa summarum –
Elektrosmog in der Quintessenz

„Beim Bundesamt für Strahlenschutz wird immer wieder betont, es gäbe keine Anhaltspunkte, dass Mobilfunkstrahlung gesundheitsschädlich ist. Keiner macht sich die Mühe, vorliegende Studien gründlich zu analysieren. Stattdessen argumentiert man mit Gegenstudien, die scheinbar zu den Gutachten der Kritiker im Widerspruch stehen. Bei uns ist die Lobby der Netzbetreiber wohl zu mächtig. "

Prof. Dr. Günter Käs,
Mikrowellenexperte der Bundeswehruniversität

Nachdem der Leser mir bis hierhin durch alle elektromagnetischen Höhen und Tiefen gefolgt ist, dürfte langsam auch dem Arglosesten klar geworden sein, dass die laue Diskussion um die Schädlichkeit technischer Felder hinkt und stinkt, und zwar recht heftig und deftig. Was vielen Menschen angesichts der Unmenge der von-wem-auch-immer-gesponserten Studien völlig unverständlich bleibt, ist die ausbleibende Reaktion der verantwortlichen Institutionen innerhalb der ach so demokratischen Gesellschaft.

Selbst die christliche Amtskirche liegt im Koma, dem „gerechten Schlaf der Seligen", wenn sie sich nicht gerade ein Teil vom E-Kuchen abschneidet. Ist das alles wirklich nur mit fehlender Ignoranz oder billiger Gier zu erklären? Man könnte fast den Eindruck gewinnen, das große Schweigen im sei Walde nicht unbedingt zufällig. Vielleicht sollte man wirklich mal zum Hörer greifen und über das Festnetz die Hotline[203] der Innenrevisionen der Bezirksregierungen und des Innenministeriums anrufen. Dort nimmt man mit Handkuss anonyme Hinweise auf Korruption entgegen.[204]

---

[203] Telefon 0211-871 24 40
[204] www.im.nrw.de

178

Studien hin oder her – natürlich ist es für einen „normalen" Bundesbürger nicht einfach, dem Pro und Kontra einer wissenschaftlichen Diskussion zu folgen. Noch schwieriger wird das Ganze, wenn kein fauler Trick unversucht bleibt, um die Betroffenen zu täuschen, sei es durch physikalischen Umrechnungszauber, Gegengutachten oder dreiste Lügen. In der Politik nennt sich solch eine Taktik Schaukeldiplomatie, ein Dementi hier, eine Andeutung dort und alles fein gewürzt mit Widersprüchen und Doppeldeutigkeiten: einerseits ja, anderseits nein.

In der Folge wirft irgendwann auch der hartnäckigste Kritiker entnervt das Handtuch. Man könnte es sich als „demokratische" Gesellschaft um einiges leichter machen, nämlich durch ein Gesetz, das allgemein verbindlich vorschreibt, dass jede wissenschaftliche Studie explizit anmerkt, wer genau sie finanziert hat. Danach würde vermutlich etwas (wissenschaftlich) ganz Unerwartetes geschehen: Die Anzahl all der angeblich so lebenswichtigen Studien sänke dramatisch, und vielleicht würde dafür im Gegenzug das Steueraufkommen sogar etwas steigen, kann doch nicht mehr alles in An- und Abrechnung gebracht werden.

Aber leider scheinen konstruktive Gesetze nicht gerade vom (legislativen) Himmel zu fallen, denn „Wissenschafter haben die Erkenntnis schon seit rund zehn Jahren, und trotzdem ist sie noch nicht bis zu unserer Regierung gelangt: Mobilfunkstrahlen sind gefährlich."[205] Wir werden wohl solange warten müssen, bis die Probleme unübersehbar (und damit auch unlösbar) geworden sind. Und vermutlich läuft die bisher verfolgte Strategie auch genau darauf hinauf, auf etwas, was Helmuth Schmid (1974 bis 1982 deutscher Bundeskanzler) seinerzeit als „die normative Kraft des Faktischen" bezeichnete. Man schafft unüberwindbare Fakten, die ihrerseits wiederum als Voraussetzung für weitere Sachzwänge dienen. Und so treibt man immerzu Teufel mit Belzebub aus, und das endet bekanntlich irgendwann in der Hölle. Die darf dann aber in modernen Zeiten auch mal elektromagnetisch sein.

Um die Frage, ob Elektrosensibilität de facto existiert oder vielleicht doch nur auf einem Placebo-Effekt des Betroffenen beruht, endgültig zu beantworten, möchte ich meine Argumentation an dieser Stelle noch ein letztes Mal festzurren. Ich zitiere[206] dazu die Ergebnisse einer wissenschaftlichen Studie der Europäischen Union aus dem Jahre 1997:

- Es gibt Elektrosensibilität.
- Es existiert noch kein objektivierbares Verfahren, um Elektrosensibilität nachzuweisen.
- Es gibt zwei Arten von Erkrankten:

---

[205] Pressemitteilung der ÖDP, 16.1.2003
[206] sh. Fußnote 103

a) Eine Gruppe hat vorwiegend nervliche Symptome, die durch verschiedenste elektro-magnetische Strahlung ausgelöst werden.

b) Die andere Gruppe betrifft vor allem Menschen, die viel an Bildschirmgeräten arbeiten und hauptsächlich mit Hautreaktionen reagieren.

- Die Symptome der Erkrankten lassen sich in vier Kategorien einteilen:

  a) Hautreaktionen: Hitze, Rötungen, trockene Haut im Gesicht und an den Händen, Nagelbrüche, Stechen, Jucken

  b) Symptome des Nervensystems

  c) Disregulation im Stoffwechsel und im Hormonsystem, Herz-Kreislaufbeschwerden, Verdauungsstörungen und Symptome im Bereich der Sinnesorgane: Sehbeschwerden, trockene Augen, Brennen und Schmerzen der Augen, Lichtempfindlichkeit, Ohrenschmerzen, Ohrgeräusche, Druck im Ohr

  d) Krebs, Allergien, Fertilitätsstörungen, Sick-building-syndrome

- Manche Menschen sind besonders schwer betroffen. In diesen Fällen ist die Erkrankung eine ernste Behinderung.

- Häufig bringen spezifizierbare Krankheitsbilder die Symptomatik hervor.

- Schwer Erkrankten muss mit medizinischen und anderen Maßnahmen geholfen werden.

- Mit einer gezielten Risiko-Kommunikation muss verhindert werden, dass die übrige Bevölkerung angesteckt wird.

Ich denke, meine oben gestellte Frage kann spätestens jetzt mit einem ganzen klaren JA beantwortet werden. Welche Symptome deuten auf eine beginnende Elektrosensibilität hin? Der Bund für Naturschutz und Umwelt benennt eine stattliche Menge:

- Lunge und Herz: Atembeschwerden

- Erkältungen, Nebenhöhlenbeschwerden, Kiefer- und Zahnschmerzen, Wunden oder Bläschen im Mund, trocken Schleimhäute, übermäßiger Durst

- Schwindel, Kopfschmerzen

- Schmerzen in den Schultern, Armen, gelenken, Händen, Muskeln etc.

- brennendes Jucken und Stechen, Hitze- und Wärmegefühle im Körper, Anschwellungen, Blasen im Gesicht und auf den Händen, kalte Gliedmaßen

- Krämpfe, Taubheitsgefühle in den Armen oder Beinen, Harndrang

- stark anhaltende Müdigkeit, Leistungsabfall, Konzentrationsschwäche, Verlust des Kurzzeitgedächtnisses, Schlafstörungen, Nervosität, Unruhe,

Aus eigener schlechter Erfahrung kenne ich persönlich noch viel mehr: Bluthochdruck, Asthmaanfälle, Migräne, Augendruck, Ohrensausen, Hautausschläge, Potenzstörungen, sporadische Muskelzuckungen, Erbrechen, Gedächtnisstörungen, epileptische Anfälle, Allergieschübe, Gereiztheit, Herzrhythmusstörungen, Depressionen etc. pp. Da ich das niemandem wünsche, habe ich das vorliegende Buch geschrieben.

Ans Ende meiner Betrachtungen auf dem Gebiet des Elektrosmog möchte ich Teile aus der Zusammenfassung einer Studie des Europaparlaments[207] stellen, in der schlicht zu folgendem Resultat gekommen wird:

„Gegenwärtig ist der vom Menschen verursachte ‚Elektrosmog' eine wesentliche Bedrohung für die öffentliche Gesundheit. Diese nicht ionisierende elektromagnetische Verschmutzung technischen Ursprungs ist insofern besonders heimtückisch, als sie sich der Erkennbarkeit unserer Sinne entzieht – ein Umstand, der eine eher sorglose Herangehensweise in Bezug auf den eigenen Schutz fördert. Doch ist die Art der Verschmutzung eine solche, vor der man sich buchstäblich nirgends ‚verstecken' kann.

Ferner konnten wir angesichts des relativ kurzen Zeitraums, in dem die Menschheit dieser Strahlungsart ausgesetzt ist, eine evolutionär bedingte Immunität weder gegen eventuelle direkte schädliche Auswirkungen auf den Körper noch gegen mögliche Interferenzerscheinungen mit natürlichen elektromagnetischen Prozessen erlangen. Unter diesen scheint zum Beispiel die Homöostase (das ist die Aufrechterhaltung des so genannten inneren Milieus des Körpers mit Hilfe des Kreislaufs, der Körpertemperatur, des pH-Wertes, des Wasser-, Elektrolyt- und Hormonhaushaltes – der Autor) von der Schumann-Resonanz abzuhängen, einem schwachen elektromagnetischen Feld, das in dem Raum zwischen der Erdoberfläche und der Ionosphäre resonant mit Frequenzen schwingt, die nahe bei denen des menschlichen Gehirnrhythmus liegen. Man fand heraus, dass eine Isolierung davon schädlich für die menschliche Gesundheit ist.

Was technisch erzeugte elektromagnetische Felder von den meisten natürlichen unterscheidet, ist ihr wesentlich höherer Grad an Kohärenz. Das heißt, dass ihre Frequenzen besonders wohldefiniert sind und daher von lebenden Organismen, dem Menschen inbegriffen, leichter wahrgenommen werden können. Dies steigert ihre biologische Wirksamkeit deutlich und öffnet der Möglichkeit frequenzspezifischer, nicht-thermischer Einflüsse verschiedener Art die Tür, gegen die vorhandene Sicherheitsrichtlinien - wie die von der ‚International Commission for Non-ionising Radiation Protection' (ICNIRP, Internationale Kommission zum Schutz vor nicht ionisierender Strahlung) herausgegebenen - keinen Schutz bieten.

---

[207] STOA - Bewertung Wissenschaftlicher und Technologischer Optionen - Die physiologischen und umweltrelevanten Auswirkungen nicht ionisierender elektromagnetischer Strahlung

Die Sicherheitsrichtlinien basieren ausschließlich auf der Betrachtung der Fähigkeit von Hochfrequenz- (HF-) und Mikrowellenstrahlung zur Erwärmung von Gewebe und von Magnetfeldern extrem niedriger Frequenzen (ELF) zur Induzierung im Körperinneren kreisender elektrischer Ströme. Von beiden Effekten ist bekannt, dass sie gesundheitsschädlich sind, wenn sie im Übermaß auftreten. Da die Schwere dieser Effekte mit der Stärke (Intensität) der fraglichen Felder zunimmt, wird nur diese durch die Richtlinien beschränkt. Die Frequenzen der Felder werden nur insofern berücksichtigt, als sie (durch ,Größen'resonanzeffekte) die Fähigkeit von Organismen beeinflussen Energie des Strahlungsfeldes zu absorbieren und sich entsprechend zu erwärmen. Die Richtlinien schützen daher nicht gegen gesundheitsschädliche Auswirkungen, die primär und speziell durch Einflüsse hervorgerufen werden, welche die Frequenzen der Felder auf den menschlichen Körper haben können.

(...)Es ist nicht so sehr, dass in der Hast diese neue und hochwertige Technologie verfügbar zumachen die erforderlichen Sicherheitsuntersuchungen umgangen oder Kompromisse eingegangen wurden, sondern eher - was verwerflicher ist -, dass bereits verfügbare Hinweise darauf, dass die Technologie möglicherweise nicht gerade sicher ist, sowohl von der Industrie als auch von nationalen und internationalen Kontrollbehörden beflissen ignoriert wurden und werden.

Die Umgebung dieser Leute ist permanent und unausweichlich belastet. Dies ist ein völlig inakzeptabler Sachstand, der schwer wiegende ethische Fragen aufwirft und wohl den Nürnberger Code insofern verletzt, als dass es diese Menschen sind, an denen sich schließlich zeigen wird, ab welchem Grad die chronische Belastung durch solche Felder schädlich ist – Informationen, die gegenwärtig nicht verfügbar sind. Anders ausgedrückt: Im Endeffekt sind sie unfreiwillige Objekte eines Massenexperiments."[208]

Die brennende Thematik ist also auf höchster europäischer Ebene bekannt, aber Handlungsbedarf scheint dort nach wie vor nicht zu bestehen. Doch halt, so ganz stimmt das auch nicht, denn „*Momentan findet (unter der Ägide der Weltgesundheitsorganisation) der Versuch statt die Standards für die Belastung weltweit dadurch zu ,harmonisieren', dass Länder mit strengeren Grenzwerten - wie Rußland und China - überzeugt werden diese zugunsten der höheren, im Westen tolerierten Werte zu ändern. Es kann kein Zufall sein, dass in Rußland, wo die frequenzspezifische Empfindlichkeit lebender Organismen gegenüber Mikrowellenstrahlung ultrageringer Intensität vor mehr als 30 Jahren erstmals entdeckt wurde, die Belastungsrichtlinien (auch wenn sie eher in der Theorie als in der Praxis angewandt werden) immer noch 100 mal strenger als die der ICNIRP sind."*[209]

---

[208] PE Nr. 297.574, März 2001
[209] PE Nr. 297.574, März 2001

Ist schon „normaler" Elektrosmog eine gesundheitliche Plage, so hat sich die Situation durch die Handytechnologie nochmals drastisch verschärft, denn nun halten wir uns eine gepulste „Strahlenwaffe" mehrmals täglich an den Kopf. Robert C. Kane, der als Ingenieur der US-Mobilfunkindustrie (Motorola) an der Entwicklung von Handys beteiligt war, schrieb, nachdem er selber einen Hirntumor bekam, in seinem Buch „Cellular Telephone Russian Roulette": *„Ein Telefonat von zwei Minuten spiegelt sich eine Woche lang in veränderten Gehirnströmen des Nutzers wieder. Wir wissen heute, dass selbst eine einzige Exposition zu DNA-Schäden an Gehirnzellen führt."* Demenz ist also vorprogrammiert, eine neue Zivilisationskrankheit (Handyotie) bricht sich massenhaft ihre Schneise, Verblödung und Senilität im Gepäck.

Doch gibt es zumindest für direkt davon Betroffene auch einen tröstlichen Aspekt. Kaum jemand wird inmitten einer Horde Gestörter seinen desolaten Mentalstatus bewusst wahrnehmen können und muss folglich auch nicht darunter leiden. Aber vielleicht bleiben der Menschheit auch die meisten der bisher angeschnittenen Konsequenzen dank militärischen Pioniergeistes erspart. Der Gewinner steht in diesem Falle schon fest: dieser wunderschöne Planet namens Gaia.

LESESTOFF:

- Hans Herbert von Arnim: Das System, Droemer
- Robert C. Kane: Cellular Telephone Russian Roulette (engl.) Vantage Press, nur bei: amazon.com, barnesandnoble.com oder direkt beim Verlag (Telefon: 00-1-212-736-1767)
- Grazyna Fosar/Franz Bludorf: Zaubergesang, Herbig
- Jeane Manning/Nick Begich: Löcher im Himmel, 2001
- www.emfbioeffects.org

Praxis des „Wellensalats" – Selbsthilfe für Elektrosensible

Domizid, das Ende der Wohnqualität

*„Manche Menschen würden eher sterben als nachzudenken.
Und sie tun es auch."*

*Bertrand Russell (1872-1970),
Sozialkritiker*

Es ist natürlich klar, dass die bisher besprochenen „häuslichen Probleme" nur ein kleiner Teil dessen sind, was uns wirklich in unserer Wohnung erwarten kann und oft auch tut. Wir kommen nicht länger nach Hause in eine sichere und uns erhaltende Umwelt. Im Gegenteil: Die guten alten Zeiten, als unser Heim unsere feste Burg war, sind im Zeitalter allgegenwärtigen Elektrosmogs endgültig vorbei. Und, als ob wir damit nicht schon genügend Probleme hätten, kann es passieren, dass wir uns noch zusätzlich zu Steuernachforderungen, neidischen Nachbarn und zänkischem Gespons mit Folgendem herumärgern müssen:

- geophysikalische Reizzonen, also so genannte „Erdstrahlen"
- elektrische und magnetische Störfelder, unter anderem als „Elektrosmog" bekannt
- elektromagnetischer „Funksmog" in analoger und digitaler Form
- Radioaktivität
- zerstörtes Raumklima aufgrund zu vieler Plusionen, auch als „dicke Luft" bekannt
- Gifte und Gase, Luftschadstoffe durch Ausdünstungen
- Fasern, Allergene und Partikel
- Bakterien
- Hefe- und Schimmelpilze
- Schwermetalle (zumeist im Trinkwasser durch die Leitungen)
- Vibrationen durch Lärm, Ultra- und Infraschall
- UV- und (künstliche)Lichtstrahlung
- militärische ELF-Signale, HAARP

Dies alles gehört zum Arbeitsbereich der Geo- und Baubiologie, die sich seit vielen Jahrzehnten kompromisslos den Erfordernissen einer gesunden Behausung widmen. Bisher existierte für all diese krankmachenden Faktoren noch kein adäquater Oberbegriff. Deshalb möchte ich an dieser Stelle einen neuen Terminus technicus, den des Domizids, in die gegenwärtige Diskussion einführen.

In der wissenschaftlichen Literatur ist seit vielen Jahren ein Versuch unter dem programmatischen Namen „the boiling frog principle" (Prinzip des gekochten Frosches) bekannt. *„Taucht man einen Frosch in einen Topf mit heißem Wasser, so sucht er wie rasend das Gefäß zu verlassen. Setzt man ihn jedoch in kaltes Wasser, welches nun langsam erhitzt wird, so lässt sich das Tier zu Tode kochen, ohne dass es sich besonders dagegen wehren würde. Dieses Gleichnis vom gekochten Frosch charakterisiert treffend die Situation des zivilisierten Menschen in seiner von Tag zu Tag mehr verseuchten Umwelt."[210]*

Hier hakt der Domizid ein. Ich definiere: *„Domizid ist der wohldosierte, systematische Selbstmord des Bewohners in seinem Domizil aufgrund der ihm unbekannten ihn umgebenden Umweltgefahren."* Das heißt mit anderen Worten: Der Preis für die Ignoranz der Summe aller krankmachenden häuslichen Faktoren ist stufenweise Erkrankung, die schließlich zu Siechtum und Tod führen kann.

Der neue Oberbegriff setzt sich aus den lateinischen Wörtern *domus* (Haus) und *Suizid* (Selbstmord) zusammen. Im Fokus steht die Erkenntnis, dass ein unkritischer und folglich unbewusster Aufenthalt in den eigenen vier Wänden auf lange Sicht lebensgefährlich sein kann. Die Chance, jahrelang ohne schwere Erkrankung zu leben, schwindet mit jedem neuen Handy, jeder Pilzstelle, jedem elektrischen Haushaltsgerät und ausdünstenden Billigmöbel mehr und mehr.

Wenn wir in einer derart kranken und deshalb krankmachenden Umwelt noch einigermaßen gesund alt werden wollen, müssen wir uns dringend über die versteckte häusliche Problematik, also möglichst alle oben erwähnte Gefährdungen, klar werden. Es ist höchste Zeit, dass wir wieder lernen, die Verantwortung für unser Leben zu übernehmen. Wir selbst stehen in der Pflicht, statt alles Politikern, Wirtschaft und Wissenschaft zu überlassen. Wenn nicht, erreicht uns irgendwann der Domizid, der sich als chronische Erkrankung(en) ohne ursächlich nachweisbaren Zusammenhang manifestiert, deshalb in der Regel auch nicht entsprechend ursachenorientiert (kausal), sondern bloß symptomatisch therapiert wird.

Da unsere Umwelt mittlerweile in allen Bereichen zu einer Gesundheitsgefahr geworden ist, (das ist im übrigen gegenseitig,) können wir es uns nicht länger leisten, weiterhin den Folgen unseres bisherigen Tuns ignorant gegenüberzu-

---

[210] Eva Kapfelsberger/Udo Pollmer: Iß und stirb

stehen. Es gibt Aussagen von Wissenschaftlern[211], dass vermutlich mindestens 80 % aller Zivilisationskrankheiten durch elektromagnetische Felder verursacht werden.

Wenn die Menschheit wieder echte Lebensqualität statt Lärm, Smog und belastete Böden will, muss jeder für sich selbst anfangen, sein Verhältnis zur Natur zu klären. Schließlich liegt hier das fundamentale Missverständnis: Die Natur braucht uns nicht, aber im Gegenteil dazu braucht die Menschheit die Natur, und zwar dringend. Das soll nicht heißen, dass wir wieder „auf den Bäumen" leben sollen, sondern, dass wir zuerst einmal „unseren eigenen Dreck" aufräumen und einer ökologisch und ökonomisch ausgewogenen Technologie zum Durchbruch verhelfen. Denn nur *„Wenn jeder vor seinen eigenen Tür kehrt, ist es überall sauber!"*[212]

Prinzipiell haben wir drei Ansätze, wie wir lernen können, zumindest (vorläufig noch) mit den uns interessierenden elektromagnetischem Domizid zu leben, bevor wir ihn an der Wurzel politisch und somit praktisch abstellen. Wir brauchen Schutz vor einer kranken und deshalb krankmachenden Umwelt, müssen also zu erst einmal „entstören".

Die erste Säule meines Konzepts zur Verringerung von Domizid ist also: **Umweltentgiftung und ökologische Regeneration**. Im Zusammenhang der Elektrosensibilität bedeutet dies, dass jemand, der auf elektrische und/oder magnetische Felder reagiert, sie am besten konsequent meidet. Baubiologische Tricks und Hilfen dazu kennen Sie bereits in Hülle und Fülle.

Wo das nicht ausreicht, müssen wir zusätzlich Abwehrmaßnahmen ergreifen wie zum Beispiel gegen gepulsten Funksmog. Und als logische Folge aus all dem Gesagten ergibt sich die Forderung, der Natur wieder „auf die Beine zu helfen". Dazu gibt es bereits seit vielen Jahren von Organisationen, Firmen, Ausschüssen etc. ausgearbeitete Modelle und Ansätze, die wir politisch und praktisch unterstützen können und im eigenen Interesse auch sollten. Allerdings wäre dies Thema eines eigenen Buchs, und ich kann es hier nur am Rande in den letzten Kapiteln streifen.

Wir müssen nicht nur die Risiken für unsere Gesundheit minimieren, sondern diese zusätzlich konsequent stabilisieren, damit sie mit den (Mehr-)Belastungen zurecht kommt. Auch wird die Entgiftung des Organismus wesentlich verbessert und unser Immunsystem gestärkt. All dies hilft einem Elektrosensiblen sehr, denn er reagiert ja auf den Elektrosmog nicht zuletzt wegen einer geschwächten Abwehrlage (Schwermetallbelastung, Herpes etc.) sensibler als seine Mitmenschen.

Deshalb die zweite Säule meines Konzepts: **physische Entgiftung und Stabilisierung**. In diesem Buch lernen Sie dazu viele von mir und anderen erprobte

---

[211] siehe: Dr. Neil Cherry, www.notiz.ch/wissenschaft-unzensiert
[212] René Egli: Das Lol²a Prinzip

und vor allem auch für Laien mach- und bezahlbare Möglichkeiten kennen. Sollten Sie nach wie vor der orthodoxen Medizin vertrauen, so sollten Sie deren Angebote nicht ausschlagen. Schon gar nicht, bei notwendigen Operationen oder wenn Sie gut privatversichert sind. Gerade auch im Rahmen der Diagnostik kann man sich schlau machen lassen. Durch ein gesundheitlich höheres Niveau sind Sie anschließend wieder deutlich belastbarer. Ihre Unabhängigkeit von der Umwelt und Ihre Möglichkeiten, selbstbestimmt zu leben, wachsen. Sie können länger, effektiver und mit wachsender Freude arbeiten und so mehr erreichen.

Da vermutlich die meisten meiner Leser das Prinzip der Psychosomatik kennen und wissen, dass wir aus weit mehr als nur Bauch und Kopf bestehen, ist ihnen auch die folgende dritte Säule verständlich: **psychische Entgiftung und konstruktive Ausrichtung,** also das weite Gebiet der alternativen Therapien, das ich hier aber nur ganz knapp streifen kann. Ich denke dabei unter anderem an die Möglichkeiten, die uns Rolfing, Rebirthing und Familienaufstellungen nach Bert Hellinger bieten. Es gibt aber noch viele andere erstklassige Angebote.

Oft greifen von mir geschilderte Methoden auf allen drei Ebenen des Domizid, zum Beispiel bei der Verlegung eines geopathogen belasteten Bettplatzes. Nicht nur weichen Sie dadurch bewusst einer Umweltgefährdung aus, sondern Sie erholen sich infolge tiefen und geruhsamen Schlafs auch physisch und psychisch besser. Da Sie durch Ihre Handlungen die eigene Verantwortung für Ihre Gesundheit übernommen haben, führt dies ebenfalls zu mehr Einsicht in die Zusammenhänge und damit zu menschlichem Wachstum und Reife. Und so kommen Sie auf dem vielleicht zuerst zögerlich beschritten Pfad zu mehr persönlichem Glück und erfüllten zwischenmenschlichen Kontakten. Vor allem lernt man, den Wert eines Menschen an seinem Charakter und nicht an äußerem Schein festzumachen. Man traut wieder mehr seinem Gefühl (Intuition) und lässt sich nicht mehr so schnell (ent-)täuschen. Das spart viel Kraft, Zeit und Geld.

Man könnte über den Stoff jedes der bisherigen und folgenden Kapitel jeweils ein eigenes Buch schreiben. Hier kann ich lediglich reichlich Quellen zur Vertiefung des Sie gerade interessierenden Kapitels angeben, damit es zumindest dem „intelligenten Frosch" gelingt, dieser selbstgestellten häuslichen Falle des Domizids zu entkommen. Alle sonstigen erwähnten Bücher und Firmen können Sie bei mir neben reichlich zusätzlicher Information abrufen.

Ich denke, es ist selbstverständlich, dass alle guten Ratschläge nur fruchten, wenn sie optimal und konsequent umgesetzt werden. Dazu kann es ab und an fachmännischer Hilfe bedürfen. Man sollte auch hier im Zweifelsfalle nicht am falschen Ende sparen, denn das fehlt Ihnen an der Gesundheitsfürsorge. Was Sie selber machen können, sollten Sie in die eigenen Hände nehmen, denn dann sind Sie unabhängig. Eigene Verbesserungen und (Profi-)Ratschläge können Sie mir gerne mitteilen. Für Vorträge und Seminare stehe ich natürlich ebenfalls zur

Verfügung.

In diesem Sinne: *„Es gibt bereits alle guten Grundsätze, wir müssen sie nur anwenden."*[213]

- Eva Kapfelsberger/Udo Pollmer: Iss und stirb, Kiepenheuer & Witsch
- Ken Wilber: Das Wahre, Schöne, Gute, Krüger
- René Egli: Das Lol²a Prinzip, Editions d' Olt
- Lothar Burgerstein: Handbuch Nährstoffe, Haug
- Harvey Diamond: Fit for Life, Goldmann

---

[213] Blaise Pascal, 1623-1662, französischer Philosoph

Jetzt oder nie: Vermeidung von Elektrosmog beim Neubau

„Viele gesundheitliche Beschwerden wie Übelkeit, Appetitlosigkeit, Sehstörungen, Bewegungsschwierigkeiten... sind mit signifikanter Auffälligkeit in einer Zone recht nahe an Mobilfunkstationen feststellbar. Ein deutlicher Anstieg von Beschwerden wie Reizbarkeit, Depressionsneigung, Gedächtnisverlust, Schwindel... wurde in einer Zone bis 100 Meter beobachtet. Bis 200 Meter fanden sich häufiger Kopfschmerzen, Schlafstörungen, Unbehaglichkeit, Hautprobleme... Bis zu 300 Meter war chronische Müdigkeit besonders auffällig. Wir empfehlen, Mobilfunk-Basisstationen nicht nähe als 300 Meter von Wohngebieten entfernt zu installieren."

Dr. Roger Santini,
Leiter des Labors für Biochemie und Pharmakologie im
französischen 'Nationalen Institut für angewandte Wissenschaft'

Natürlich hat man vor Baubeginn die beste Chance, sich viele baubiologische Schwierigkeiten zu ersparen, wenn man um die vorliegende Problematik weiß. Und in der Tat gibt es mehr aufgeweckte Häuslebauer, die sich ihr Grundstück vor Baubeginn von einem Rutengänger ausmuten lassen, als man sich das so vorstellt. So ist die Planung der Schlafzimmer wesentlich leichter, als wenn man hinterher im fertiggestellten Haus umziehen muss. Aber gerade auch auf die elektromagnetischen Belastungen sollte man sein Augenmerk richten. Dazu erst einmal ein Tipp aus berufener staatlicher Quelle:[214]

„Grasdächer und Lehmwände können die als Elektrosmog bezeichnete Strahlung von Mobilfunksendeanlagen fast vollständig abschirmen. Das haben am Dienstag veröffentlichte Messungen von Wissenschaftlern der Universität Kassel ergeben. Ein Lehmgewölbe mit Grasdach dämpfe die von vielen Men-

---

[214] Bundesamt für Strahlenschutz –BfS, zitiert nach Elektrosmognews

190

schen als gesundheitsschädlich gefürchtete Strahlung um mehr als 99 Prozent, ermittelten die Forscher. Ein herkömmliches Ziegeldach halte dagegen nur rund 50 Prozent der elektromagnetischen Wellen ab. Das gelte sowohl für die derzeit genutzten Handy-Frequenzen als auch für die höheren UMTS-Frequenzen der kommenden Mobilfunkgeneration.

Nach Auskunft des Bundesamts für Strahlenschutz gibt es derzeit keine wissenschaftlich fundierten Erkenntnisse dafür, dass es bei Einhaltung der gesetzlichen Grenzwerte zu Gesundheitsschäden kommt. Die Strahlenschützer raten aber dennoch, Mobilfunksender vorsorglich nicht in der unmittelbaren Nähe von Schulen, Krankenhäusern oder Kindergärten aufzustellen. Herkömmliche Fenster könnten nach Angaben der Kasseler Wissenschaftler mit einer modernen Wärmedämmverglasung das Eindringen der Strahlung vermindern. Für Dachfenster empfehlen die Wissenschaftler reflektierende Sonnenrollos. Türöffnungen sollten für eine optimale Abschirmung nicht auf Sendemasten ausgerichtet oder die Türen andernfalls metallisch beschichtet sein. Eine Abschirmung gegen Strahlung von außen sei nur dann wirkungsvoll, wenn sich die Hausbewohner im Inneren nicht den hochfrequenten Wellen eines schnurlosen Telefons nach dem modernen DECT-Standard aussetzten, betonten die Forscher."

Wie zu erwarten stand, laufen natürliche Materialien beim Hausbau allen anderen den Rang ab. Das war in alten Zeiten auch durchaus bekannt, denn zum Beispiel ein gestampfter Lehmfußboden, der früher fast überall zu finden war, hält lästige Einstrahlungen ab. Dazu Luise Weidel: *„Die kristalline Struktur des Lehms (siliziumhaltig) hat die Eigenschaft ab einer bestimmten Dicke, mindestens 30 cm, die ionisierende Strahlung der Wasserader zu neutralisieren – allerdings nur diese Strahlung."*[215] Gegenüber Kunststoffen haben solche Werkstoffe durch ihre relativ gute Leitfähigkeit zusätzlich den Vorteil, dass elektrische Felder leichter abgebaut werden. Dadurch werden elektrostatische Aufladungen mit ihren Auswirkungen auf den Körper minimiert.

Für das Dach gilt, dass Blech- und Kupferdächer sehr gut abschirmen, vor allem auch aluminiumbeschichtete Luft- und Dampfsperren. (Aber: Achtung vor innen betriebenen Sendern wegen der abgestrahlten Reflektionen!) Die Firma Baufritz hat außerdem spezielle Schutzplatten im Programm. Für Türen und Fenster (außer bei metallbedampftem Wärmeschutzglas, zum Beispiel Climaplus V von Kinon-Vegla in Aluminiumrahmen), welche die eigentlichen Schwachstellen bilden, existieren Gazestoffe, die zu Vorhängen genäht werden können. Es gibt auch bestimmte Folien (zum Beispiel biologa RD 75), welche zur Reflektion innen auf die Scheiben geklebt werden. Jedoch muss man dabei bedenken, dass in diesem Fall die Holz-Fensterrahmen die Strahlung noch durchlassen.

Ich muss mich in diesem Kapitel leider auf das Notwendigste beschränken und

---

[215] Luise Weidel: Strahlungsfelder

möchte aus diesem Grund Architekten oder Bauherren, die erstklassige fachliche Information über Dämpfungsqualitäten (Lärchenholz dämpft hervorragend) verschiedener Baumaterialien suchen, auf Dr. Ing. Dietrich Moldan (Peter Pauli/ Dietrich Moldan: Reduzierung hochfrequenter Strahlung im Bauwesen - www.dr-moldan.de) hinweisen. Dort können Sie diesbezügliche Untersuchungsergebnisse der Bundeswehr an über 100 getesteten Materialien erhalten.

Prinzipiell gilt gleich bei Planungsbeginn, den am wenigsten belasteten Platz für das Schlafzimmer und weitere Ruhezonen zu reservieren. Da mit steigender Höhe HF-Belastungen stark zunehmen, empfiehlt sich zumeist das Parterre, oft bleibt nur noch der Keller. Man darf nicht vergessen, dass unser Körper im Schlaf mindestens dreimal sensibler auf Strahlungen reagiert als sonst.

In Dingen Hauselektrik haben wir es zum Glück einiges leichter, denn hier lassen sich abgeschirmte Leitungen und Dosen hervorragend zur feldarmen Elektroinstallation einsetzen. Das macht gleich doppelt Sinn, da HF in alle Kabel durch Resonanz einkoppeln kann und wir sie so im ganzen Netz verteilen. Zusätzlich rate ich deshalb zum Einbau von Netzfreischaltern und Hochfrequenzfiltern. Auch sollte man auf die Führung der zukünftigen Stromleitungen achten. Anstelle der üblichen Ringleitung, bei der viele Steckdosen im Zimmer mit einem einzigen Kabel im Kreis mit einander verbunden werden, bietet sich hier eine „sternförmige Installation" an. Das heißt pro Dose eine verdrillte Stichleitung und möglichst kurze Wege entlang der Wände (nicht Decke und Boden). Und, unnötig zu erwähnen, der Verteilerkasten (falls aus Metall: erden!) sollte natürlich möglichst weit von bewohnten Räumen entfernt angebracht sein. Eine saubere Verbindung des Hausnetzes zum Erdpotential (Potentialausgleich durch einen Fundamenterder im Hausboden) tut den Rest.

Fazit: Eine geobiologische Voruntersuchung kann später im Leben eines Bauherrn sehr viel Geld und Ärger ersparen, von den gesundheitlichen Folgen einer Fehlplanung mal ganz abgesehen. Es empfiehlt sich daher, vor Baubeginn mit dem Architekten derartige Punkte zu besprechen und sich die geeigneten Baumaterialien zu besorgen. Das mag zwar den Hausbau anfänglich verteuern, rechnet sich aber im Nachhinein, weil man für ein „gesundes" Haus im Falle eines Verkaufs auch sein Geld fordern darf. Man denke nur an den Wertverfall einer HF-belasteten Hütte so wie ihn die Immobilienmakler jetzt schon vorrechnen können. Lieber zu Beginn etwas mehr investieren als später nachrüsten zu müssen. Eine Menge dieser zusätzlichen Kosten sparen Sie ohnehin auf lange Sicht am Arzt wieder ein.

LESESTOFF:

- Holger König/Peter Erlacher: Baubiologische Elektroinstallationen, Ökobuch
- Gottfried Haefele: Hauserneuerung, Ökobuch
- Gernot Minke: Das neue Lehmbau-Handbuch, Ökobuch
- Holger König: Wege zum gesunden Bauen, Ökobuch
- Peter Weißenfeld/ Holger König: Holzschutz ohne Gift, Ökobuch
- www.ohne-elektrosmog-wohnen.de

Abschirmmaßnahmen gegen Funksmog

„Wer auf sein Elend tritt, steht höher. "

Friedrich Hölderlin (1770-1843),
Dichter

Wenn wir, wie wohl die meisten unter uns, kein baubiologisch saniertes Haus bewohnen, dann wäre ein solider unterirdischer Atombunker genau besehen die richtige Wahl. Da diese Option uns vor einer vergifteten und verstrahlten Umwelt zu schützen, relativ selten ist, müssen wir uns in bescheidenem privatem Rahmen etwas zurechtbasteln, dass man „Faraday'schen[216] Käfig" nennt.

Bekannt ist meistens der erprobte Rat, bei Gewitter im Freien ins Auto zu klettern, da Blitze gefahrlos von der Metallkarosserie abgeleitet werden. Dieses Prinzip nutzen wir bei gepulstem Funksmog ebenfalls. Die Firma Biologa GmbH ist seit über 25 Jahren auf Abschirmmaßnahmen spezialisiert und stellt dafür geeignete Kupfertapeten und (Gaze-)Vorhänge etc. her.

Es gibt ebenfalls eine Art Moskitonetz, das über dem Bett aufgehängt alle Strahlungen reflektiert. Im Falle der Gesundheitsvorsorge oder bei mäßiger Belastung wäre dies zumindest für das Schlafzimmer ein rascher Ausweg aus der ständig zunehmenden HF-Misere. Hinsichtlich der Abschirmtapeten muss zuvor eine Messung der hochfrequenten Strahlung erfolgen. Möglichst sollten auch die vorherrschenden Frequenzen mittels einer „Spektrum-Analyse" erfasst werden, damit Sie auf alle Fälle die optimale Tapete kaufen. Andernfalls wird Ihr Schutz eventuell unterlaufen beziehungsweise durchlöchert und funktioniert nur eingeschränkt, denn die Maschenweite der Tapete bestimmt, welche Frequenzen aufgehalten werden. Falsche Abschirmung kann zu einer höheren Belastung führen.

Auch ist der Richtungseinfall wichtig. Wenn Sie nur eine Hausseite abdichten, jedoch von der anderen ebenfalls massive Strahlung hineingefunkt bekommen,

---

[216] nach dem Physiker Michael Faraday, 1791-1867

werden diese Wellen von Ihrer Schutztapete rückwärts ins Innere des Hauses reflektiert. In diesem Falle haben Sie sich einen wahren Bärendienst erwiesen, denn das kann schlimmer sein, als zuvor ohne „Schutz".

Aus diesem Grunde sollte man weder Fernseher noch Monitore ohne TCO-Norm 99 und natürlich auch kein Schnurlostelefon im DECT-Standard in einem Faraday'schen Käfig betreiben. Das gilt auch für die mobilen Sender ihrer Nachbarn über und unter Ihnen: Decke und Fußboden müssen in diesem Fall auch in dieser Einfallsrichtung dringend abgeschirmt werden, was insgesamt teuer und kompliziert wird.

Innerhalb der geo- und baubiologischen Fachkreise wird in diesem Zusammenhang diskutiert, ob sich nicht zusätzlich zum Beispiel bei Holzhäusern DOR („deadly orgon reaction" nach Wilhelm Reich) in der Kombination mit Kupferabschirmtapeten bilden könnte. Es handelt sich hierbei um die bereits im ersten Teil besprochene vitale Lebenskraft Orgon. Sie entsteht verstärkt bei schichtwiesem Aufbau von organischem und anorganischem Material (zum Beispiel Glas- und Stahlwolle), was zum Beispiel beim Orgonstrahler oder für Orgonakkumulatorkammern gezielt genutzt wird. Jedoch „gerinnt" sie unter radioaktivem Einfluss, wird also giftig, eben DOR. Künstliche radioaktive Strahlung wird unter anderem von Monitoren und Bildschirmen produziert, die wir folglich in solch abgeschotteten Räumen nicht benutzen sollten. Diese Diskussion habe ich hier aber nur für echte Spezialisten erwähnt, denn praktisch nachvollziehbar ist sie für die meisten Menschen sicherlich nicht.

Wenn die strahlende Belästigung aus höchstens zwei bekannten Richtungen kommt, kann man sich durch metallbeschichtete HF-Tapeten erfolgreich dagegen abschirmen. Aber bitte nicht zu erden vergessen! Herrscht Strahlung von allen Seiten, müssen Aufwand und Effekt in Beziehung gesetzt werden. Außerdem lässt sich so kein ganzes Haus abdichten, es gilt immer nur für Daueraufenthaltsräume wie Schlafzimmer oder Büro. Umziehen dürfte meistens billiger und einfacher sein. Wegen der Einfallswinkel der Sender, die ja zumeist möglichst hoch angebracht werden, sind Untergeschosse erfahrungsgemäß wesentlich weniger belastet, und idealerweise sollte man sich also sein Schlafzimmer im Keller unter der Erde einrichten. In dem Fall schirmen die vielen Mauern der Nachbarn relativ gut vor Elektrodomizid ab. Leidet man lediglich unter hochfrequenten Belastungen geringer Intensität, so lässt sich oft erfolgreich und billig mit Fliegengittern aus Metall Abhilfe schaffen, die außen an die Wände genagelt (und am besten auch geerdet) werden. Die Maschendichte sollte möglichst klein sein und kann dann unter Umständen gute 90 % Verbesserung bewirken. Man kann natürlich auch mit Alu-Rolläden und -jalousien experimentieren. Um allerdings wirklich auf der sicheren Seite zu sein, sollten Sie die Ergebnisse unbedingt messtechnisch überprüfen (lassen).

Eine der schnellsten und praktischsten Möglichkeiten ergibt sich bereits aus oben Gesagtem: Ein PKW ist bis auf die ungeschützten Fenster ein Faraday'scher Käfig. Sollten also Umzug und Entstörung zu kompliziert oder teuer sein, so stellen Sie sich am besten einen alten Wohnwagen als mobiles Schlafzimmer in den Garten. Die Fenster können Sie leicht mit den erwähnten Gazestoffen verbarrikadieren. Natürlich leistet ein Wohnmobil dieselben Dienste mit dem zusätzlichen Vorteil, dass Sie auch im Urlaub geschützt sind und jederzeit wieder weg können, sollte Ihnen die Strahlung zu schaffen machen. Es gibt wie immer im Leben auch hier einen Nachteil: Durch das viele Metall auf allen sechs Seiten schotten sie sich ebenso gänzlich von der natürlichen erdmagnetischen und der kosmischen Strahlung ab. Das macht auf Dauer ebenfalls krank, kann aber oft im wahrsten Sinne des Wortes durch reichliche Spaziergänge in freier unbelasteter Natur „umgangen" werden.

Fazit: Es gibt für Elektrosensible baubiologische Möglichkeiten, sich insbesondere vor dem Funksmog zu schützen. Dies wird in der Regel durch bauliche Veränderungen erreicht, lohnt sich in der Regel also nur für Hausbesitzer oder langjährige Mieter. Im allgemeinen läuft es auf einen Faraday'schen Käfig hinaus, den wir bewohnen müssen.

Das erspart uns zwar im geschützten Bereich den größten Teil der elektromagnetischen Wellen, hält aber auch die terrestrische und kosmische Strahlung, die zum Beispiel lebenswichtige magnetische Informationen vermitteln, von uns ab. Auch darf nicht übersehen werden, dass wir uns ausschließlich gegen die hochfrequente Trägerwelle abschirmen, jedoch nicht gegen die ihr aufmodulierte Information, die vermutlich das Hauptproblem sein dürfte. Es kann sich hier also nur um eine kurz- bis mittelfristige Lösung handeln, keinesfalls um eine lebenslange. Insbesondere muss beachtet werden, dass der eingebaute Schutz auch nach innen reflektiert, wir also im Faraday'schen Käfig keine „hauseigenen Sender" installieren dürfen.

LESESTOFF:

- Hans-Peter Neitzke: Risiko Elektrosmog, Birkhäuser
- Christopher Day: Bauen für die Seele, Ökobuch
- www.stoppschild.de
- www.strahlentelex.de
- www.funksignal-taucha.de

Baubiologische Messungen mit elektronischen Geräten

„Der Mensch an sich selbst, insofern er sich seiner gesunden Sinne bedient, ist der größte und genaueste physikalische Apparat, den es geben kann. Und es ist eben das größte Unheil der neueren Physik, dass man die Experimente gleichsam vom Menschen abgesondert hat und bloß in dem, was künstliche Instrumente zeigen, die Natur erkennen, ja, was sie leisten kann, dadurch beschränken und beweisen will. "

Johann Wolfgang von Goethe,
Rutengänger und Dichter

In messtechnischen Kreisen gibt es eine uralte Erfahrung: Wer viel misst, misst Mist! Das hat aber nicht viel zu sagen, wenn Sie über genügend Fachwissen und solide kalibrierte („geeichte") Messgeräte verfügen, denn dann steigt die Messgenauigkeit enorm. Da viele Firmen erstklassige Geräte herstellen, möchte ich hier keine besonders empfehlen. Im Allgemeinen gilt, dass oft die Hersteller selber Kurse anbieten, um ihre Produkte zu erklären. Nicht zu empfehlen sind billige Geräte zum Beispiel aus den Baumärkten, die angeblich alles gleichzeitig können und das möglichst auf zehn Stellen hinter dem Komma. Ohnehin brauchen Sie nicht den gesamten baubiologischen Standard, sondern als Elektrosensibler lediglich zwei Geräte: eines für den Hausstrom (Niederfrequenzmessung) und eines für den Funksmog (Hochfrequenzmessung).

Da man sich bei Hausstrom schon mit den bisherigen Tipps recht gut selber helfen kann, ist meiner Meinung nach vor allem die Messung der gepulsten Hochfrequenz wichtig. Dies nicht zuletzt, weil sie ständig und überall gegenwärtig ist. Außerdem liegt hier ja auch die Hauptursache der zunehmenden Elektrosensibilität. Es gibt eine kleine Firma, die äußerst praktische und für Laien direkt nutzbare Geräte herstellt. Die Bedienung ist einfach, weil die empfangenen Frequenzen laut und deutlich hörbar gemacht werden. So kann also jederzeit akustisch beurteilt werden, in was für einem Wellensalat man gerade surft und auch, wo er herkommt. Selbst entfernte Satellitensignale lassen sich damit erfassen. Zudem kann man damit zweifelsfrei skeptischen Mitmenschen beweisen, dass diese Strahlung existiert, denn wenn Sie während der Messung zum Beispiel den Stecker eines DECT-Telefons ziehen, wird es im Äther deutlich leiser. Diese HF-Geräte werden von der Firma Endotronic GmbH hergestellt. Mit knapp 250 € ist der Volksempfänger „Elektrosmogspion" am preiswertesten und reicht für den Hausgebrauch in jedem Falle aus, nicht zuletzt deshalb, weil sich damit auch die Niederfrequenz hörbar machen lässt.

Die schnellste Möglichkeit festzustellen, ob beziehungsweise welche Hochfrequenzbelastung vorliegt, bietet das Handy selbst: Wenn es nicht funktioniert, gibt es zumindest entweder im Bereich der D- oder E-Netze keine gepulsten Mikrowellen. Aber mehr ist daraus auch nicht abzuleiten. Wer Probleme mit der Strahlung auch der nicht von ihm benutzten Handys hat, die ja im Umkreis von einigen Metern die Hirnfrequenzen und Herzschrittmacher nachteilig beeinflussen, wird natürlich dafür Abhilfe suchen. Im Privatfernsehen wurde von einem Reporter einmal gezeigt, dass es in der Tat solche Geräte gibt. Damit ließen sich Handys in einem Radius von bis zu 80 m abschalten, nur sind diese Gegensender bisher gesetzwidrig und nicht regulär zu kaufen. Bis sich diese Gesetzeslage vorteilhaft ändert, müssen wir zu den mehr oder weniger privaten Quasselstrippen möglichst großen Abstand halten. Wer sich dennoch für Handyblocker („jammer") interessiert, möge sich im Internet die Überwachungssysteme der Firma Radtke KG-Spytec[217] ansehen.

Viel mehr gibt es zur Messtechnik in bezug auf Hochfrequenz und Abschirmung leider nicht zu sagen. Denn die wirklich interessante Frage lautet: Wie und wo kann ich mich in einer gesamtdeutschen Mikrowellenrepublik ohne für Normalverdiener durchsetzbares Recht auf Gesundheit schon vor Dauerbestrahlung verstecken? Ich werde immer eine Belastung messen und fast stets eine zu hohe. Mit Hilfe des „Esmog Spions" werden Sie schnell feststellen, dass es an jeder Ecke ohne Unterlass fiept und knattert. Wenn Sie zum Beispiel die Antenne des Geräts an Ihre Edelstahlspüle halten oder Ihre Metallfüllung im Zahn damit berühren, so können Sie zumeist internationales Radio und diverse Fernsehkanäle ganz deutlich hören. Nicht zu überhören sind natürlich auch die DECT-Telefone Ihrer Nachbarschaft, etwaige Amateurfunker und der Rest der sendenden Welt.

Was uns im Allgemeinen bleibt, sind der Versuch und die Hoffnung, mit dem elektromagnetischen Dauerstress so gut und lange wie möglich zurechtzukommen. Das bedeutet vor allem, dass wir unsere Gesundheit in jeder Beziehung optimieren und schützen, denn nur mit starkem Immunsystem können wir dem Elektrosmog längere Zeit trotzen. Je besser wir schlafen, desto gründlicher ist die nächtliche Zellreparatur (dank höheren Melatoninpegels) und seelische Erholung. Deshalb ist gerade ein in jeder Hinsicht unbelasteter Schlafplatz die

---

[217] www.alarm.de, www.spytec.com

absolut wichtigste Voraussetzung zur gesundheitlichen Besserung. Auf Dauer, insbesondere nach den Netzerweiterungen und Aufstockungen um mehrere Zehntausend Sender und vieler neue Satelliten, ist vermutlich selbst das egal beziehungsweise ein frommer Wunsch. Wir werden bei einer vermuteten Mindestvervierfachung der jetzigen Strahlungsintensität in jedem Fall betroffen. Wie, das können wir uns dann mit geröteten Augen und wachsendem Tumor im Kopf im ebenfalls digital gepulsten Fernsehen ansehen.

Fazit: Durch Messungen der technischen Störfelder können wir im Haus den am schwächsten belasteten Platz ausfindig machen. Allerdings könnte selbst der noch über die Forderungen der Baubiologie hinaus befeldet sein. In diesem Fall müssen wir uns durch geeignete bauliche Veränderungen zusätzlich schützen oder umziehen. Alles in allem: kompliziert und zumeist teuer!

LESESTOFF:

- Wulf-Dietrich Rose: Ich stehe unter Strom, Kiepenheuer & Witsch
- Michael Ebner: Elektrosmog messen, Elektra
- Uwe Hallenga: Wind – Strom für Haus und Hof, Ökobuch
- www.emrnetwork.org
- www.baubiologie-ibn.de

Auf allen Ebenen und mit allen Methoden: die Entstörung

„Die Tragödie der Wissenschaft: das Erschlagen einer schönen Hypothese durch eine hässliche Tatsache."

Thomas Henry Huxley (1825-1895),
englischer Zoologe und Philosoph

Von allen Kapiteln habe ich dieses am längsten vor mir her geschoben, nicht zuletzt deshalb, weil es mit Abstand mehr angebliche Patentlösungen gibt, als dieses Buch Seiten hat. Außerdem habe ich nach 20 Jahren pragmatischer Esoterik und Ausbildungen in diversen Bereichen einerseits und vielfältiger Erfahrung in baubiologischer Messtechnik und Geobiologie anderseits ein gespanntes Verhältnis zu diesem Thema, ich sitze also zwischen zwei Stühlen.

Das liegt nicht zuletzt an Folgendem: Prinzipiell kann ich elektromagnetische HF-Störstrahlung nicht so einfach „entstören", was ja im Verständnis eines Laien die Belastung beseitigt. Entstörung bedeutet technisch präzise ausgedrückt, dass elektrische Apparate bezüglich ihrer elektromagnetischen Verträglichkeit (EMV) mit anderen Geräten neutral sind, was diverse Prüfsiegel (TÜV, GS etc.) dem Verbraucher garantieren sollen. Mit einfachen Worten: Spricht jemand auf seinem Handy und mein Hörgerät beginnt zeitgleich zu fiepen oder mein Herzschrittmacher zu holpern, so sind beide technische Geräte mit einander unverträglich, also nicht entstört.

Man müsste also richtiger von einer „Neutralisation" der elektromagnetischen Felder sprechen, wenn existente technische Felder im biologischen Sinn „harmlos" sind. Ich kann mich vor ihnen abschirmen und davon Abstand halten, so wie wir es besprochen haben. Man könnte sie, zumindest theoretisch, auch abschalten, was ohnehin in jedem Fall die vernünftigste, effektivste und preiswerteste Lösung aller unserer Probleme wäre. Aber eines kann ich nicht: elektromagnetische Störfelder wie ein Kaninchen einfach im Nichts verschwinden lassen, wie die Physik im zweiten Gesetz der Thermodynamik, dem Energie-

Erhaltungssatz, klarstellt.

Technisch effektiv ihre Wirkung zu annullieren funktioniert nur, wenn die Wellen sich gegenseitig aufheben, also durch eine „Phasenverschiebung". Man müsste also zeitgleich auf denselben Funkfrequenzen mit derselben Intensität und umgekehrter Polarität nach dem physikalischen Prinzip der destruktiven Interferenz senden, und das zu erzielen ist normalerweise schwierig.

Viele Hersteller so genannter Elektrosmog-Entstörgeräte und -methoden argumentieren deshalb mittlerweile auch anders. Falls überhaupt Angaben zum physikalischen Wirkungsprinzip gemacht werden, wird gern behauptet, die technischen (äußerst „grobstofflichen") Strahlungen würden durch feinstoffliche Umstrukturierung bioenergetisch umgebaut. So seien sie nicht länger gefährlich und könnten uns gesundheitlich auch nicht länger belasten. Im Gegenteil: Oft soll die Energie der technischen Felder noch zusätzlich als Heilungsenergie genutzt werden können. Leider stimmt das meist so nicht ganz.

Als ich für vorliegendes Buch recherchierte, bot ich einigen Herstellern an, mir ihre Produkte kostenlos für drei Wochen zum Testen zur Verfügung zu stellen. Wenn sie mich überzeugten, würde ich sie gerne kaufen und zusätzlich hier im Buch besprechen. Ich brauche wohl nicht zu erwähnen, dass kaum jemand auf mein Angebot einging. Dabei war es mir ziemlich gleichgültig, ob es sich um regelrechtes High-Tech-Gerät, chinesischen Feng-Shui-Budenzauber, radionisch informierte Chips, heilige Geometrie, keltische Schutzsymbole, buddhistische Mantras und Mandalas, salomonische Amulette oder was auch immer handelte. Schließlich kenne ich ja sogar Menschen, die sich angeblich durch Meditation und „höherem Bewusstsein" vor Elektrosmog schützen wollen. Etwas, was mir leider auch noch nie gelungen ist: Wenn ich in einem gepulsten technischen Störfeld zu meditieren beginne, habe ich nach ein paar Minuten mit Kopfschmerzen und Schwindel zu kämpfen und werde angesichts der permanenten „Brandstiftung" in meinem Haus wütend. Das „positive Denken" kann mir dann regelrecht gestohlen bleiben, genauso wie das andere tolle Pseudoargument: „Der Mensch muss sich eben daran gewöhnen, mit Elektrosmog zu leben!" Meiner bescheidenen Meinung nach wird er sich eher daran gewöhnen müssen, an seiner Dummheit zu sterben. Bisher hat es ja in 200 Jahren auch niemand geschafft, sich genetisch an weißen Zucker zu adaptieren, wie die hohen Zahlen an Karieserkrankungen zeigen.

So wie ich es bisher sehe, funktionieren die meisten dieser Gerätschaften und Konzepte (falls überhaupt) mit Einschränkungen. Da sie teilweise so schwach wirken, dass ich und andere (fast) nichts von der versprochenen Wirkung spüren, bin ich von den meisten dieser Produkte wenig überzeugt. Gewöhnlich sind das die mit den buntesten und dicksten Anpreisungen. Und die Kosten-Nutzen-Relation ist in solchem Fall (höflich ausgedrückt) äußerst bescheiden. Trotzdem wird die Zahl so genannter „Entstörgeräte" weiter inflationieren, da es sich um einen riesigen und gar nicht fernen Zukunftsmarkt handelt, dessen Potential mit jedem neuen Sender und Elektrosensiblen wächst.

Ein zusätzliches Problem ist in der Erfahrungstatsache begründet, dass sich viele „Entstörgeräte" mit den diversen Strahlungen aufladen und irgendwann „umkippen" können. Leider weiß niemand genau wann, aber es geschieht immer wieder, und dann wird die zuvor aufgenommene Störstrahlung großräumig abgegeben. Manche Apparaturen brechen auch den Einfallswinkel der zu entstörenden Strahlung, schicken sie also unverändert in eine andere Richtung weiter. Und leider gehen manche auch mit der sie umgebenden HF-Strahlungen in Resonanz, verstärken also zusätzlich andere Frequenzen, die uns vielleicht genauso zu schaffen machen. Da diese Geräte kaum jemals überprüft werden (können), weiß man also niemals, ob und ab wann sie gefährlich werden. (Allgemein rät man deshalb, sie regelmäßig in die Sonne zu stellen oder mit Wasser abzuspülen.)

Dabei ist nicht einmal unbedingt Betrugsabsicht das Motiv, sondern oft nur fehlendes radiästhetisches Handwerk. Ich kann nämlich nur Dank des Potentialunterschieds muten. Das heißt, die von mir zu findende Strahlungsintensität und -quantität muss deutlich größer sein, als die, die ich als „Antenne" bereits aufgenommen habe. Wenn ich zum Beispiel die ganze Nacht über einer Wasserader geschlafen habe, bin ich derart mit „Wasserinformation" gesättigt, dass ich am folgenden Morgen unmöglich Wasser muten kann. Egal, wohin ich auch komme, ich erhalte keinen Rutenausschlag. Dasselbe Problem haben wir mit Entstörgeräten. Ich fand mal eines, das die elektrischen Felder derart verstärkte, dass ich innerhalb von zwei Minuten voll von dieser Information war. Danach konnte ich natürlich mit der Rute keinerlei Strahlung mehr muten, die Potentialdifferenz war nämlich Null. Und dieser Umstand wird dann dummerweise oft als Beweis für die Funktionstüchtigkeit des Entstörgeräts genommen.

Mit baubiologischer Messtechnik erhalte ich natürlich stets dieselben Resultate wie vor Nutzung der „Entstörung", was aus Sicht der Hersteller ja auch zumeist nicht groß bestritten wird, die Felder existieren ja nach wie vor. Radiästhetisch ergeben sich oft (ganz leichte bis starke) Verbesserungen. Praktisch halte ich es als Betroffener dementsprechend länger als sonst an einem elektromagnetisch verseuchten Platz aus, beziehungsweise regeneriere ich mich, sobald ich ihn aufsuche, deutlich schneller. Und das ist in dieser ganz alltäglichen Mikrowellenhölle schon eine Menge. Ich kann also zumindest sagen, dass ein Entstörgerät, welches teilweise „entstört", besser ist als gar keines, nur fragt sich eben wie lange?

Außer praktischer Erfahrung überzeugt mich natürlich vor allem und ganz besonders, wenn mit modernen medizinischen Methoden der Diagnostik der physiologische Unterschied mit und ohne Neutralisation deutlich nachgewiesen werden kann. Jede Krankheit beginnt zuerst mit einem energetischen Informationsungleichgewicht im Bereich der Meridiane (siehe auch das Kapitel über Akupunktur). Ein lang anhaltender Energiemangel führt irgendwann zur Erkrankung, ein Übermaß dagegen zeigt eine Blockade oder einen entzündlichen Zustand (wie zum Beispiel eine Nierenkolik, Übersäuerung) an. Das klassische Meridiansystem ist also den Organen übergeordnet und somit das mit Abstand schnellste Kommunikations- und Informationssystem des Körpers. Beim Diagnosetest („Meridian-Funktionsanalyse") wird ein geringer Reizstrom an einen Akupunkturpunkt angelegt und die dadurch provozierte Veränderung des Hautwiderstandes gemessen. Da der Körper immer „die richtige Antwort" gibt, lässt sich folglich anhand einer Energiezunahme schnell ermitteln, ob ihm ein Mittel oder eine Methode wirksam hilft oder nicht.

Das Prognosgerät[218], das mit einem unbeschreiblichen Aufwand von 12 Millionen Messreihen von russischen Wissenschaftlern entwickelt wurde, nutzt diese Erkenntnisse, indem korrekt und unbestechlich die momentane Energieverteilung der elektrischen Spannung im Netz der Meridiane gemessen werden. Dabei werden diagnostisch die zwölfpaarigen Meridiane zur Systemanalyse genutzt, indem alle Systeme parallel zueinander gleichzeitig untersucht werden. *„Es erreicht schon bei der Einzelmessung eines Akupunkturpunktes eine diagnostische Zuverlässigkeit, die der von medizinischen Fragebögen entspricht. Wird der gleiche Punkt viermal gemessen und aus den Messdaten ein Durchschnittswert ermittelt, besitzt die so gewonnene Diagnose sogar die gleiche Zuverlässigkeit wie heute übliche Laboruntersuchungen.*"[219]

Russische Medizinexperten erprobten dieses völlig neuartige energetische Mess- und Behandlungsverfahren nicht zuletzt auf der Weltraumstation Mir. Nach jahrelangen medizinischen Forschungen im Bereich sorgfältiger Diagnostik und Behandlung waren sie nämlich zu einem Schluss gekommen: Nur die Elektro-Akkupunkturmessung nach Dr. Reinhold Voll (EAV) kann die Lösung für schnelle und akkurate Diagnosen sein, weil sie das Jahrtausende alte Wissen der Traditionellen Chinesischen Medizin (TCM) mit modernster zeitgenössischer Technologie verbindet. (Wer speziell mehr über die EAV wissen möchte, kann sich an die „Internationale Medizinische Gesellschaft für Elektroakupunktur nach Voll e. V." wenden.)

Inzwischen gilt Prognos als die erste „grenzwissenschaftliche" energetische Mess- und Diagnosemethode, welche die wichtige Hürde wissenschaftlicher Akzeptanz genommen hat, an der selbst eine so bekannte Alternativmethode wie die Kirlianfotografie bisher scheiterte. Eine schnelle Methode, die ansatzmäßig Ähnliches leistet, ist die ziemlich bekannte Kinesiologie. Durch einfaches Drücken des Armes lässt sich mühelos austesten, was uns gut tut, beziehungsweise schadet. Und so kann ich natürlich auch überprüfen, was mit einem „Entstörmittel" los ist.

---

[218] www.medprevent.de
[219] esotera 11/99

Ich schließe natürlich nicht aus, dass es noch viele effektive Entstörmöglichkeiten zwischen Himmel und Erde gibt, die mir bisher unbekannt geblieben sind, und bitte deshalb um die nötige Information an mich oder den Verlag. Viele dieser Geräte basieren auf den Theorien der Quantenphysik, und sie nutzen kosmische Energie, in diesem Fall Neutrinos (die im Gegensatz zur transversalen Hertz'schen Welle Bestandteil der skalaren Longitudinal-Strahlung Teslas sind), um ihre Aufgabe zu erledigen. Das heißt für uns vor allem, dass keine Verschleißteile existieren und auch keine konventionelle Energie zugeführt werden muss, sie also unbegrenzt funktionieren. Allerdings wird meiner Erfahrung zufolge bisher noch nicht eine hundertprozentige Neutralisation erreicht, der Wirkungsgrad ist leider oft geringer.

Prinzipiell brauchen Elektrosensible zwei bis drei verschiedene Geräte, wenn sie sich rundum schützen möchten:

1. eines zur Raumentstörung beziehungsweise
2. zur Hausgesamtentstörung und
3. ein mobiles für den Außerhaus-Gebrauch

Ein löbliches Beispiel in dem Dschungel der Esmog-Neutralisation bietet die Firma Umweltprodukte Peter Giesinger aus Vlotho, die unter anderem auch den aussagekräftigen Nachweis der Wirksamkeit mit einem Prognosgerät einwandfrei gemeistert hat. Auf meine Anfrage (2001) erhielt ich umgehend ihr Spitzengerät zur kostenlosen Prüfung. Es ist ein auch optisch ansprechendes Standgerät für die Wohnung, das im Umkreis von circa 10 m wirkt. Zusätzlich ändert es das Raumklima, indem die Anzahl der Minusionen erhöht wird. Man sollte es aber regelmäßig in fließendem Wasser reinigen und alle paar Jahre warten lassen. Die negative Komponente der technischen Strahlung wird durch den Elektrosmog-Neutralisierer E 0103 also biokompatibel umstrukturiert. Damit lässt sich das Gerät laut Hersteller als Schutz vor Computermonitoren, Fernsehapparaten, Mikrowellengeräten und mobilen Telefonen nutzen, und zwar überall und jederzeit. Sie sollten jedoch einen Zeitraum zum Ausprobieren vor dem Kauf vereinbaren, da es nicht für jeden Elektrosensiblen gleich gut zu funktionieren scheint.

Ähnlich wirkt auch der Bio-Guard, der sich insbesondere auf die künstlichen ELF-Wellen des Frequenzspektrums konzentriert. Diese Schwingungen deformieren das geomagnetische Hintergrundfeld, indem sie ihm eine technische Information aufmodulieren. Als Folge wirken sie auf unsere Hirnwellen als Störsignale, denn sie stimmen ja nicht mit dem Muster des natürlichen Erdmagnetfeldes überein, an das sich alle biologischen Organismen im Laufe der Evolution angepasst haben. Der Bio-Guard kann also helfen, innerhalb kurzer Zeit zur „Normalität" zurückzufinden, sollte nach meinen Erfahrungen aber nicht im Dauerbetrieb genutzt werden. Das Gerät funktioniert per Batterie oder auch Netzstecker, ist klein und wirksam und wurde von Hartmut Müller erfunden, der es über seinen Verlag raum&zeit vertreibt. Man sollte auch darauf achten, dass es nachts nicht im „Tagbetrieb" genutzt wird.

Sollten Sie sich zumindest vor der Strahlung Ihres eigenen Handys schützen wollen, falls Sie überhaupt noch eines benützen, so bietet die Firma Rayonex einen geeigneten „Strahlungsschutz". Es handelt sich dabei schlicht um die technisch mach- und nachweisbare Abschirmung Ihres Hirns vor der Antennenabstrahlung Ihrer „Strahlenwaffe" durch eine „Handy-Schutztasche", die, übers Handy gestülpt, ihrem Kopf 95 % der Strahlenbelastung erspart[220]. Unabhängige Gutachten der Zeitschrift Öko-Test und des Institutes für Mobil- und Satellitentechnik bestätigen dies zumindest.

Nach dem, was ich bereits sagte, wäre eine Phasenverschiebung mit Mitteln, die ausschließlich in der Natur vorkommen, unser aller Herzenswunsch. So etwas Ähnliches gibt es zum Glück wirklich. Es handelt sich dabei um die wundervolle Methode der „frequenzabhängigen Entstörung", die ich bei einem äußerst erfolgreichen Baubiologen kennen und anwenden gelernt habe. Sie wird bei Bedarf gezielt eingesetzt, wenn nach einer Schlafplatzsanierung noch eine gewisse Reststrahlung übrigbleibt, der aufgrund ständig zunehmender Außeneinflüsse oft durch Bettplatzverlegung nicht mehr bei zu kommen ist. So wie ein Prisma Licht in seine Spektralfarben zerlegt, so kann Störstrahlung durch geeignete Mineralienmischungen aufgebrochen, also neutralisiert werden. Durch kinesiologische Austestung wird zuerst bestimmt, was und wieviel in ein individuelles Neutralisationsgerät muss, um das optimale Gegenfeld für das betreffende Schlafzimmer aufzubauen. Danach ermitteln die Baubiologen, die nach diesem Prinzip arbeiten, wo das Gerät zur optimalen Wirkung plaziert werden muss. (Das macht gemäß der Global Scaling Theorie auch Sinn, wie der Physiker Hartmut Müller festgestellt hat.) Innerhalb der nächsten vier bis sechs Wochen überprüft dann ein bioenergetisch arbeitender Arzt oder Heilpraktiker – zum Beispiel mit einem Prognos-Gerät – ob die Neutralisation erfolgreich eingesetzt wurde, denn der Patient dürfte jetzt ja keine nachweisbare Belastungen mehr haben. Falls doch, erfolgt eine kostenlose Nachbesserung der veranlaßten Sanierung. Übrigens lassen sich auch Computerarbeitsplätze und Handys optimieren. Selbst Flugreisende können sich durch geeignete Mischungen gegen die Höhenstrahlung wappnen. Für Bahnnutzer ist ebenfalls gesorgt.

Fazit: Im Bereich der so genannten Entstörung und E-Smog-Neutralisation gibt es inzwischen ein unüberschaubares Angebot, das täglich wächst. Nicht alles, was glänzt, ist Gold. Man sollte deshalb gerade als Elektrosensibler nachprüfen, ob die Argumentation des Herstellers schlüssig ist und auch auf die Kosten-Nutzen-Relation achten. Verantwortungsbewusste Hersteller wissen um den Wert ihrer Produkte und lassen uns Zeit für eine gründliche Entscheidung. Dies

---

[220] siehe: www.rayowell.de

nicht zuletzt deshalb, weil jeder Organismus verschieden reagiert.

Selbst die von mir empfohlenen Geräte verträgt nicht jeder gleich gut, obwohl ich zu bedenken gebe, dass es ähnlich wie in der Homöopathie zu einer Art „Erstverschlimmerung" kommen kann. Das kommt vor, wenn sich der gebeutelte Organismus plötzlich in einem halbwegs normalen Strahlungsumfeld befindet. Manch einer hat sich bereits so sehr an den Elektrosmog gewöhnt, dass ihm dann ein Nachlassen komisch vorkommt. Lassen Sie sich also unbedingt mit Ihrem Urteil Zeit, bevor Sie ein Entstörmittel zurückschicken! Eine wirklich gute Hilfe ist die patentierte „frequenzabhängige Entstörung" Geo Safe[®], also eine genau auf die individuellen Verhältnisse maßgeschneiderte Neutralisation, deren Wirkung medizinisch objektiv überprüft werden kann. Baubiologen, die damit arbeiten, finden Sie im „Kleinen Nachschlag".

LESESTOFF:

- raum&zeit 107/2000
- esotera 11/2000
- Silvio Hellemann: Ein Ratgeber für Ruhelose – Die Geheimnisse erholsamen Schlafs und langen Lebens, ISBN 3-937568-19-0
- Dieter Aschoff: Wünschelrute und Geopathie, Mehr Wissen
- Luise Weidel: Strahlungsfelder, Selbstverlag

Der ideale Schlafplatz
(und was wir dafür tun können)

„Geobiologie ist die Wissenschaft vom menschlichen, tierischen
und pflanzlichen Leben in den natürlichen und durch die
Zivilisation bedingten künstlichen Feldern, Strahlungen und
Strömungen unserer Erde."

Ernst Hartmann (1915-1992),
Mediziner und Radiästhet

Ich gehe einmal davon aus, dass Sie zumindest bis zu dieser Stelle des Buchs elektrobiologisch gesehen zu einem erstklassigen Schlafplatz gekommen sind. Sie haben sich unter der Erde hinter dicken Steinmauern mit zweipoligem Netzfreischalter und HF-Tapeten gemütlich eingeigelt und messen kaum noch (keine ist fast unmöglich) gepulste Signale. Ihr Bettgestell ist aus Holz statt aus Metall, und die Matratze besteht ausschließlich aus natürlichen Materialien, die keinerlei Chemikalien enthalten. Teppich und Bettwäsche sind natürlich ebenfalls zu 100 % aus Baumwolle oder Seide aus kontrolliert biologischem Anbau. Und doch: Leider gibt es buchstäblich noch immer eine Quelle, die Ihnen auf lange Sicht Schlaf und Gesundheit rauben kann. Man spricht volkstümlich von „Erdstrahlung", was nichts anderes bedeutet, als dass geophysikalische Reizzonen das natürliche Erdmagnetfeld beziehungsweise die vorhandene Erdradioaktivität und damit die Voraussetzung für wahre Erholung verändern.

Genauso wie technische Störfelder können natürlich auch unterirdische Verwerfungen und „Wasseradern" (so genanntes Spalt- und Kluftwasser) die Schwingungen unserer Zellen abwandeln. Letztere ganz besonders gut Dank des überall gegenwärtigen Funksmogs, denn bekanntlich leitet Wasser ausgezeichnet elektrische Signale. Mittlerweile macht auch die zeitgenössische Wissenschaft diese irdischen Faktoren („geophysikalische Stör- oder Reizzonen") technisch dreidimensional sichtbar. Leider sind aber Szintillationsgeräte und Magnetometer weder billig noch ohne entsprechende praktische Ausbildung und Erfahrung idiotensicher. Klassisches Mittel der Wahl ist hier die Radiästhesie[221] mit Wünschelrute oder Pendel. Auch mit einem „Biotensor" (der klassischen Einhandrute) und Pendelkarten lässt sich einwandfrei nach den irdischen Gegebenheiten fragen, wenn Sie damit umgehen können. Gibt es welche, so lautet der einzige wirklich gute Rat: **Vermeiden und nochmals vermeiden!**

Neben diesen bisher erwähnten beiden geopathogenen Reizzonen spricht man in der Geobiologie auch noch von Globalgittern, also Streifen, die theoretisch wie ein Netz um den ganzen Globus führen. Man kann sich das ideal wie ein riesiges Schachbrett vorstellen. Insgesamt kennt man drei verschiedene Gobalgitterstrukturen, die gesundheitlich relevant werden können

1. Das erste Globalgitter wurde von dem Arzt Ernst Hartmann in den Fünfzigern des letzten Jahrhunderts beschrieben und entspricht den Magnetfeldlinien der Erde. Die Streifen liegen in unseren Breitengraden in etwa alle 2 m in Richtung Nord-Süd und alle 2,5 m in West-Ost, die Breite wird mit ungefähr 20 cm angegeben.

2. Das Diagonalgitternetz wurde vom Arzt Manfred Curry beschrieben und nach ihm benannt. Es handelt sich dabei um circa 60 cm breite Streifen, die in circa 3,5 m Abstand in den Zwischenhimmelsrichtungen, also diagonal zur Nord-Süd-Achse liegen. Man nennt es deshalb auch Diagonalgitternetz. Seine Kreuzungspunkte gelten als vor allem im Oberkörperbereich als bedenklich.

3. Das kubische Gitter wurde als letztes von Anton Benker entdeckt und liegt auf jedem vierten (West-Ost), beziehungsweise fünften (Nord-Süd) Hartmannstreifen, also gut alle 10 m. Daher auch sein Name „Doppelgitter". Da es zudem kubisch ist, erstreckt es sich auch nach oben. Es ist im Allgemeinen circa 1 m breit und gilt als das gesundheitlich unzuträglichste Netz, dessen Kreuzungspunkte ganz besonders zu vermeiden sind.

Bekannt ist aus vielen Jahrzehnten praktischer Arbeit, dass diese Zonen krank machen können, man ihnen also zumindest auf dem Schlafplatz sicherheitshalber ausweichen sollte. Ähnlich wie beim Elektrosmog gehen unsere Zellen mit diesen Erdfrequenzen in Resonanz und verlieren dadurch ihre ursprünglichen Eigenschaften. Man sollte sich nicht gerade vor ihnen fürchten, denn ein paar Nächte darauf schaden garantiert nicht, aber der stete Tropfen höhlt nun einmal den Stein.

„Wenn der Raum angefüllt ist mit schwingender kosmischer Energie, dann können diese Schwingungen von bestimmten geologischen Erdschichten entweder

---

[221] „Strahlenfühligkeit"; der Ausdruck wurde von Abbé Alexis Mermet, 1866-1937, einem französischen Rutengänger und Priester, geprägt

reflektiert oder absorbiert werden. Werden sie reflektiert, überlagern sich die reflektierten Wellen mit den ursprünglichen Wellen, und es kommt zu so genannten Interferenzen, das heißt Wellenüberlagerungen. Befinden sich lebende Organismen lange Zeit im Einwirkungsbereich solcher Interferenzen, dann kann auch dies wie ein Störsender wirken, der die Eigenschwingungen des Organismus irritiert und ihn krank macht. (...) Besonders starke Störzonen befinden sich über eisenhaltigem Kalk, mineralhaltigen Salzen und über Kohleflözen.[222]

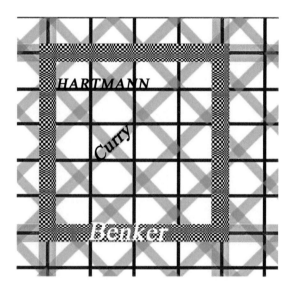

Die verschiedenen Globalgitter in der Theorie

Was aber viel bedenklicher ist, kommt mal wieder aus elektrischer Quelle: Die Qualitäten der Reizzonen verändern sich nachweislich zu einem höheren gesundheitlichen Risiko hin, seitdem alles elektromagnetisch dauerbestrahlt wird. Geobiologische Experten diskutieren inzwischen dadurch neu entstandene Phänomene, so genannte „Schlote", die äußerst aggressiv sind. Dabei handelt es sich um paarweise auftretende runde Stellen von wenigen Zentimetern Durchmesser, deren Strahlung als ganz besonders ungesund gilt. Es gibt auch schon weltweite Hinweise darauf, dass das Erdmagnetfeld rapide abnimmt (alleine um unerwartete weitere 2,3 % zwischen circa 1970 und 1995), was zur Umpolung führen könnte. Für die dadurch entstehenden globalen Probleme brauchen wir allerdings keine „wissenschaftlichen" Lösungen mehr, da Mutter Natur dann ihre Angelegenheiten endgültig in die eigenen Hände genommen haben wird -

---

[222] sh. Fußnote 17

209

ohne weitere Berücksichtigung unserer Interessen, versteht sich.

Wer sich über die in diesem Kapitel hier nur kurz angerissene Problematik ausführlicher informieren möchte, dem sei mein Buch „Ein Ratgeber für Ruhelose – Die Geheimnisse erholsamen Schlafs und langen Lebens" an das Herz gelegt.

Fazit: Um als Elektrosensibler überhaupt sinnvoll auf Belastungen reagieren zu können, müssen wir uns vor allem einen umfassenden Überblick über die Situation, in der wir leben, verschaffen. Dabei sollten wir nicht nur den Elektrosmog berücksichtigen, sondern gerade mit Hinblick auf die viele Zeit, die wir im Bett verbringen (immerhin ein Drittel unseres Lebens), ebenfalls geophysikalische Reizzonen. Danach kann es selbst in einem großen Haus eng werden – mit Folgen, denn *„Zu wenig Schlaf kann den Alterungsprozess beschleunigen. Das haben, wie die Ärzte-Zeitung berichtet, Wissenschaftler der Universität von Chicago bei Versuchen mit jungen Menschen festgestellt. (..) Die Forscher folgern daraus, dass chronischer Schlafmangel das Auftreten von Erkrankungen wie Diabetes, Bluthochdruck, Übergewicht und Gedächtnisstörungen beschleunigt oder den Schweregrad dieser Erkrankungen verstärken kann."*[223]

In jedem Fall benötigen wir einen qualifizierten Fachmann, dem wir auch vertrauen können. Seine Beratung sollte praktikable Tipps zur Abstellung der Störquellen gleich mitliefern. Nur ein rundum unbelasteter Bettplatz garantiert uns Erholung und störungsfreien Schlaf. Und der ist gerade für Elektrosensible extrem wichtig.

LESESTOFF:

- Robert Endrös: Die Strahlung der Erde und ihre Wirkung auf das Leben, Ulmer
- Ernst Hartmann: Krankheit als Standortproblem, Haug
- Käthe Bachler: Erfahrungen einer Rutengängerin, Veritas
- Ulrike Banis: Erdstrahlen & Co., Haug
- Silvio Hellemann: Ein Ratgeber für Ruhelose – Die Geheimnisse erholsamen Schlafs und langen Lebens, ISBN 3-937568-19-0

---

[223] reform rundschau 7/2000

Elektrosmog, eine Parabel über Macht und Ohnmacht der Schulmedizin

„Die Mediziner glauben, bei ihren Krankheitsanalysen das vernachlässigen zu können, was sie nicht wissen. Auch die Forschung rechnet ebenso nur mit dem Bekannten und verhält sich so, wie wenn alle Probleme gelöste seien. Darum sind ihre Auffassungen nur teilweise richtig und enthalten immer einen großen Prozentsatz grundlegender Irrtümer, die sich laufend in Literatur und Lehre fortpflanzen. Solche Fehlinterpretationen werden sich solange nicht ändern, wie gegenseitig abgeschrieben wird. Das heißt, bis die erforderliche große Reform des Medizindenkens gekommen ist und sich durchsetzen konnte!"

Moritz Benedikt (1835-1920),
Professor für Neuropathologie

Die so genannte Schulmedizin hat Elektrosensiblen nicht viel zu bieten. Wie auch? Sie streitet bisher ja selbst die Gefahren des Elektrosmogs ab, stellt statt dessen lieber riesige Sendeantennen auf ihre Krankenhäuser (wegen der Miete) und erklärt darunter Leidende zu Hypochondern, also eingebildeten Kranken. Es gibt keine Pillen oder Salben, keine teuren Hightech-E-Smog-Operationen und zumeist nicht einmal einen Funken von Verständnis für diese total überflüssige Zivilisationskrankheit. Und selbstverständlich gibt es auch keine entsprechende Diagnose, da Elektrosensibilität offiziell nicht existiert, also quasi noch viel weniger als Elektrosmog. Den kennt man wenigstens schon mal vom Namen her, tut ihn aber bisher gnädig als harmlos ab. Folglich erhalten Sie auch keine Krankschreibung oder Atteste, und keine Krankenkasse zahlt Ihnen Ihre Rechnungen, geschweige denn eine dringend benötigte Reha-Kur im Handyloch oder gar einen Umzug aufs (manchmal etwas weniger verseuchte) Land.

„Die mechanistische Weltanschauung in der Medizin hat zur Missachtung der Naturheilung zugunsten einer gedankenlos und schematisch forcierten Kunst- und Scheinheilung geführt. Der Mediziner der Massengesellschaft hat das Antlitz des Massenmenschen angenommen. Er weiß heute gar nicht mehr, ob er dem Patienten nützt oder schadet. Die automatische Massenabfertigung der überfüllten und gehetzten Sprechstunde verführt ihn dazu, mit Rezept, Spritze und Tablette eine Scheintherapie zu treiben, Stein statt Brot, Schlagworte statt Diagnosen, Pillen statt Behandlung zu geben. Er meint, durch die Zivilisation entstandene Störungen des lebendigen Organismus mit zivilisatorisch-unlebendigen Mitteln korrigieren zu können. Durch Verordnung von toten Dingen glaubt er, dem Leben zu dienen und verursacht damit nur noch umso größere Schäden im Bereich des Lebendigen. "[224]

Die orthodoxe „Schulmedizin" ist zudem schon lange nicht mehr für jeden bezahlbar, nicht zuletzt deshalb, weil sie statt der Ursachen zumeist nur deren Symptome behandelt. Hunderte durch Elektrosmog ausgelöste Reaktionen bis hin zu schwerster Erkrankung können einfach nicht verstanden werden, solange an unseren Universitäten Monokausalität gelehrt wird. Für jede Krankheit nur eine einzige Ursache: wie vereinfachend!

„Bei den klassischen Infektionskrankheiten, in deren Bekämpfung sich unsere ,Schulmedizin' heranbildete und erprobte, konnten ,Randbedingungen' vernachlässigt werden, indem sich das therapeutische Interesse auf einige wenige entscheidende Variablen konzentrierte (etwa auf den Erregernachweis und auf den Einsatz eines ,passenden' Antibiotikums). Bei ökologisch bedingten oder mitbedingten Krankheitsbildern sind solche Vereinfachungen fatal: Weder kennen wir alle wirksamen Faktoren noch deren vermutlich sehr vielgestaltige Interaktionen – und vor allem haben wir kaum eine Ahnung, welche Variablen die entscheidenden sind. Wer hätte zum Beispiel vor zwanzig Jahren daran gedacht, dass Haarspray in großer Höhe zur Verdünnung der Ozonkonzentration beiträgt? Diese Auffassung legt nahe, dass das, was wir heute als ,Zivilisationskrankheiten' bezeichnen, sozusagen die ,gemeinsame Endstrecke' einer Fülle komplizierter Wechselwirkungen bildet – schließlich wird eine Störung immer erst dann sichtbar, wenn irgendwo ein letzter Tropfen das Faß zum Überlaufen bringt. "[225]

Und weiter: *„Für den Umgang mit all diesen Veränderungen in unserer ökologisch schwer geschädigten Lebenswelt ist die moderne Medizin nur unzureichend gerüstet. Und die – einzelstofflich orientierten – Grenzwerte, deren Festlegung ohnehin in nicht unerheblichem Maße durch außerwissenschaftliche (Wirtschafts-) Interessen bestimmt wird, sind ein Teil ihres unzureichenden Handwerkszeuges. Für das politisch-ökonomische Establishment besteht aller-*

---

[224] Gustav Schwab: Der Tanz mit dem Teufel
[225] Till Bastian: Grenzwerte für Volksverdummung gibt es offensichtlich nicht. Herausgeberin Antje Bultmann: Gewissenlose Geschäfte

dings nur wenig Anlass, an diesem unerquicklichen Zustand etwas ändern zu sollen."[226]

Genau besehen, beruht das volksgesundheitliche Elend auf vielen Faktoren, von denen wirtschaftliche Sachzwänge nur einer ist. *„Die Schulmedizin betrachtet ja immer nur die stofflichen Strukturen des Körpers und der Krankheitserreger, und sie untersucht kausale Zusammenhänge zwischen bestimmten Wirkstoffen und Krankheit oder Heilung. Wo kein Wirkstoff nachzuweisen ist, kann nach ihrem (Un-)Verständnis eine Behandlungsmethode nicht wirken. Und wenn sie doch wirkt, ist es nur Einbildung, der ‚Placebo-Effekt'. Damit hat sich die Schulmedizin begrifflich und methodisch völlig abgedichtet gegenüber Wirkungen und Heilungen, die eben nicht auf Wirkstoffe zurückgeführt werden können, sondern auf ‚Wirkenergie', auf die Wirkungen der Lebensenergie.*"[227]

Dr. med. M. O. Bruker, auch als „Vollkornpapst" bekannt geworden, legte ebenfalls den Finger in die Wunde: *„Eine peinliche Frage: Warum erkranken immer mehr Menschen trotz des Fortschritts der medizinischen Forschung? Wir haben bisher zwei grundlegende Dinge festgestellt:*

1. Der Fortschritt der Technik und Naturwissenschaften hat auch zu großen Errungenschaften der medizinischen Wissenschaften geführt.

2. Im Widerspruch dazu steht eine gewaltige Zunahme bestimmter Erkrankungen, die wir als Zivilisationskrankheiten bezeichnet haben.

Jedem drängt sich sofort die Frage auf: Wie ist das erklärbar? Man sollte doch annehmen, dass mit den zunehmenden wissenschaftlichen Erkenntnissen in der medizinischen Forschung und der Herstellung immer wirksamerer Arzneimittel und mit dem hohen Entwicklungsstand der Diagnostik und der operativen Technik eine Verringerung der Zahl der Krankheiten und der Kranken einhergehe."[228]

Wir müssen uns also in der bisher noch so genannten „alternativen Medizin" umsehen, wenn wir ernsthaft Heilung und nicht nur leichte Besserung für unsere elektromagnetische Problematik suchen. Dabei sollte man im Auge behalten, dass es sich dabei größtenteils um uralte Erfahrungswissenschaft handelt, die sich als „Naturmedizin" in Jahrtausenden bewährt hatte, bevor sie durch die „wissenschaftliche Medizin" oft rigoros ersetzt wurde. Diese, auch als Schulmedizin bekannt, ist traditionell konservativ und verweigert sich entschieden der Einsicht, dass das ihr zugrunde liegende physikalische Weltbild seit Jahrzehnten schwer angekratzt ist.

---

[226] dito

[227] sh. Fußnote 17

[228] Dr. M. O. Bruker: Unsere Nahrung unser Schicksal

Hierzu zitiere ich die Gesellschaft für Energetische und Informationsmedizin e.V.: *„In der Öffentlichkeit, vor allem jedoch auch unter Medizinern ist es kaum bekannt, dass diese Energetische und Informationsmedizin mittlerweile großteils auf festem physikalischem Boden steht – nicht der klassischen Newtonschen Physik, sondern der neuen Naturwissenschaft, die mit Namen wie Albert Einstein, Ilya Prigogine, Norbert Wiener und der ganzen Schule der Quantenphysiker verbunden ist. So lässt sich ihre Wirkung beispielsweise erklären durch die Modelle der Kybernetik und Systemtheorie wie auch der Chaosforschung, sie gründet auf der elektromagnetischen Feldtheorie, der Bio-Photonentheorie wie auch der Quantenmechanik. All dies ist allerdings in hohem Maße der Öffentlichkeit und der Lehrmedizin unbekannt."* Wirklich schade.

Der Physiker Konstantin Meyl meint dazu in der Zusammenfassung seines Buchs „Skalarwellentechnik": *„Die Schulmedizin stützt sich in ihren Erklärungen und Behandlungsmethoden auf die Modelle ab, die sie messen und analysieren kann und die sie versteht. Dadurch werden der Mensch und das ganze Naturgeschehen auf eine Hand voll chemischer Reaktionsformeln reduziert. Die ganze Pharmaindustrie lebt von diesem Irrweg, der sich längst als Sackgasse offenbart hat, medizinisch wie finanziell. Dieses Gesundheitswesen ist nicht mehr bezahlbar, und es stellt sich die Frage, ob es das Geld überhaupt wert ist, wenn mit elektrischen Signalen minimaler Leistung die gleichen Wirkungen erzielbar sind wie mit der Pillenmedizin.*

Zuerst einmal ist zu erforschen, wie ein Organismus seinen Energiebedarf deckt und wie er kommuniziert. Da führt kein Weg an den Skalarwellen und den neu entdeckten Potentialwirbeln vorbei. Chemische Prozesse, wie sie beobachtet werden, treten nebenbei auf, das steht außer Zweifel, aber sie sind keinesfalls die Ursache. Daher wird auch mit Pillen und anderen chemischen Mitteln kaum eine Krankheit geheilt werden können, allenfalls lassen sich die Symptome behandeln. Wird die Potentialwirbelmedizin erst systematisch erforscht und in der Praxis eingesetzt, sind Heilungserfolge zu erwarten, die wir uns gegenwärtig noch gar nicht vorstellen können."

Wie wir sehen, gibt es viele gute Gründe für einen ganzheitlichen Ansatz („Holistik") und damit für die Energiemedizin als wichtiges Standbein in Sachen Diagnose, Prävention und Behandlung. Diese Methoden, die den Menschen nicht als Summe seiner diversen Einzelteile, sondern in seiner Gesamtheit (Körper, Geist, Seele) sehen, tragen maßgeblich zur Regeneration des stromkranken Organismus bei. Vor allem auch deshalb, weil Elektrosensibilität nicht als „unwissenschaftlich" belächelt und abgetan wird, sondern ein leidender Mensch in jedem Fall ernst genommen wird. Dabei wird weniger auf die „wissenschaftliche Akzeptanz" der Diagnostik oder Methodik geschielt, als vor allem darauf, ob und wie eine Heilung möglich ist. Nach dem Grundsatz „wer heilt hat recht" werden folglich auch Methoden der „Außenseitermedizin" mit berücksichtigt, wenn sie erfahrungsgemäß Erfolg versprechen.

Dabei kommen oft energetische Methoden, wie ich sie noch besprechen werde, zum Einsatz. Diese Therapien gehen im Prinzip davon aus, dass der Mensch vor allem erst einmal ein Energiesystem ist. Krankheit entsteht folglich durch Fehlsteuerungen der körpereigenen Energien und dem damit verbundenen Überfluss oder Mangel, beziehungsweise Falschangebot an bioenergetischer Information. Da der Mensch in diesem Weltbild multidimensional, also nicht nur Materie, ist, muss man ihn auch „ganzheitlich" (holistisch) behandeln, also jede seiner Ebenen entsprechend berücksichtigen. So hat es zum Beispiel wenig Sinn chronische Migräne ausschließlich durch Medikamente zu behandeln, wenn nicht geklärt wird, worüber „wir uns den Kopf zerbrechen". Also muss zumindest die geistige Ebene ebenfalls mitbedacht und -behandelt werden.

Man sollte aber vielleicht mal kurz einen veränderten Standpunkt einnehmen, um überhaupt zu verstehen, wie es zu all den kontraproduktiven Gegebenheiten kommen konnte: *„In einer Zeit, in der andere Wertsysteme (vor allem religiöse oder politische) an Boden verlieren, erscheint die Wissenschaft als das einzige noch bestehende System. Wissenschaftler sind die Priester dieses Glaubens, und wir haben gleichzeitig mehr oder wenig Teil an dieser Glaubensgemeinschaft. Das Bedürfnis, zu glauben, kann in der Wissenschaft sehr stark sein – selbst bei jenen, die recht wenig davon verstehen, denn die Wissenschaft gilt als fester Hort der sicheren Erkenntnis in einer unsicheren Welt."*[229]

Wissenschaft ist nicht per se gut oder gar schlecht, sondern wie überall im Leben wird auch hier mit Wasser gekocht. Nur scheint das so mancher Angehörige dieser erlauchten Kreise vergessen zu haben. Nichts desto trotz kommen wir aus der Zwangslage, in die uns eine atheistische Wissenschaft gebracht hat nur wieder heraus, wenn wir eben dieses Wissen und alles, was so dazu gehört, ethisch nutzen. Würden sich die angeblichen Vertreter der Gesellschaft bei jedem ihrer Treffen fragen, wie man dem Gesamten, also der Menschheit, dienen könne, sähe die Welt innerhalb von ein paar Monaten ganz anders aus. Es fehlt der Menschheit weder an Wissen oder gar Geld, sondern an Integrität und vor allem an Ethik.

Noch einmal der Wissenschaftler Michel Schiff: *„Wenn die Gesundheit der Menschen auf dem Spiel steht, sollte man meiner Ansicht nach so sorgsam sein, dass man wissenschaftliche Vorsicht nicht als Entschuldigung für Dogmatismus oder intellektuelle Arroganz missbraucht. In einer Kontroverse über Gesundheitsgefahren ist nicht die Minimierung des Risikos, dass man widerlegt wird, entscheidend. Vielmehr muss bei jeder möglichen Entscheidung ihr potentieller Nutzen (angenommen, die Entscheidung ist die richtige) gegen ihre potentiellen Gefahren (angenommen, die Entscheidung ist die falsche) abgewogen werden."*
Aber leider geschieht das allzu selten, und so ist in dieser kranken Welt mittlerweile ein gesunder Mensch eine Art schweigender Protest.

---

[229] sh. Fußnote 158

Fazit: Die Schulmedizin hat aufgrund ihrer dogmatischen Einstellung Probleme, Krankheiten, die sich durch viele verschiedene Symptome äußern, zu erkennen. Ganz besonders, wenn sie zudem bei jedem Patienten noch einmal individuell anders auftreten. Leider ist dies bei Umwelt induzierten Erkrankungen zumeist der Fall. Um nicht das Gesicht als „Halbgott in Weiß" zu verlieren, werden die Patienten folglich schnell als Simulanten oder Hypochonder ausgegrenzt, da ja „wissenschaftlich" keine Ursache auszumachen ist. Wie auch?

Da die dogmatische Wissenschaft alles solange auseinander nimmt, bis selbst die Atome in subatomare Quanten unterteilt werden können, kann sie Wechselwirkungen in lebendigen Organismen weder beobachten noch bewerten. Damit hat sie sich aber auch den Zugang zu neuen Einsichten versperrt. Wir müssen als Gesellschaft endlich begreifen, dass, wie die Physiker bereits seit Jahrzehnten wissen, alles miteinander in Wechselwirkung steht: Trennung ist eine Illusion.

Die „neue Medizin", die auf den wissenschaftlichen Erkenntnissen der Quantenphysik aufbaut, weist hier den Weg aus der Sackgasse. Deshalb müssen Elektrosensible bisher noch „alternativ" genannte (energetische) Therapien anwenden, wenn sie konsequent Heilung und nicht nur Besserung suchen.

In der Schulmedizin wird man in der Regel mit Betablockern abgespeist, und wenn das alles nicht weiterhilft, in eine geschlossene Anstalt eingewiesen. Schließlich hasst sie nichts mehr als das Eingeständnis, keine Antwort, beziehungsweise versagt zu haben.

„Die Medizinmänner verewigen das Krankheitselend der Menschheit, weil die Symptombekämpfung fast immer das Grundleiden verschlimmert und zur Ursache neuer Krankheiten wird. Sie betrachten die Krankheit als eine isolierte Erscheinung, die Ursache und Sitz im menschlichen Körper hat, und verstehen nicht, dass ihre Wurzeln in der gesamten Umwelt, in Luft, Wasser und Boden gesucht, dass der Tod in der Technik, in der Chemie, in der Profitgier, im Geltungswahn, im Fortschritt, im Lebensstandard bekämpft werden muss. Jede Krankheit ist nur die Folge eines Fehlers in der Lebensweise."[230]

LESESTOFF:

- Harald Zychta: Organon der Ganzheit, Haug
- Hans Gosau: Biokybernetische Medizin, Akademie für Biokybernetische Ganzheitsmedizin
- raum&zeit 69, 77, 87, 88, 89
- Richard Fuchs: Das Geschäft mit dem Tode, Patmos
- Karl Braun von Gladiß: Salutogenesebuch, Selbstverlag

---

[230] sh. Fußnote 224

Jenseits von Zeit und Raum:
Die Radionik

„Die Physiker glauben schon längst wieder an den Lieben Gott,
aber die Mediziner glauben noch immer an die Physiker."

Thure von Uexküll,
Biologe

Die erfolgreiche Geschichte der immer noch weit und breit ignorierten Radionik ist fast 100 Jahre alt. Bereits 1924 wurde sie in England offiziell anerkannt. In den USA von Dr. Albert Abrams Anfang des letzten Jahrhunderts erfunden und von Ruth Drown in den Dreißigern weiterentwickelt, ist das Vereinigte Königreich (UK) heute führend in der radionischen Anwendung und Entwicklung.

Der Begriff Radionik kommt aus dem Lateinischen „radiare" (strahlen) und dem englischen Wort „electronics". Es handelt sich hierbei um medizinische Geräte, die mit feinstofflicher Strahlung, also reiner Information, unterstützt durch moderne Elektronik arbeiten. Hauptsächlich werden sie im Bereich der Diagnostik und Therapie eingesetzt, doch geht die Radionik, wie wir sehen werden, darüber noch weit hinaus. In den letzten Jahren sorgte die Radionik aufgrund ihrer Wirksamkeit auch in der BRD für gespannte Aufmerksamkeit, und es gibt inzwischen Ärzte, die sie einsetzen.

In der Theorie basiert die Radionik auf zwei Grundsätzen, die mittlerweile von der zeitgenössischen Quantenphysik und -mechanik bestätigt werden.

* Der erste Grundsatz lautet: Alle Lebewesen teilen ein gemeinsames Energiefeld.

Diese Lebensenergie ist seit Jahrtausenden im Osten bekannt unter den Namen Prana (Yoga), Chi (Akupunktur, Tai Chi, Feng Shui) oder Ki (Karate, Aïkido). Im Westen läuft sie unter den Begriffen Äther (bei den alten Griechen), Od (Dr. Karl Freiherr von Reichenbach), Orgon (Wilhelm Reich), neuerdings auch als Tachyonen-Energie (David Wagner), freie Energie (Nikola Tesla) und so weiter.

Die Russen entwickelten eine Möglichkeit, die Strahlung der Zellen zu fotografieren, die Kirlianfotografie. Professor Fritz-Albert Popp spricht mittlerweile von ultraschwacher Photonen-Emission (im ultravioletten bis infraroten Bereich des Lichtes) und nennt sie seit über 20 Jahren Bio-Photonen. Er fand heraus, dass die Lichtstrahlung desto stärker wird, je gesünder die Zellen sind. *„Eier von Hühnern aus Freilandhaltung etwa hatten eine wesentlich stärkere Ausstrahlung als solche, die aus den berüchtigten Legebatterien stammten. Für die klassische Wissenschaft ist diese Entdeckung mehr als unbequem, denn eine zur Kontrolle durchgeführte chemische Analyse der Eier beiderlei Typs zeigte keine Unterschiede,"*[231] In der Industrie werden diese Erkenntnisse jedoch inzwischen bei der Beurteilung der Qualität von Lebensmitteln erfolgreich umgesetzt. Wir sehen also, dass dieses von der Radionik postulierte Energiefeld, seit Jahrhunderten als Aura bekannt, mittlerweile von der modernen Physik nachgewiesen und sogar sichtbar gemacht werden kann.

Mittlerweile gibt es auch ausgezeichnete theoretische Erklärungen von dem englischen Biochemiker und Zellbiologen Rupert Sheldrake. Er spricht von morphogenetischen Feldern, die auf energetischer Ebene quasi als eine Art Blaupause Materie strukturieren. Es handelt sich also um die Übertragung von Informationen auf nicht-stofflichem Wege.

Man könnte die Radionik daher auch als geistiges Heilen mit elektronischer Unterstützung bezeichnen. Dabei bedient sie sich der menschlichen Fähigkeit zur „übersinnlichen" (besser: metaphysischen) Wahrnehmung, also einer höheren Ebene als der unseres Tagesbewusstseins. Der Vorteil, den die Radionik zum Heiler bietet, besteht darin, dass man zur Diagnose Dank des Computers auf ganze Bibliotheken medizinischer Literatur zurückgreifen kann. Auch können Tag und Nacht ohne Unterlass Heilimpulse durch das dem Computer angeschlossene Skalargerät direkt an die Aura des Patienten verschickt werden.

„Die immer wiederkehrende Beobachtung, dass die radionischen Energien durch die Kraft der Gedanken geführt und beeinflusst werden, lässt den Schluss zu, dass die erzielten Effekte auf einem Prinzip, feiner als die bekannten elektromagnetischen Felder, beruhen. Es ist die elektromagnetische Ebene, auf der diese subtileren Einflüsse und Steuerungsmechanismen physikalisch nachgewiesen werden können, und das elektromagnetische Feld, das den menschlichen Körper durchdringt, ist eine sehr sensible Antenne hierfür. Doch um alle beobachteten Effekte zu erklären, bedarf es eines zusätzlichen feinstofflicheren Mediums, das nicht den bisher bekannten physikalischen Gesetzen folgt, sondern anderen Gesetzmäßigkeiten unterworfen ist, die eng mit der Funktion des Bewusstseins und dem menschlichen Geist verbunden sind."[232]

---

[231] Grazyna Fosar/Franz Bludorf: Zaubergesang
[232] Marcus Schmieke: Das Lebensfeld

● Der zweite Grundsatz der Radionik lautet: Alles ist Schwingung.

Zu Ehren von Heinrich Hertz misst man in der Physik bekanntlich Schwingungsimpulse pro Sekunde (= Frequenz) in Hz. Krankheiten, Heilmittel, Organe etc. haben für sie ganz spezifische Eigenfrequenzen beziehungsweise Schwingungsmuster, durch die sie genau identifiziert werden können. Eine Zeitlang wurden deshalb Krankheiten in der Radionik durch Zahlenkombinationen ausgedrückt, so genannte Wellenraten.

Auch die Bioresonanztherapie nutzt, wie wir im nächsten Kapitel sehen werden, diese Gegebenheiten, indem sie dem Patienten seine eigene „kranke" Schwingung mit anderer Polarität („invertiert") zurückschickt. So kann der Patient gesunden, weil sich die beiden Frequenzen in seinem Körper aufheben. Konsequenterweise arbeitet die Radionik ähnlich der Homöopathie nur mit den reinen Schwingungen der Heilmittel anstelle ihrer Materie. Dies macht sie unabhängig von Zeit und Raum.

Die Erklärung, wie dies möglich ist, wurde bereits 1936 mit dem Nobelpreis für Physik bedacht: das (John Stewart) Bell'sche Theorem, in dem nachgewiesen wurde, dass auf subatomarer Ebene unmittelbare Wechselwirkungen unabhängig von Raum stattfinden. *„Nach den Erkenntnissen der Quantenphysik sind Materie und Energie zwei untrennbar miteinander verwobene Begriffe. Albert Einstein erkannte, dass Materie nichts anderes als verdichtete Energie ist. Alle Lebewesen, der Mensch ebenso wie Tiere und Pflanzen, sind demnach belebte Materie. Den menschlichen Körper können wir zwar als feste Substanz anfassen, alle seine Funktionen – vom Stoffwechsel angefangen bis hin zu seinem Wasser- und Säure-Basen-Haushalt – werden aber von Informationen gesteuert und geregelt. Die Materie ist sozusagen nur der Träger der Information beziehungsweise Schwingung.* "[233]

Kurz und vereinfachend gesagt: Alles ist mit allem unmittelbar verbunden. Diese Wechselwirkungen nehmen nicht mit der Entfernung ab, und die Größe der wechselwirkenden Teile spielt dabei keine Rolle. Mit Fug und Recht ist Radionik also die erste praktische Anwendung der Quantenphysik in der zeitgenössischen (energetischen) Medizin. Ein seltener Silberstreif am Horizont.

Das wirklich Faszinierende - und daher den meisten Menschen Unverständliche - ist, dass Radionik ausschließlich über das Bewusstsein des Anwenders und des Klienten funktioniert. Das war einer der Hauptgründe, warum die radionische Analysetätigkeit des englischen Ehepaars Delawarr in den sechziger Jahren des letzten Jahrhunderts nach ihrem Tode nicht weitergeführt werden konnte. Sie hatten eine spezielle Kamera („Radiovisionsgerät") und in über 12.000 radionischen Fotos die geeignete Aufnahmetechnik entwickelt.

---

[233] Natur und Heilen 6/2000

George Delawarr schrieb darüber 1958: *„Die Erklärung dafür, wie wir überhaupt ein Foto erhalten konnten, ist noch immer ein Geheimnis. Wir wissen jedoch, dass es weitgehend auf eine seltene persönliche Fähigkeit im Operator
selbst zurückzuführen ist."* Um also aus der Blutprobe eines Patienten ein Bild
erzeugen zu können, waren zwei Voraussetzungen zu erfüllen: Erstens musste
ein geeigneter Operator neben der Kamera stehen, und zweitens musste das
Gerät auf die Schwingung des gesundheitlichen Problems des Patienten einge-
stellt werden. Dann konnte man zum Beispiel aus der Energiestrahlung einer
Blutprobe das fotografische Bild eines Fötus erzeugen und so eindeutig die
Schwangerschaft diagnostizieren, bevor es der Mutter selbst bekannt war. Die
Frequenz ist also die Information und umgekehrt.

In der Praxis spielt der Einsatz von Computern in der Radionik inzwischen eine
wichtige Rolle. Es gibt mittlerweile Diagnostik-Programme, in denen Tausende
von Krankheiten mit den Frequenzen der sie heilenden Nosoden gespeichert
sind. Man gewinnt diese hauptsächlich aus den körpereigenen Sekreten des
Patienten, die nach der Entnahme homöopathisch aufbereitet werden. Es handelt
sich also auch bei der Radionik um eine informatorische Art der Behandlung.

Ebenfalls gibt es radionische Programme für Veterinärmedizin, im Bereich der
Baubiologie, Geomantie, Landwirtschaft und vieles mehr. Sogar psychologische
Programme existieren, die überraschend gut wirken. Ich selber habe zweimal
eines über (Ur-)Ängste mitgemacht und bin ziemlich beeindruckt. Das Ange-
nehme daran war, dass sich die Aufarbeitung zum größten Teil im Schlaf
während der Traumphasen vollzog. Selten träumte ich mehr und bewusster und
erinnerte mich auch noch daran. Oft wachte ich morgens ziemlich geschafft auf,
so als hätte ich die ganze Nacht „im Steinbruch geschuftet". Therapeuten
schätzen derartige Erfahrungen und nennen so etwas Spaßeshalber „Nacht-
schule". Als ich das Programm durchlaufen hatte, musste ich mich ein paar Tage
gut ausschlafen, aber danach konnte ich Projekte (wie zum Beispiel dieses
Buch) angehen, an die ich mich sonst nie getraut hätte. Viele Radioniker schreiben sich auch entsprechend ihren speziellen Bedürfnissen ihre eigenen Programme.

Zur Diagnose und Behandlung braucht der Radioniker ein „Temoin", also eine
Probe mit der individuellen Schwingung des Patienten. Traditionell nimmt man
dazu Haare, Unterschriften oder Fotos. Radiästhetisch wird die hier gespeicherte
Information zur Diagnose mit Hilfe der Programme abgeglichen, indem der
Computer zum Beispiel alle bekannten Pilzerkrankungen der Haut anzeigt.
Sobald der krankmachende Pilz identifiziert ist, wird die dazu passende Schwingung der Nosoden im Computer gespeichert und täglich hunderte von Malen auf
das Temoin gestrahlt. In der Regel dauert es nicht lange, bis der Patient unabhängig von Raum und Zeit die Wirkung verspürt. Ich selber habe mehrere Male
in einem Jahr verschiedene Programme durchlaufen, unter anderem das erwähnte psychologische Programm. Da andere Teilnehmer unabhängig voneinander

ähnliche Erfahrungen machten, konnten wir gut den Verlauf und die Wirkung der Radionik verfolgen. Dank der erfreulichen Resultate bin ich absolut überzeugter Anhänger dieser Energiemedizin. Schneller, preiswerter und einfacher ist eine Heilbehandlung nicht zu haben.

Man kann auch radionische Mittel herstellen. Am bekanntesten sind wohl die so genannten Tachyonen, also Halbedelsteine und Glas, das radionisch informiert wurde. Dies ist mit entsprechenden Geräten äußerst einfach und billig. Vor einiger Zeit waren „Buddha-Armbänder" der große Renner, die Sie in bester Qualität und radionisch informiert beim Deutschen Zentrum für radionisch informierte Edelsteine bekommen. Auch diverse Holzbretter, die Orgon und andere Energien zur Verbesserung von Wasser und Lebensmitteln abstrahlen, werden dementsprechend hergestellt und oft teuer verkauft. Ich kann aber auch Quarzsand so informieren, dass er das Wachstum von Pflanzen verbessert und gleichzeitig alle Schädlinge abschreckt, oder Chlorella-Pyrenoidosa-Algen mit einem radionischen Anti-Parasitenprogramm mit den von Hulda Regehr Clark angegebenen Frequenzen versehen. Diese halfen mir ganz besonders gut. Die einzelne Alge ist so groß wie ein rotes Blutkörperchen und kann sich deshalb im Körper bestens bewegen. Zusätzlich soll sie sich zielsicher an unerwünschte Metalle andocken und diese in den Darm transportieren, von wo alles schließlich ausgeschieden wird. Man spricht deshalb auch vom Chlorella-Metall-Komplex.

Die Radionik eröffnet gerade in Zeiten maroder Krankenkassen eine gute Möglichkeit, sich bei vielen Krankheiten unabhängig von Zeit und Raum energetisch behandeln zu lassen. Dabei sollte man nicht unbedingt gleich Wunderheilungen erwarten, denn die Wirkungen stehen in Relation zum Bewusstsein sowohl des Anwenders als auch des zu Behandelnden. Man sieht also mal wieder, dass das Bewusstsein das Sein bestimmt.

Fazit: Für Elektrosensible kann die Radionik außer der Diagnose eine Menge leisten, denn wir können so unter anderem unsere Schwermetallbelastungen angehen, unsere Immunsystem schwächenden Parasiten loswerden und außerdem auf der seelischen Ebene „abspecken". Wir haben es hier also ganz klar mit der zweiten Säule der Domizidminderung zu tun. Zusätzlich müssen wir uns nicht während der Behandlung zusätzlichen Elektrosmog-Risiken aussetzen, da wir ja keine Praxisräume betreten müssen.

Wer einer Selbsthilfegruppe beitreten möchte, die sich einem großem Spektrum der alternativer Medizin verschrieben hat, sei an den „Förderkreis der Selbsthilfegruppe Radionik und orthomolekulare Forschung e.V." verwiesen. Informationen dazu finden Sie unter: htp//:home.ccc.at/wjunker/radionik.htm

LESESTOFF:

- Rupert Sheldrake: Das schöpferische Universum, Meyster
- Marcus Schmieke: Das Lebensfeld, Ines
- Don Paris/Peter Köhne: Die vorletzten Geheimnisse, Euro
- Fritz-Albert Popp: Biologie des Lichts – Grundlagen der ultraschwachen Zellstrahlung, Paul Parey
- Harald Rauer: Das Radionik Praxishandbuch, Anima Mundi

Heilende Gegenschwingungen:
Die Bioresonanztherapie

„Auch führende Köpfe sind rund, damit das Denken die Richtung wechseln kann."

Francis Martinez de Picabia (1897-1953),
französischer Maler

Bereits 1977 von Dr. Franz Morell entwickelt und ursprünglich als Mora-Therapie eingeführt, hat sich die Bioresonanztherapie mittlerweile insbesondere bei der Behandlung von Allergien durchgesetzt. Auch hier handelt es sich wie bei der verwandten Radionik um „alternative Energiemedizin". Es ist ebenfalls eine sanfte, schmerzfreie und vor allem auch nebenwirkungsfreie Therapie, die mit den körpereigenen Schwingungen arbeitet und so die Selbstheilungskräfte aktiviert. Sie basiert auf der Erkenntnis, dass die chemischen Abläufe des Organismus von einem elektromagnetischen Energiefeld gesteuert werden, das den Körper quasi wie eine zweite Haut umgibt. In der Esoterik und Energiemedizin spricht man auch vom Astralkörper.

Die in der Bioresonanztherapie verwendeten Bicom-Geräte erkennen mit Hilfe von am Körper platzierter Elektroden die kranken Schwingungen des Patienten. Sie verändern die Polarität in ihr Gegenteil („invertieren" sie) und senden dieselben Frequenzen über Handelektroden zurück. Somit erhält der Körper genau die Informationen, welche diejenige der Erkrankung aufheben oder zumindest verringern. Man hat die pathogene Schwingung technisch gesprochen „genullt". (Man spricht physikalisch in diesem Fall auch von destruktiver Interferenz, vereinfachend ausgedrückt: -10 + 10 = 0.) Damit erreichen wir unser Ziel, das energetische Gleichgewicht des Organismus wiederherzustellen und die ungehinderte Entfaltung der Selbstheilungskräfte und Wiederherstellung des körpereigenen Regulationssystems nachhaltig zu fördern. Dabei hat dies keinesfalls nur einen kurzzeitigen Effekt, denn die eingegebenen Informationen werden vom Organismus gespeichert und über einen gewissen Zeitraum anschließend umgesetzt.

Außer den eigenen Schwingungen kann das Gerät auch die Frequenzen fremder Stoffe nutzen, zum Beispiel von Giftstoffen, die unseren Organismus belasten. In einem solchen Fall gibt der Therapeut die Information dieser belastenden Substanz (zum Beispiel Quecksilber, Holzschutzmittel etc.) ein, und wie gewohnt wird die Information invertiert, gegebenenfalls auch noch verstärkt, an den Körper zurückgegeben. Dies bewirkt, dass die angesteuerten Stoffe vermehrt ausgeschieden werden können und so die vorherrschende Grundbelastung des Organismus verringert wird.

Natürlich nutzt man diese Erkenntnisse im Bereich der Allergiebehandlung, indem die Schwingungen des Allergens invertiert eingeschwungen werden. Die „reguläre" Bioresonanztherapie mit medizinischen Geräten funktioniert hier durch den Gebrauch zweier Handelektroden, wenn auch elektrisch induziert, gut. Eine sehr interessante alternative Methode dazu wurde von Dr. Theresia Altrock Dank der Möglichkeiten des „Systems Höpfner" entwickelt und öffentlich vorgestellt[234].

Zur Erklärung muss ich erst etwas ausholen. Alfred Bovis (1871-1947) hatte bereits in den Dreißigern nachgewiesen, dass Lebensmittel in Pyramiden konserviert werden, Fleisch mumifiziert und Wasser wieder frisch wird. Seither weiß die interessierte Welt, dass im Inneren einer Pyramide feinstoffliche Energien am Werk sind. Karl Drbal, ein tschechischer Radioingenieur, stellte jahrelang seine Versuche mit Pappmodellen im Maßstab 1:1.000 und 1:500 der Cheops-Pyramide nach. 1959 erhielt er nach zehn Jahren Wartezeit sein Patent (Nr. 91 304) für eine „Vorrichtung zur Schärfung von Rasierklingen und Rasiermessern"[235]. Es gelang Drbal, in seinem Patentantrag nachzuweisen, dass dies mit einem Entzug von feinsten Wasserstrukturen („Dehydrierung") des Metalls zu tun hatte. Seinerzeit führte dies zu einem Boom im Pappmodellbau bei den unterbezahlten russischen Besatzungssoldaten.

Viele vorurteilsfreie Forscher, unter anderem auch Patrick Flanagan, überprüften diese Versuche. Sie fanden gleichfalls heraus, dass Rasierklingen, die in Nord-Süd-Richtung auf Höhe der Königskammer liegen, also im oberen Drittel des Pyramiden-Innenraums, wieder scharf werden[236]. Aber erst Otto Höpfner, ein bodenständiger Ingenieur, ging zwei geniale Schritte weiter: Er entwickelte eine Möglichkeit, sein System eben, die Energieintensität innerhalb der Pyramide zu erhöhen, was Radiästheten und empfindsame Naturen deutlich spüren können. Dadurch wird die Behandlungsdauer enorm abgekürzt. Zudem wird die Energie Dank eines von ihm entwickelten Patents aus dem geometrischen Körper herausgeführt. Das bietet den unschätzbaren Vorteil, feinstoffliche Energie jederzeit zu vielerlei Zwecken einsetzen zu können.

---

[234] Siehe Sonderdruck: NaturHeilpraxis Nr. 3/1996
[235] Max Toth/Greg Nielsen: Pyramid Power
[236] esotera 9/1973

Und genau davon macht die Methode von Dr. Theresia Altrock Gebrauch: Sie nutzt die Möglichkeiten eines Eingangs und Ausgangs der Pyramide zur Allergielöschung durch Bioresonanztherapie. Dabei hält der Patient in der linken Hand eine Griffelektrode, die seine Energie in die Pyramide saugt, wo sie invertiert und mit feinstofflicher Energie angereichert wird. Die gesunden Schwingungen werden dabei nicht invertiert. Durch den Ausgang erhält der Behandelte die für ihn genau richtige Information, also das passende Frequenzmuster, zurück. Im Falle der Allergiebehandlung nutzt Dr. Altrock allerdings geeignete Ohrmeridianpunkte, je einen am rechten und linken Ohr, welche die Information schneller und effektiver weiterleiten als die rechte Hand. Die Ergebnisse lassen sich unbedingt sehen.

Da Pyramiden im Inneren Energien nur akkumulieren, wenn sie Richtung Nord-Süd ausgerichtet sind, weiß man, dass sie unter anderem die irdischen Magnetfeldlinien („Hartmanngitter") nutzen.

Der Arzt Dieter Aschoff konnte schon vor Jahrzehnten zeigen, dass gesundes Blut magnetische Eigenschaften hat, während krankes „elektrisch" ist. Durch die elektromagnetische Dauerbelastung verliert unser Blut immer mehr seine ursprüngliche Qualität, was man in der Dunkelfeldmikroskopie (nach Enderlein) als „Geldrollensymptom" nachweisen kann: Die Blutkörperchen treiben nicht mehr einzeln satt im Blutstrom, sondern kleben wie Münzen in einer Geldrolle aneinander. Kleinste Kapillargefäße, also die „Transitstrecke" zwischen Gefäßsystem und Zelle, werden gegebenenfalls nicht mehr richtig durchblutet. Warum dies alles geschieht, ist ebenfalls bekannt: Durch den Einfluss des Magnetfeldes verlieren die Zellen ihre Ladung. Normalerweise stoßen sich die Blutkörperchen gegenseitig wie Ping-Pong-Bälle ab, bei Ladungsverlust klumpen sie zusammen. Dass man durchaus auch andere Faktoren mit in Erwägung ziehen muss, warum das Blut des einen „stockt", wo das der anderen flüssig bleibt, nämlich Blutfette und -eiweiße und anderes, ist klar, aber auch diese Faktoren sind nur Puzzlesteine in der langen Kette, in der zivilisationsbedingte Einflüsse Krankheiten entstehen lassen.

So nebenbei kann man sich hier einiges von der „Wissenschaftlichkeit" einer Untersuchungsmethode absehen: Wenn Blut unter dem Mikroskop untersucht wird, bringt man einen Blutstropfen auf einem Träger auf und sieht ihn sich vor weißem Hintergrund an. Das ist weltweit anerkannter wissenschaftlicher Standard. Dr. Günther Enderlein (1872-1968) stellte aber fest, dass es im Blut auch helle (ebenfalls nicht unwichtige) Teilchen gibt, die natürlich so nicht gut betrachtet werden können. Als nutzte er dafür einen schwarzen Hintergrund – und das ist leider gar nicht wissenschaftlich.

Verklumptes Blut kann vor allem bei verengten Gefäßen zu großen Problemen wie Infarkten, Embolien und Hirnschlägen führen. Durch magnetische Information (zum Beispiel durch die Magnetfeldtherapie nach Wolfgang Ludwig) lässt sich diesem Zustand entgegenwirken und dem Blut seine ursprüngliche Fließeigenschaft zurückgeben. Das kann meiner Erfahrung nach eine zusätzliche Hilfe bei Elektrosmog sein, denn die Harmonie der inneren Regelkreise wird deutlich unterstützt. Man darf allerdings dabei nicht übersehen, dass der gesundheitliche Nutzen regelmäßig überprüft werden sollte, denn auch hier gilt: Egal, welchem künstlichem Feld (auch feinstofflichen!) ich mich aussetze, auf Dauer kann ich durch zuviel Exposition erkranken. Also bitte keine Übertreibung, denn noch immer entscheidet die Dosis, ob ein Mittel zum Gift wird.

Fazit: Die Bioresonanztherapie bietet Elektrosensiblen die Chance, die körpereigenen Schwingungen wieder auszubalancieren. Da jede Zelle ihre spezifische Schwingung hat, die durch Einwirkung elektromagnetischer Felder verändert wird, ist dies eine effektive Therapie, um zumindest kurzfristig den alten natürlichen Zustand wiederherzustellen. Langfristig ist, solange die technische Bestrahlungssituation sich nicht ändert, vermutlich kaum viel zu erreichen. Aus diesem Grund sollten wir die Bioresonanz möglichst oft wiederholen.

Um dem Blut wieder zu „magnetischen" Eigenschaften zu verhelfen, kann man sich auch der pulsierenden Magnetfeldtherapie bedienen. Schon Werner Heisenberg, der Physiker, erkannte, dass „die magnetische Energie die elementare Energie ist, von der das gesamte Leben des Organismus abhängt." Denn Biophotonen beziehungsweise elektromagnetische Wechselfelder steuern die gesamten Zellaktivitäten und sind somit die Grundlage für bioenergetische (Selbst-) Regulation unseres Organismus. Die therapeutischen Funktionen der Magnetfeldtherapie liegen also darin, dass über harmonische Schwingungen die Selbstheilungskräfte angeregt werden können.

LESESTOFF:

- Otto Höpfner: Einhandrute und Pyramiden-Energie, Silberschnur
- Gerhard Rummel: Bioresonanz, die große Chance, Mosaik
- Manfred Hartmann: Bioresonanz und Radionik, Vereinigung zur Förderung der Schwingungsmedizin e. V.
- G.S. Hanzl: Das neue medizinische Paradigma, Haug
- Reinhold Will: Bioresonanztherapie – Mit körper- und substanzeigenen Schwingungen heilen, Jopp

Ähnliches heilt:
Die Homöopathie

„Alle Armeen der Welt können eine Erkenntnis nicht auf-
halten, deren Zeit gekommen ist."

Victor Marie Hugo (1802-1885),
französischer Romancier

Wenn, wie der Nobelpreisträger Max Planck sagte, alles Schwingung ist, dann beruht letztendlich auch der Wirkmechanismus eines Arzneimittels auf einem Resonanzphänomen, das den chemischen Prozessen im Organismus überge-ordnet ist. Genau das nutzt die Homöopathie, eine wunderbare und sehr sanfte Therapieform. Laut Aussagen von klassischen Homöopathen soll sie sogar in der Lage sein, auch noch viele andere Ebenen (zum Beispiel selbst das Karma) außer der physischen und psychischen zu behandeln.

Seit über 200 Jahren macht sie sich zum Ärger der „Klotz-Materialisten"[237] Er-kenntnisse der informatorischen Energiemedizin zunutze. Statt Medikamenten verabreicht sie Schwingungen, also reine Information. Aber es handelt sich keines Falls um einen Placebo-Effekt, wie homöopathisch behandelnde Tier-ärzte zeigen konnten. Die erstaunlichste Entdeckung der Homöopathie liegt zweifelsfrei darin, dass die Wirkung eines Heilmittels umgekehrt proportional zu seiner materiellen Substanz ist. Das heißt, durch Verschüttlung wird die Wir-kung „potenziert", je weniger materielle Substanz also vorhanden, desto wirk-samer wird sie.

Christian Samuel Hahnemann (1755-1843) war im 19. Jahrhundert ihr Begrün-der. Er wies 1810 nach, dass Substanzen, die Krankheitssymptome hervorrufen, in stark verdünnter Form eben diese beseitigen können. Er nannte dies das „Ähnlichkeitsprinzip", nach dem „Ähnliches durch Ähnliches geheilt werden möge" (similia similibus curentur). Die Therapie mit Gegenmitteln, also Allo-pathie, zum Beispiel bei Schlaflosigkeit oder Schmerzen, lehnte er wegen der

---

[237] Ausdruck von Ernst Bloch, deutscher Philosoph, für Menschen, die nichts außer Materie gelten lassen

Gefahr der langfristigen Verschlimmerung oder auch Entstehung neuer Krankheiten ab. Dies gilt allerdings nicht generell, denn bei Notfällen ist sie ausdrücklich erlaubt.

Seine medizinischen Auffassungen legte Hahnemann 1810 in einer Gesamtdarstellung der homöopathischen Theorie und Grundlagen, seinem „Organon", nieder. Laut § 25 des Organon vermag eine Behandlung mit demjenigen Arzneimittel, welches beim gesunden Menschen die meisten ähnlichen Symptome erzeugt, eine Krankheit zu heilen. Dem Kranken werden dabei also jene „verdünnten" Substanzen verabreicht, die bei Gesunden ähnliche Symptome hervorrufen wie die zu behandelnde Krankheit. Die Homöopathie bewirkt bei richtiger Dosierung, Potenz und Mittelwahl die Selbstheilung des Organismus. Allerdings verlangt sie sehr viel an Wissen, Intuition und Erfahrung. Die Gefahr von Nebenwirkungen im Falle eines falsch verschriebenen Mittels ist gering.

Zu einer guten klassischen homöopathischen Behandlung gehört zuerst einmal eine ausführliche Anamnese, woran genau der Kranke leidet. Das dauert in der Regel ein paar Stunden, denn es wird vor allem die grundlegende Ursache einer chronischen Erkrankung gesucht. Ist sie geklärt, erhält man das konstitutionelle Heilmittel. Die Aufgabe des Homöopathen besteht also darin, die Verbesserung der Konstitution zu erreichen, um ein erneutes beziehungsweise wiederholtes Auftreten der Symptome zu verhindern. Der behandelnde Arzt oder Heilpraktiker muss still zuhören und anschließend genau nachfragen, um die besonders zu berücksichtigende Symptomatik ermitteln zu können. Die folgende Behandlung erfolgt auch unter Berücksichtigung der Geistes- und Gemütsverfassung. Auch die Homöopathie ist also eine ganzheitliche Behandlung.

Natürlich reagiert die moderne Homöopathie auf die elektromagnetischen Herausforderungen unserer Zeit, indem sie passende neue Potenzen herstellt. *„Dr. med. H. Scheiner empfiehlt gegen biologische Wirkungen von Hochfrequenz-Belastung: Phosphorus LM 18, bei Niederfrequenz-Belastung: Silicea D 60 Tag. Diese homöopathischen Mittel haben bei einigen Elektrosensiblen recht gut angesprochen"*[238]. Andere Mittelchen heißen „Südpol", „Nordpol" und „Electricitas" und sind rezeptfrei in jeder Apotheke zu bekommen. Auch die Firma Biosun stellt homöopathische Arznei gegen „Erdstrahlen" (geophysikalische Reizzonen) und Elektrosmog her[239] her.

Meiner Erfahrung nach helfen sie alle, doch im Falle schwerer Elektrosensibilität leider ungenügend. Dennoch möchte ich nicht drauf verzichten, denn nebenwirkungsfreie Medizin, die zudem bezahlbar ist, gibt es in unserem Fall nicht oft. Leider ist mir bisher ohnehin noch keine andere Medizin gegen Elektrosmog untergekommen. Alleine die Tatsache, dass diese Krankheit von der Homöopathie akzeptiert und ernstgenommen wird, ist deshalb schon tröstend und sollte

---

[238] Selbsthilfeverein für Elektrosensible: Mitteilung Nr. 50
[239] aura-geo / aura-elect

nicht zu gering geschätzt werden. Vielleicht erklärt sich das Verständnis unter anderem aus der Tatsache, dass Hochpotenzen in der Nähe starker elektromagnetischer Felder kaputtgehen können. (Selbst Kontinentalflüge können die Wirkung mitgeführter homöopathischer Potenzen gegen Null reduzieren!) Wir sind in der historisch unvergleichlichen Bilderbuchsituation, dass die wenigen Heilmittel gegen Elektrosmog, über die wir verfügen, von eben demselben zerstört werden.

Fazit: Die Homöopathie bietet uns außer den oben genannten Mitteln die Möglichkeit, ursächliche Krankheiten sanft anzugehen. Sie behandelt den Menschen holistisch, also auf allen Ebenen und vor allem nebenwirkungsfrei. Da Elektrosensible zumeist auch wirtschaftlich gehörig gebeutelt werden, (schließlich müssen sie laufend umziehen, beziehungsweise sie sind „dauerkrank" und können oft nur noch eingeschränkt arbeiten,) ist sie nicht zuletzt aufgrund der geringen Therapiekosten wichtig und gehört zur zweiten Säule meines Domizidkonzepts. Aber achten Sie auf die Qualifikation Ihres Homöopathen: Viele sind berufen, aber nur wenige erwählt!

LESESTOFF:

- Peter Raba: Göttliche Homöopathie, Andromeda
- Deutscher Zentralverein homöopathischer Ärzte: Homöopathische Haus- und Notfallapotheke, Peter Irl
- Peter Gienow: Homöopathische Miasmen – Die Psora, Sonntag
- Gertrud Hürlimann: Rute und Pendel, Oesch
- Krafeld/Lanka: Impfen - Völkermord im 3. Jahrtausend, klein-klein

Nadeln gegen Schmerzen:
Die Akupunktur

„Vergessen wir nie: In der Medizin geht es um mehr als nur um Leben und Tod: es geht um Mark und Pfennig. "

Gerhard Kocher,
Schweizer Politologe

Die Geschichte der Akupunktur ist schätzungsweise mindestens 3.000 bis 4.000 Jahre alt und begann in China. Zu der Zeit bezog sich Krankheit nicht nur auf körperliche und seelische Gebrechen, sondern auch persönliche oder kollektive Misserfolge. Naturkatastrophen hatten den gleichen Stellenwert wie zum Beispiel Bauchschmerzen. Es stellte daher die Behandlung von Krankheit immer auch einen Bezug zwischen Mensch und Natur her. Im Verständnis der damaligen Kultur war Krankheit ein gesamtheitlicher Missstand, dessen Gegenteil die völlige Harmonie des Menschen mit seiner Umwelt, der Natur und natürlich sich selbst war.

Diese Sicht bestimmt bis heute ganz wesentlich den holistischen Therapieansatz der traditionellen chinesischen Medizin (TCM), von der die Akupunktur ein Teilgebiet ist. Es gab sogar mal eine Zeit, als Ärzte in China nur dann bezahlt wurden, solange der Patient gesund war – wurde er krank, gab es keinen Lohn mehr. Das sorgte natürlich dafür, dass die Ärzte sich weiterbildeten, so wie es ihnen gerade noch möglich war und konsequent alle Methoden der Gesundheitsprävention voll ausschöpften. Also genau das Gegenteil zu unserer technischen Hochglanzmedizin und elektromagnetischen Dauerpräsenz.

„Wir in der westlichen Welt haben ein Verhältnis zur Erkenntnis, das auf Macht gründet. Ein Beispiel dafür ist unsere Einstellung gegenüber der Akupunktur. Die Akupunktur wurde in einer traditionsbewussten Kultur empirisch entwickelt und über Tausende von Jahren angewandt. Kürzlich haben Wissenschaftler bestätigt, dass sich Akupunkturpunkte in der Tat dort befinden, wo sie nach der Tradition liegen, und dass man sie durch Änderungen des elektrischen Haut-

widerstands nachweisen kann.

Die Art und Weise, in der amerikanische Forscher ihr Interesse an einem der möglichen Effekte der Akupunktur entdeckten, belegt unsere kulturelle Naivität. Während eines Besuchs in China musste ein berühmter Journalist dringend operiert werden. Die chinesischen Ärzte wandten zur Narkose die Akupunktur an, anstatt Betäubungsmittel zu verabreichen, und der betroffene Journalist war von dieser ‚Entdeckung' dermaßen beeindruckt, dass er einen Zeitungsartikel darüber verfasste. Nachdem die Akupunktur derart von einem Vertreter des westlichen Kulturkreises bestätigt worden war, änderte sich plötzlich ihr Status. Jedoch versäumten es westliche Wissenschaftler, sich grundlegende Fragen nach anderen Quellen der Erkenntnis zu stellen, beispielsweise: ‚Wie konnten sie solch eine genaue Kenntnis so subtiler, unsichtbarer Punkte des menschlichen Körpers erlangen, ohne wissenschaftliche Methoden oder Instrumente zu verwenden?' So vertaten die Wissenschaftler die Gelegenheit, etwas zu entdecken, das sie bei der Begegnung mit einer anderen Weltsicht hätten lernen können, wenn sie letztere nicht sofort in ihre eigene übersetzt und damit auf diese beschränkt hätten. Um sicherzustellen, dass die Akupunktur nicht auf ‚unwissenschaftliche Weise' angewandt wird, wurde zum Beispiel in den USA die Verwendung der Nadeln den Ärzten (und nur ihnen) erlaubt, obwohl eine angemessene Ausbildung in Akupunktur viele Jahre dauert – mehr, als westliche Ärzte jemals für ihre gesamte Ausbildung aufwenden können."[240]

Marco Polo war der erste, der in Europa von den wunderbaren Erfolgen der Nadeltechnik erzählte. Über Korea und Japan kam sie endlich auch zu uns, wo man sie im 17. und 18. Jahrhundert an Fürstenhöfen erfolgreich anwandte. Heute hat sich die Akupunktur im Allgemeinen im öffentlichen Bewusstsein durchgesetzt. Dies nicht zuletzt deshalb, weil exakt gezeigt werden konnte, dass sie auch an Tieren und Kindern funktioniert, es sich also nicht um „Placeboeffekte" (Einbildung) handeln kann.

Robert O. Becker, der „Vater der Elektrobiologie", der Wissenschaft der Wechselwirkungen zwischen Strom und Organismus, konnte im Übrigen wissenschaftlich nachweisen, dass Akupunkturpunkte und -meridiane wirklich existieren. Insgesamt gibt es (hier im Westen) 361 anerkannte Hauptakupunkturpunkte und insgesamt 1.011 Stellen, die man je nach Leiden anpieksen kann. Sie liegen auf Meridianen, also den Leitbahnen der vitalen Lebensenergie, wie sie die Chinesen nennen. Diese verbinden alle Organe mit einander. Mit anderen Worten: Es handelt sich auch hier um eine uralte Methode der Energiemedizin, bei der durch Nadelung bestimmter Punkte, eben der Akupunkturpunkte, das gestörte Energiegleichgewicht (Yin-Yang) harmonisiert wird, um den Heilungsprozess zu bewirken.

---

[240] sh. Fußnote 158

Die Akupunktur ist eine Reflextherapie, keine Monotherapie. Deshalb stellt sie, kombiniert mit anderen Methoden wie zum Beispiel der Homöopathie, Pflanzenheilkunde, physikalischen Therapieverfahren etc., eine wirkungsvolle Behandlungsmethode dar. Durch die Weltgesundheitsorganisation WHO ist eine Indikationsliste mit über 40 Krankheiten verfasst worden, die auf das Prinzip der Akupunktur, nämlich die Selbstheilungskräfte über die Reflextherapie weitgehend zu aktivieren, gut ansprechen. Dank dieser offiziellen Liste zahlt in den amtlich aufgelisteten Fällen manchmal sogar Ihre Krankenkasse. Manchmal deshalb, weil die Akupunktur seit den so genannten „Gesundheitsreformen" auf der Erstattungsliste größtenteils gestrichen wurde.

Insbesondere bei Erkrankungen des Bewegungsapparats ist sie sehr wirkungsvoll, also in Fällen von Ischias, Lumbalgie („Hexenschuß") und Störungen im Halswirbelsäulenbereich. Auch bei „Tennis-Ellbogen" und Sehnenscheidenentzündung hilft sie zuverlässig. Ein anderes Gebiet ist das der Erkrankungen der Atmungsorgane, zum Beispiel Asthma und chronischer Bronchitis. Kopfschmerzen und Migräne reagieren ebenfalls sehr positiv auf diese Nadelbehandlung.

Die Innungskrankenkasse Sachsen-Anhalt legte 2000 das erfreuliche Ergebnis einer fünfjährigen Studie vor. *„Die Auswertung der ärztlichen Dokumentationen und über 1.100 Patientenfragebögen ergab: 80 % der Patienten konnte durch Akupunktur eine Heilwirkung und eine maßgebliche Steigerung der Lebensqualität verbuchen – vor allem bei Migräne und Rückenschmerzen. Darüber hinaus zeigte sich ein deutlicher Rückgang der Arbeitsunfähigkeitszeiten."*[241] Das sollte Arbeitgeber eigentlich freuen.

Immer unter der Voraussetzung, dass klar und eindeutig keine organische Krankheit vorliegt, hilft die Akupunktur auch gut bei funktionellen Herzbeschwerden. Sie wird deshalb manchmal als Begleittherapie bei Herzrhythmusstörungen eingesetzt. Die Dosierung der dabei verabreichten Medikamente kann durch die Akupunkturbehandlung nachweislich deutlich reduziert werden.

Je nach Behandlung kann ein Patient auch stimuliert oder beruhigt werden. Daraus ergeben sich gute bis sehr gute Erfolge bei der Behandlung von so genannten psychischen Funktionsstörungen. Aus dem Bereich der Suchtbehandlung ist die Akupunktur wegen ihrer Wirksamkeit nicht mehr wegzudenken. Auch bei Schlaflosigkeit, Konzentrationsschwäche, Reizbarkeit und Abgeschlagenheit, also klassischen E-Smog-Symptomen hilft sie gut, wenn vermutlich auch nicht so gut wie ein Beenden der HF-Befeldung.

In China wird die Akupunktur heute auch zur Schmerzlinderung bei chirurgischen Eingriffen eingesetzt. Nach Schätzung chinesischer Chirurgen werden Schmerzen bei 30 % der Patienten für eine Operation ausreichend unterdrückt. Mittlerweile ist auch die Akupressur, die „kleine Schwester der Akupunktur", ins öffentliche Bewusstsein getreten. Sie nutzt keine Nadeln oder gar Laser,

---

[241] esotera 11/2000

sondern reizt bestimmte Punkte durch Daumendruck. Das können auch Laien an sich erproben. Hier verweise ich auf die einschlägige Literatur.

Fazit: Die Akupunktur ist eine klassische Energiemedizin und von daher wichtig zur Regeneration und Stabilisierung unserer energetischen Grundvoraussetzung. Insbesondere gekoppelt mit der traditionellen chinesischen Kräuterheilkunde bietet sie einen guten und erprobten Weg, unsere gesundheitlichen Probleme geordnet anzugehen. Außerdem hilft sie schnell und nebenwirkungsfrei.

LESETIPP:

- Robert O. Becker: Der Funke des Lebens, Piper
- Wilhelm Reich: -alle Werke- 6 Bände, 2001
- Olaf Rippe, Marget Madejsky, Max Aman, Patricia Ochsner, Christian Rätsch: Paracelsusmedizin, AT

Wenn es mangelt:
Die orthomolekulare Medizin

„Je länger ich lebe, desto deutlicher kommt in mir das Gefühl auf, dass, was für unsere Väter gut genug war, für uns nicht gut genug ist."

Oscar Wilde,
Schriftsteller

Es hat sich mittlerweile herumgesprochen, dass unser Körper mehr als nur schwammige Hamburger („Schwammburger") und fettige Fritten braucht. Das Gebiet, das sich mit den weitreichenden Wirkungen ausreichender Versorgung mit Vitaminen, Mineralien etc. beschäftigt, ist das der orthomolekularen Medizin, ursprünglich auch als „Megavitamin-Therapie" bekannt. Der Nobelpreisträger Linus Pauling, auch als „Vitaminpapst" bekannt, begründete sie vor bald 40 Jahren *„zur Bewahrung der Gesundheit und Behandlung von Krankheit durch Veränderung der Konzentration von Substanzen im menschlichen Körper, die normalerweise im Körper vorhanden und für die Gesundheit erforderlich sind."*[242] Dr. Matthias Rath, sein signierter Nachfolger, setzt diese Arbeit in den Niederlanden fort und macht sich durch seine kämpferische Art überall reichlich Freunde (und Feinde). Wie Rath nachwies, kommt gerade dem Vitamin C überragende Bedeutung in Bezug auf Herzkreislauferkrankungen zu. Und gerade unter fortgesetztem (Elektro-)Stress steigt der Vitamin-C-Verbrauch dramatisch an.

Dr. Thomas Lévy, ein in Colorado, USA, recht bekannter Alternativmediziner, unterstreicht diese Aussagen. Da die meisten Giftstoffe, von elektromagnetischen Feldern abgesehen, über den Mund, also hauptsächlich durch Ernährung und Zahnfüllungen aufgenommen werden, empfiehlt auch er hohe Dosen von Vitamin C zur Neutralisation: *„Das Vitamin C ist nach Wasser das zweitwich-*

---

[242] Science 1968

234

tigste Molekül im Körper. "[243] Dementsprechend schwierig sei es, im Körper einen Prozess zu finden, der nicht durch Vitamin C beeinflusst werden könne.

Dank vielfältiger Über- und Verarbeitung unserer Lebensmittel in schlichte Nahrungsmittel erhalten wir schon unter „normalen" Umständen kaum alle Vitamine und Mineralien ausreichend. Das bisschen, das sie nach gentechnologischen Klonungen, radioaktiven Bestrahlungen, High-Tech-Verpackungen und Überseetransporten etc. noch enthalten, geht spätestens bei der Zubereitung im Mikrowellenherd endgültig in die Binsen. Die Äcker sind ohnehin schon lange an Mineralien völlig verarmt. *„Der Magnesiumgehalt von Möhren hat zwischen 1985 und 1996 um 57 % abgenommen, der Calciumgehalt in Kartoffeln um 70 %, der Folsäuregehalt von Brokkoli um 68 %, der Vitamin-C-Gehalt in Erdbeeren um 67 %, um nur ein paar Beispiele zu nennen.* "[244]

Es macht also Sinn, sich (nicht nur) bei Mangelzuständen täglich große Mengen an Vitaminen und Mineralien in biologisch zuträglicher Form zuführen. Folglich stellen wir sie uns am besten möglichst einfach und billig selber her.

Dazu gibt es sehr gute und preiswerte Möglichkeiten der täglichen Grundversorgung: Mit Wasserkefir zum Beispiel können Sie sich auf Jahre hinaus ein gesundes, erfrischendes und leckeres Getränk herstellen. Man kann ihn in Reformhäusern für kleines Geld kaufen, und der fleißige Pilz produziert täglich kostenlos für uns Enzyme, Vitamine und Mineralien. Das Rezept lautet:

- 3 EL Kefirpilz
- 1 Liter (möglichst chlorfreies) Wasser
- 2 getrocknete Feigen (Bioanbau) je nach Geschmack auch mehr
- 1 Zitrone (Bioanbau)
- 1-2 Esslöffel Zucker (kein Rohrzucker)
- Alles in ein durchsichtiges (weißes) Glasgefäß und möglichst hell, aber nicht in direktem Sonnenlicht, stehen lassen. Dringend elektromagnetische Felder (Funktelefone, TV, Mikrowelle etc.) in der Nähe vermeiden! Nach 24 Stunden gründlich umrühren. Nach 48 Stunden, spätestens aber nach maximal 3 Tagen: abseihen und die Früchte wegwerfen. Gut kaltstellen, und alles neu ansetzen!

Natürlich kann man auch Milchkefir oder Kombucha-Pilz (arbeitsintensiv!) für diese Zwecke nehmen, jedoch finde ich Wasserkefir am praktischsten. Man darf auch nicht vergessen, dass schätzungsweise 80 % der Bevölkerung unter einer verdeckten Milcheiweißallergie leiden. Diese Probleme hat man mit Wasserkefir nicht.

---

[243] NET 10/2000
[244] Barbara Simonsohn, raum&zeit 111/2001

Sehr gut ist auch die Acerola-Kirsche, die als Vitamin-C-haltigste Frucht überhaupt gilt. Es gibt sie in verschiedener Form, jedoch ist sie als Pulver preiswerter und wirkungsvoller. Ich empfehle dazu das Acerolapulver der Firma Natura. (Wichtig dabei: Angebrochene Packung in den Eisschrank stellen!) Das gilt auch für unseren Eiweißlieferanten (vielen Fastenden und Vegetariern gut bekannt) mit allen essentiellen Aminosäuren: Almased Vitalkost.

Eine sehr gute Quelle aller wichtigen Aminosäuren bietet eine einheimische völlig vernachlässigte Lupinenart, die als Süßlupinen-Schrot preiswert vom „Förderkreis der Selbsthilfegruppe Radionik und orthomolekulare Forschung e.V." zu beziehen ist. Auch sonst lohnt der Kontakt mit der Gruppe, denn Sie bekommen Zugang zu einem riesigen Pool von Information, der einem sonst nicht offen steht.

Ein ganz uralter Weg, um zu mehr Lebens(mittel)qualität zu kommen, ist das Sprossen und Keimen von biologisch hochwertigem Samen und Körnern. „Schon 3.000 vor Christi verschrieb Kaiser Seng-Nung in seinem Buch über Heilpflanzen seinem Volk die gesundheitsspendenden Sprossen. Der Vitamin-C-Gehalt in der Luzerne etwa steigt in den ersten 72 Stunden um 500 %, der Vitamin-A-Gehalt um 300 % und der an Vitamin E um 33."[245] Außer Wasser, Keimgut und Keimgefäß brauchen Sie Geduld und sonst gar nichts. Im allgemeinen keimt man: Bohnen, Gerste, Erbsen, Rettich, Kichererbsen, Linsen, Luzerne, Senf, Mungobohnen, Kresse, Alfalfa und vieles mehr. Es gibt auch fertige Keimmischungen im Handel. Mit ein wenig Übung ist es die einfachste, billigste und schnellste dauerhafte Versorgung mit Mineralien, Vitaminen und pflanzlichem Eiweiß. Die praktischsten mir bekannten Keimgefäße und Kressetonschalen, Saatgut und vieles mehr erhalten Sie bei der Firma Eschenfelder.

Natürlich kann man auch alle anderen Vitamine zusätzlich einnehmen. Das „Augenvitamin" A ist theoretisch in Tomaten, mittlerweile praktisch wohl eher in den „Augenschutz-Kapseln" der Firma Salus zu finden. Mit ihrem Präparat lässt sich Vitamin A-Mangel schnell und gut beheben.

Eine ausreichende Versorgung des Organismus mit Vitaminen der B-Gruppe ist für den physiologischen Ablauf der Stoffwechselprozesse insbesondere in den Nervenzellen unbedingt erforderlich. Ein Mangel kann zu schmerzhaften Erkrankungen des Nervensystems führen (B1, B6, B12). „Wegen der Nervenzellenschädigung bei Elektrosensiblen sind die B-Vitamine sehr wichtig."[246] Der berühmt-berüchtigte Vitamin-B-Komplex ist reichlich in guter Butter und Bierhefe vorhanden.

Vitamin D wird vom Körper selbst hergestellt, wenn Sie sich ein paar Minuten ohne Hemd in die Sonne setzen. Ansonsten: fetten Fisch essen, vorausgesetzt Sie wissen, wo der zu Lebzeiten schwamm.

---

[245] Rose-Marie Nöcker: Sprossen und Keime
[246] Selbsthilfeverein für Elektrosensible e.V.: Mitteilung Nr. 50

Vitamin E und vor allem auch die wichtigen ungesättigten Fettsäuren findet man reichlich in kalt gepresstem Öl. (Empfehlung: täglich 1 EL Leinöl.) Generell gilt: Man sollte soviel pflanzliche Kost wie möglich essen, die nur mäßig zubereitet wird. Ein Rohkostanteil von ¾ zu ¼ gekochtem Essen wird empfohlen. Auch ist sehr auf den basischen Anteil zu achten, denn wir ernähren uns viel zu einseitig. Zu vermeiden sind also Zucker, weißes Mehl, Kaffee, Tee und all die zivilisatorische Mischkost. Dazu gibt es viele gute Bücher im Handel.

Mineralien sind ebenfalls sehr wichtig. Dazu kommen noch Spurenelemente, die ebenfalls oft fehlen. Die schnellste und wohl preiswerteste Hilfe bietet hier eine Firma in Österreich, die kurzerhand äußerst mineralhaltiges Gestein zu Pulver vermahlt. Überall erhältlich oder direkt bei Robert Schindele zu beziehen. Wer sich für die ganze Bandbreite der erhältlichen Nahrungsergänzungsmittel interessiert, sei an die Firma Supplementa in Holland verwiesen. Ausgezeichnete Information hält HiLife e.V. bereit. Mittlerweile gibt es sogar eine „feinstoffliche Nahrung", die von der Firma Energia Plus hergestellt wird. Dabei handelt es sich um wichtige natürliche Lebensmittel, deren Inhaltsstoffe jedem möglichen Mangel vorbeugen. Dabei ist das „Pulver nach Walter Häge"[247] an erster Stelle zu nennen.

Natürlich nutzt die beste Ernährungsergänzung und alles übrige wenig, wenn wir nicht genügend Bewegung haben. Dies ist ein ganz trauriges Kapitel, weil ich selber nicht gerade zu den sportbegeisterten Frühaufstehern gehöre, die ohne Murren im Regen ihre Bahnen joggen. Ich mag auch nicht Eisengewichte nach oben stemmen, „walken", „biken" oder in gechlorten Bädern schwimmen. Und der absolute Graus sind für mich Aerobic und sonstige Verrenkungsveranstaltungen. Also habe ich eine Zeitlang nach dem optimalen Sportprogramm für überzeugte Bewegungsmuffel gesucht. Ich beabsichtigte dabei, weder mein Haus dafür zu verlassen noch anderen großen (sportlichen und finanziellen) Aufwand betreiben zu müssen.

Bei der NASA wurde ich schließlich fündig: Sie stellten vor Jahren ein Gerät zum Astronautentraining her, das alle meine Anforderungen optimal erfüllt. Es handelt sich dabei um eine Art Spezialtrampolin, Trimilin genannt, das sich durch seine spezielle Matte von anderen derartigen Sportgeräten unterscheidet. Der Hersteller verspricht, durch regelmäßiges Hüpfen von lediglich 10 bis 15 Minuten ließen sich Kreislauf, Muskulatur, Ausdauer und Beweglichkeit buchstäblich spielend trainieren. Außerdem wird das Lymphsystem angeregt, eine Verbesserung der Hautdurchblutung und vieles mehr bewirkt. Und um nicht soviel Zeit damit zu verlieren, höre ich dabei lautstark Musik.

---

[247] www.energiaplus.de

Fazit: Die orthomolekulare Medizin gehört zur zweiten Säule des Domizidkonzepts, weil sie den Organismus effektiv im Dauerstress gegen elektromagnetische Felder unterstützt. Dies geschieht dadurch, dass der erhöhte Vitamin- und Mineralienverbrauch zuverlässig und einfach gedeckt wird. Zusätzlich können wir preiswert die Konsequenzen unserer liebgewonnenen Ernährungsfehler vermindern und das Immunsystem stärken. Diese Effekte lassen sich noch durch ein ausgeklügeltes Bewegungstraining verstärken. (Wenn es denn sein muss.)

LESESTOFF:

- Matthias Rath: Warum kriegen Tiere keinen Herzinfarkt, MR Verlag
- Karl Pflugbeil: Vital Plus, Herbig
- Reiner Otto Schmid: Zuhause selber keimen, Ernährung & Gesundheit
- Jörg Blech: Die Krankheitserfinder, Fischer
- Walter Hartenbach: Die Cholesterin-Lüge, Herbig

Helfende Salze: Die Biochemie

„Ärzte glauben, dass sie Ihnen einen Gefallen tun, wenn sie das, was Sie haben, eine Krankheit nennen."

Immanuel Kant (1724-1804),
deutscher Philosoph

1874 erfand der Arzt und Homöopath Wilhelm Heinrich Schüssler (1821-1898) eine einfache Basistherapie, die nach ihm benannten Schüssler-Salze. Er stellte fest, dass der Organismus auf zwölf anorganischen Salzen aufbaut, die meistens nicht ausreichend durch die Ernährung zur Verfügung gestellt werden. Dadurch kommt es zu krankhaften Zuständen. Diese fehlenden Salze, potenziert als D6 und D12, sind auch für Laien relativ einfach anhand der bedrückenden Symptome herauszufinden. Man kann sie bei Mangelzustand auch auspendeln oder durch den kinesiologischen Test ermitteln. Nichtsdestotrotz steckt in dieser Therapie wesentlich mehr, als es der erste Anschein ahnen lässt. Man sollte also nicht damit herumspielen, sondern entsprechend verantwortungsvoll umgehen.

Im Einzelnen gibt es folgende Salze:

Nr. 1   Calcium Fluoratum D12

Erhält die Elastizität aller Zellen, auch des Gehirns, der Muskeln Bänder, Gewebe und Gefäße. Verhindert Verhärtungen. Härtet den Zahnschmelz. Bei Krampfadern, Bänderdehnungen, Organverlagerungen, Konzentrationsmangel, Karies. Nach Röntgenaufnahmen.

Nr. 2   Calcium Phosphoricum D6

Eiweiß-, Zell-, Zahn- und Knochenaufbau, Blutbildung, Allergien, stärkt das Nervensystem, beruhigt. Bei Anämie, Osteoporose, Knochenbrüchen, Herzrhythmusstörungen, Verkrampfungen, Schlafstörungen, Depressionen, starken und langen Periodenblutungen.

Nr. 3   Ferrum Phosphoricum D12

Bildet Hämoglobin (roter Blutfarbstoff), entzündungshemmend, bei akut entzündlichen Prozessen, Vorbeugung gegen Erkältung und Muskelkater, senkt leichtes Fieber. Bei energetischer Verausgabung, Muskelermüdung, Eisenmangelanämie, Blutungen, allgemeiner Tonusarmut, Durchfall und Erbrechen.

Nr. 4   Kalium Chloratum D6

Reguliert Ausscheidung von Giften (Medikamente, zum Beispiel Cortison, Antibiotika) über Lymph-, Nieren- und Drüsensystem, bei Drüsen- und Lymphknoten-Schwellungen, Blutverdickung, Thrombosegefahr, offene Beine, chronische Entzündungen, Asthma, Allergien, Bronchitis, Augenentzündung, unregelmäßiger Zyklus.

Nr. 5   Kalium Phosphoricum D6

Anregend, baut Fäulnis- und Ermüdungsgifte ab, wirkt antiseptisch. Bei Müdigkeit, Erregungs- und Erschöpfungszuständen des Geistes und Körpers, Gedächtnis- und Antriebsschwäche, Muskelschwund, Lähmungen, hohes Fieber, niedrigem Blutdruck.

Nr. 6   Kalium Sulphuricum D6

Bildet Oberhautzellen, reguliert Stoffwechsel, fördert Leber- und Verdauungsfunktionen. Bei Allergien, Ekzemen, Neurodermitis, Verdauungsstörungen, chronische Katarrhen, Periodenschmerzen, Muskelkater, Schnupfen, Ohrenfluss.

Nr. 7   Magnesium Phosphoricum D6

Steuert das vegetative Nervensystem, Einfluss auf Tätigkeit von Herz, Kreislauf, Drüsen, Verdauungsorgane und Stoffwechsel. Beruhigung, Lampenfieber. Bei Krämpfen aller Art, Asthma, Herzrhythmusstörungen. Auch bei Störung des hormonellen Systems, Migräne. Bei krampfartigen Schmerzen so genanntes „Blitzmittel".

Nr. 8   Natrium Chloratum D6

Bildet Knorpel, Gewebe, Gelenkschmiere. Reguliert Wasserhaushalt. Bei Bandscheibenschäden, Blutarmut, Gelenkrheumatismus, Ödemen, Haarausfall, Schuppen, Gedächtnisschwäche, Fließschnupfen, trockenem Auge.

Nr. 9   Natrium Phosphoricum D6

Regelt Fett- und Säurehaushalt, Gallensäfte. Bei Fettsucht, Harnsäureüberschuß, Verdauungsstörungen, Rheuma, Ischias, Akne.

Nr. 10   Natrium Sulphuricum D6

Fördert den ausscheidenden Stoffwechsel. Bei Zuckerstoffwechsel, Ödemen, Bettnässen, Verdauungsstörungen, Leberbeschwerden, Gallenstauung, Durchfall. Bei Schäden nach Über- und Fehlernährung.

Nr. 11   Silicea D12

Bildet und festigt Bindegewebe, unterstützt Leitfähigkeit der Nerven. Bei Bindegewebsschwächen, Übererregbarkeit, Licht- und Geräuschempfindlichkeit, Rheuma, für Haare und Fingernägel. Bei Arterienverkalkung, Zahngeschwüren, Fisteln, Drüsenvereiterungen.

Nr. 12   Calcium Sulphuricum D6

Mittel für alte Eiterungsprozesse. Bei Abszessen, chronischen eitrigen Entzündungen der Nasennebenhöhlen, langwierigen Blasenerkrankungen, verhärteten Drüsen.

Im Übrigen gibt es auch Salben zur äußerlichen Anwendung. Mehr Information bekommen Sie bei den biochemischen Vereinen. Schüssler-Salze erhalten Sie rezeptfrei in jeder besseren Pharmazie, oder Sie kaufen gleich beim billigen Großhandel in Holland so wie alle anderen Apotheker auch: OMP orthomoleculaire produkten[248].

Fazit: Die Biochemie hilft uns, den durch Elektrosmog erhöhten Bedarf an Mineralien preiswert zu decken. Ihr Erfahrungswissen ist alt und erprobt. Als zweite Säule meines Domizidkonzepts, unterstützt sie den Organismus effektiv im Dauerstress gegen elektromagnetische Felder, indem sie vorhandenen Mineralienmangel schnell und zuverlässig ausgleicht. Insbesondere die Mittel 4 und 7 als D6-Potenzen scheinen Elektrosensiblen gut zu helfen.

---

[248] Biochemischer Großhandel, Edisonstraat 16, NL-2811 EM Resuwijk

LESESTOFF:

- Hans-Georg Jaedicke: Dr. Schüßlers Biochemie–Eine Volksheilweise, Alwin Fröhlich
- Günter Harnisch: Die Dr. Schüßler-Mineraltherapie, Turm
- Thomas Feichtinger/Susana Niedan: Praxis der Biochemie nach Dr. Schüssler, Haug
- Günther Heepen: Schüssler-Salze – 12 Mineralstoffe für Ihre Gesundheit, Gräfe & Unzer
- K. Kirchmann: Biochemie Lexikon Kirchmann

Klein, aber fein: Die effektiven Mikroorganismen (EM)

„Wir müssen den Blick auf die Welt der Mikroorganismen richten, auf diese winzigen Lebewesen, deren Dasein und Tätigkeit unser Leben erhalten."

Terua Higa, japanischer Professor und Pionier der Agrarwissenschaft

Leider ist hier in Europa nur wenig und wenn, dann zumeist nur unter passionierten Hobbygärtnern, bekannt, dass Professor Terua Higa in Japan 1982 „Gesundheitsbakterien" entdeckt und der Menschheit kostenlos zur Verfügung gestellt hat. Nach über zehn Jahren harter wissenschaftlicher Forschung an fruchtbarkeitsfördernden Bakterienkulturen fand er eine Mischung, die speziell auf Fäulnisbakterien spezialisiert ist. Higa nannte er seine neuen Kulturen „effektive Mikroorganismen (EM)" und führt sie seither weltweit ein.

Natürlich gedeihen Pflanzen damit phantastisch, was gerade in vielen armen Ländern der „Dritten Welt" bereits zu landwirtschaftlichen Höchsterträgen ohne Chemie geführt hat. Im Garten wirkt EM buchstäblich Wunder. Sogar ich, der von Gärtnerei absolut gar nichts versteht, kam nicht umhin, es zu bemerken. Die hoffnungslos heruntergekommensten Blumen und Sträucher trieben mitten im Winter ganz grüne und vor allem auch viel größere und dickere Blätter und Triebe als je zuvor. Man nutzt EM aber nicht nur in der Landwirtschaft, sondern auch zum biologischen Reinigen wie in einigen australischen Krankenhäusern und vielem mehr. Die Einsatzmöglichkeiten sind Professor Higa zufolge fast unbeschränkt und bei genügend politischem Willen, ließen sich jede Menge drängender Umweltprobleme schnell und leicht damit lösen. Insbesondere für Abwasser bietet sich hier eine kostengünstige und schnelle Lösung.

Da es zumindest in Europa Dank schlechter Ernährungsgewohnheiten und vieler Antibiotika vermutlich keinen gesunden Darm mehr geben dürfte, kann EM auch wahre Wunder für unsere Gesundheit bewirken. Das Überraschende daran ist, dass wir mit täglich nur ein paar Tropfen EM langsam aber sicher unseren Darm von allen Fäulnisbakterien befreien (lassen) können. Irgendwann führt das zum richtigen pH-Wert, einer Grundvoraussetzung für gute Gesundheit. Unser Immunsystem steigert seine Leistung, die Verdauung arbeitet besser denn je. Nach einigen Monaten konstanten Gebrauchs erreichen wir ein wesentlich höheres gesundheitliches Niveau. Die effektiven Mikroorganismen können dabei scheinbar wesentlich mehr, als bisher angenommen wurde, da sie im Körper quasi eine Grundlage bilden, damit andere Mittel und Therapien richtig anschlagen. Insbesondere wird natürlich die Darmflora wieder aufgebaut. Selbst kaum lösbare Schwierigkeiten wie zum Beispiel Verpilzungen sollen so langsam von allein verschwinden.

Durch die Zusammensetzung von anaeroben und aeroben[249] Mikroorganismen, In Verbindung mit wichtigen Antioxidantien aus den Kräutern, kommt es im Körper zu einem intensiven Informations- und Energieaustausch auf den Organ- und Zellebenen. Diese konstruktive Zusammenarbeit und gleichzeitiges Erkennen und Ausscheiden von körperfremden Schadstoffen betrifft angeblich sogar Schwermetalle. Darüber hinaus entwickelt sich ein tieferes Gefühl für gesunde Ernährung und Lebensführung.

Weil in den japanischen Produkten einige Organismen vorkommen, die in Europa verboten sind, gab es lange Zeit keine europäische Zulassung als Lebensmittel. Das hat eine dänische Firma in Zusammenarbeit mit Dr. Higa inzwischen geändert und so die effektiven Mikroorganismen unter Zusatz hiesiger Kräuter und Milchsäurebakterien für den Binnenmarkt weiterentwickelt. Dieses tolle Produkt heißt Vita Biosa und ist offiziell in der EU als Lebensmittel zugelassen. Man braucht pro Tag gerade mal ein Schnapsgläschen und spürt den Unterschied oft schon nach wenigen Einnahmen.

Fazit: Effektive Mikroorganismen befreien den Organismus zuverlässig und extrem preiswert von Fäulnisbakterien. Da diese an unzähligen Krankheiten langfristig mitverantwortlich sind, bietet EM einerseits eine wundervolle Prophylaxe, aber anderseits auch eine schnelle Methode, unsere Verdauung „in die Gänge" zu bekommen. Dadurch wird die Entgiftung des Organismus wesentlich verbessert und unser Immunsystem gestärkt.

All dies hilft einem Elektrosensiblen sehr, denn er reagiert ja auf den Elektrosmog nicht zuletzt aufgrund einer geschwächten Abwehrlage empfindlicher als seine Mitmenschen. Dank einer gesunden Darmflora verstoffwechselt der Körper aber auch Vitamine und Mineralien besser. Vita Biosa ist aufgrund ausgezeichneter Wirkungen eine Säule des zweiten und dritten Domizidkonzepts.

---

[249] (aus „Der große Bertelsmann Lexikon 2002"): Aerobier: *Aerobionten, Oxybionten*, vom Sauerstoff der Luft lebende Mikroorganismen, *obligate Aerobier* können nur in Gegenwart von Sauerstoff leben, *fakultative Aerobier* können mit und ohne Sauerstoff leben. Gegensatz: Anaerobier.

LESESTOFF:

- Terua Higa: Eine Revolution zur Rettung der Erde, OLV
- Terua Higa: Die wiedergewonnene Zukunft, OLV
- Franz-Peter Mau: EM, Goldmann
- Eduard Krausz: Das Universum funktioniert anders, Corona
- Ervin Laszlo: Kosmische Kreativität – Neue Grundlagen einer einheitlichen Wissenschaft von Materie, Geist und Leben, Insel

Angriff auf die „freien Radikale"

„Wein ist für alte Knaben eine von den besseren Gaben. "

Wilhelm Busch (1832-1908),
Humorist

Es handelt sich hier entgegen aller Vermutung nicht um eine politische Vereinigung gegen Elektrosmog, sondern um höchst aggressive „radikale„ biochemische Substanzen. Sie machen sich unablässig und hartnäckig an unseren Zellenwänden zu schaffen. Dazu muss man wissen, dass in 70 Lebensjahren ungefähr 17 Tonnen Sauerstoff veratmet werden, wovon in etwa eine Tonne in Sauerstoffradikale umgewandelt wird. Das sind pro Minute Atmung 1-2 x10^{22} Radikale, die wir aus folgenden Gründen am besten vermeiden: *„Freie Radikale begünstigen durch ihre schädliche Wirkung auf die Zellen das Herz-Kreislauf-Risiko und lassen Bluthochdruck und Arteriosklerose entstehen. Sie bewirken auch eine beschleunigte Alterung der Zellen, insbesondere der Gehirnzellen. "*[250]

In allen Zellen und bei vielen Stoffwechsel-Prozessen entstehen freie Radikale, vor allem dann, wenn Sauerstoff unvollständig verbrannt wird. Deshalb auch ihr „richtiger" Name: Oxidantien. Sie sind also teilweise Folge des Stoffwechsels, aber auch äußerer Einflüsse, wie zum Beispiel UV-Licht, Rauchen, Elektrosmog und Radioaktivität. *„Wie sich die Zellen durch die aufeinander folgende Reproduktion allmählich verändern können, lässt sich anhand eines Fotokopiergeräts nachvollziehen. Wenn man einen Text nacheinander kopiert und dabei jedes Mal die letzte Kopie und nicht das Original verwendet, lässt die Qualität der Reproduktion nach, das heißt der Text wird immer unleserlicher. Genauso verhält es sich bei der Reproduktion von Zellen, die durch freie Radikale geschädigt wurden: Die neuen Zellen haben an ‚Qualität' verloren. So ist das Phänomen der Zellalterung zu verstehen. "*[251] Da freie Radikale mit Bestandteilen der Zellen reagieren, ist es also eine äußerst wichtige Forderung, sie vorsorglich auf geringstem Niveau zu halten. Und das möglichst täglich und auf Dauer.

---

[250] Michel Montignac: Ich trinke jeden Tag Wein, um gesund zu bleiben
[251] sh. Fußnote 250

Käuflich zu erwerbende Mittelchen, oft als „Radikalefänger" (so genannte Anti-Oxidantien, die meistens die Vitamine C und E in Verbindung mit einer Prise Selen, Zink und Beta-Carotin enthalten) bekannt, gibt es zuhauf. Aber auch ein wirklich gutes und erprobtes Präparat, so alt wie die europäische Kultur, hilft: *„Dies geschieht mit Hilfe der antioxydierenden Wirkung des Weins, die auf den hohen Polyphenolgehalt zurückzuführen ist und eine deutliche Verlangsamung des Alterungsprozesses zur Folge hat."*[252]

Da wir uns ausschließlich Gutes tun wollen, sollte es ein ökologisch hergestellter Wein sein, der nach Genuss alle freien Radikale im Organismus mehrere Stunden zuverlässig erledigt. *„Die Bedeutung des Weins besteht in zweifacher Hinsicht. Zunächst lässt mäßiger Konsum keine freie Radikale entstehen. Vor allem jedoch, wie es die Arbeiten von Professor Masquelier gezeigt haben, besitzen die in Wein enthaltenen Polyphenole eine starke antioxydierende Wirkung, die 50-Mal stärker ist als die von Vitamin E, die normalerweise als Bezugspunkt dient. In einem Liter Rotwein sind durchschnittlich 2.500 mg Polyphenole enthalten, während sich in Weißwein nur 1/10 dieser Menge befindet."*[253]

Rotwein wird also eine insgesamt bessere Wirkung attestiert als Rosé oder Weißwein. *„Die antioxydierende Wirkung des Weins besteht jedoch nur bei mäßigem Konsum (2 Gläser pro Mahlzeit), da jeder übermäßige Alkoholgenuss selbst freie Radikale entstehen lässt. Im übrigen wurde bereits 1933 von Dr. Dougnac aufgezeigt, dass in Weinbaugebieten eine viel längere Lebensdauer besteht."*[254]

Vielleicht ist im ungepanschten Wein einer der Gründe zu suchen, warum Genießer mehr und zumeist auch länger Freude am (unbestrahlten) Leben haben. Jedenfalls führt man die deutlich geringere Anzahl an Herz-Kreislauferkrankungen in den Mittelmeerländern unter anderem auf Olivenöl, Knoblauch und Rotwein zurück. Eine wissenschaftliche Studie machte bereits vor über 25 Jahren diese Zusammenhänge als „französisches Paradoxon" bekannt. Man fand nämlich heraus, dass die Sterblichkeitsrate bei mäßigen Weintrinkern um 30 % niedriger lag als bei Abstinenzlern und starken Trinkern. Studien der Universität von Bordeaux konnten außerdem nachweisen, dass Weintrinker 80 % weniger Symptome von Alterssenilität zeigten und die Zahl der Alzheimer-Erkrankungen um 75 % niedriger lag.

Außerdem wurde nachgewiesen, dass Rotwein die Gefäße entspannt, die Verklumpung der roten Blutkörperchen verhindert (das ist gerade für Elektrosensible sehr interessant!) und sich so die Durchblutung insgesamt verbessert. Entzündungen wurden eingedämmt und die Abwehrkräfte gestärkt, nicht zuletzt, weil Rotwein zum Essen genossen die Bildung von Verdauungsenzymen

---

[252] sh. Fußnote 250
[253] sh. Fußnote 250
[254] sh. Fußnote 250

fördert. Sogar krebshemmende Substanzen finden sich im Wein wie mehrere Studien am Sloan-Kettering-Krebszentrum, New York, belegten. Bei Weintrinkern lag die Krebsrate um 20 % unter denen der Abstinenzler. Tja, wenn das alles keine guten Gründe für mäßigen Konsum sind, was dann?

Natürlich ließen diese Erkenntnisse der Wissenschaft keine Ruhe, und so entdeckte man bald, dass die Wirkung der Weintraube in ihren Kernen liegt. Deren Stoffe ließen sich auch extrahieren und wurden OPC genannt. Und so kam es wie es kommen musste: Eine Antioxidansprodukte-Schwemme setzte ein. Dabei wird vom Hersteller zumeist ein hoher Gehalt an Polyphenolen angegeben, jedoch der von OPC verschwiegen. Mit gutem Grund, denn man sollte als Verbraucher wissen, dass „Polyphenole" eine riesengroße Familie von Pflanzenstoffen ist, darunter wasserlösliche, wasserunlösliche und selbst nicht bioverfügbare. Es gibt darunter sogar Stoffe mit und ohne Antioxidans-Wirkungen.

Leider ist es leicht, den Verbraucher zu täuschen, denn jeder Extrakt aus Traubenkernen, Kiefern- oder Pinienrinde darf sich polyphenolhaltig nennen, auch dann, wenn er beispielsweise große Moleküle enthält, die im Darm überhaupt nicht resorbiert werden und sogar noch die Aufnahme wichtiger Proteine, Enzyme und Mineralien blockiert. Kurzum: Als Verbraucher blickt man wieder einmal nicht mehr durch und landet schnell auf dem falschen Gleis. Deshalb empfiehlt es sich auf den Gehalt an OPC, das zur Familie der Polyphenole gehört, aber wasserlöslich ist, zu achten. Dabei spielt es keine Rolle, aus welchen Quellen der Extrakt kommt, solange es nur in definierter Qualität eingesetzt und ohne Chlorchemie hergestellt wird. Ich persönlich habe gute Erfahrungen mit dem OPC der Firma Green Power gemacht.

Fazit: Da die Wissenschaft freie Radikale als Hauptursache des (Zell-) Alterungsprozesses ansieht, dürfte ein Glas Rotwein am Tag als zudem leckerer und jederzeit verfügbarer Radikalenfänger kein Thema sein. Wer keinen Alkohol verträgt, sollte sich stattdessen erstklassiges OPC zulegen. Vor allem für Elektrosensible ist ein zuverlässiger Dauerschutz ihrer Zellen äußerst wichtig, da Elektrosmog mit eine Hauptursache für die Bildung freier Radikaler im Organismus sein dürfte.

Durch Wein erhalten wir zusätzlich Mineralien etc. Wir haben es also hier mit der zweiten Säule der Domizidminderung zu tun und können bedenkenlos Oscar Wildes Empfehlung folgen: *„Nach einer guten Mahlzeit kann man allen vergeben, selbst den eigenen Verwandten."* Also kurzzeitig auch dem Elektrosmog.

LESESTOFF:

- Michel Montignac: Ich trinke jeden Tag Wein, um gesund zu bleiben, Artulen
- Manfred Köhnlechner: Die Heilkräfte des Weins, Herbig
- Frank Jones: Länger leben mit Rotwein, VGS
- Alfred Binder: Gesund durch Rot- und Weißwein, Jopp
- Hans Wagner: Wein – Heilkraft der Natur, Ludwig

Trinkwasser:
Die wässrige Lösung

„Wasser ist die Quelle des Lebens. Wenn das Wasser ver-
schmutzt ist, wird aller Kreatur die Existenz versagt.“

Masuro Emoto,
japanischer Wasserforscher

Trotz beliebter oben erwähnter Getränke und trotz aller farbigen Werbung ist das dem Menschen von der Natur zugedachte Getränk immer noch reines Quellwasser. Das findet sich heutzutage fast gar nicht mehr, egal, wie hartnäckig wir es in unseren Wasserleitungen oder Plastikflaschen (Achtung: Weichmacher!) suchen.

Es wird vermutlich bald ganz selten werden, denn „man“ arbeitet daran, die Grenzwerte für Trinkwasser wie in der dritten Welt immer weiter abzusenken, und es eventuell sogar noch mit Fluor (einem Abfall der Industrie, der uns als Karies-Prophylaxe verkauft wird) zu versetzen. Danach sollten wir uns das Trinken besser endgültig abgewöhnen und die Wasseranteile unseres Körpers durch braunen Sirup ersetzen.

Zur Information: Unser Gehirn besteht zu über 80 %️ aus Wasser, Blut zu 92 %, Muskeln zu 70 % und selbst Knochen noch zu 25 %.

<u>Der menschliche Körper besteht zu 2/3 aus Wasser</u>

Muskeln zu 70 %
Magen-Darm-Trakt zu 78 %
Lungen zu 79 %
Herz zu 80 %
Nieren zu 83 %
Blut 92 %
Samenzellen zu 95 %

Zwar bietet uns Professor Terua Higa jede Menge preiswerter Möglichkeiten, unsere Wasservorräte auf nationaler Ebene zu verbessern, aber angesichts politischer Handlungsbereitschaft und Einsicht kann das ewig dauern. Also müssen wir uns wieder einmal selber helfen, denn unser Körper besteht aus und auf Wasser, das den Namen auch verdient. Dazu kommt noch, dass elektromagnetischer Stress die Zellen dehydriert wie „Powerwatch" in England herausfand, und wir also eher mehr Wasser als gewöhnlich brauchen.

Ich habe dieselbe Beobachtung gemacht. Es gibt dazu ein paar sehr scharfsinnige Theorien von Peter Augustin, der in seinem Buch „Die Widerspiegelung des Seins und die Geschichte der Welt in der Wasseroberfläche" präzise erklärt, wie und warum sich die Dipolstrukturen des Wassers im elektromagnetischen Feld ändern. Als Folge kommt es zur Austrocknung des Organismus, auch Exsikkose (oder Dehydration) genannt.

Kommt es dazu, so aktiviert der Körper seine Abwehrmechanismen:

- Abdichten des Darms mit einer Schleimschicht und das Herauspressens allen Wassers aus dem Darm. Die mögliche Folge davon kann Verstopfung sein.

- Die Bronchialäste werden mit einer Schleimschicht abgedichtet, um eine weitere Verdunstung bereits fehlenden Wassers zu vermeiden. Das kann unter Umständen zum bronchialen Asthma führen.

- Schließlich kann es auch noch zum Abdichten der Venen und Arterien kommen, um einen weiteren Wasserverlust über den Blutkreislauf zu verhindern. Als Ergebnis davon können unter Umständen hoher Blutdruck, Gefäßstenosen, Angina Pectoris oder auch Herzinfarkt entstehen.

Im Allgemeinen wird deshalb zur Vermeidung möglicher gesundheitlicher Folgen zur täglichen Aufnahme von 1 Liter Wasser pro 30 kg Körpergewicht geraten, die wohl kaum jemand trinkt. Wasser bedeutet hier jedoch nicht irgendein Getränk, das zu 99,8 % auf Wasser basiert wie zum Beispiel Tee, sondern 100 % reines Trinkwasser. Denn nur das ist für den Körper essentiell, wie der Arzt Faridun Batmanghelidj eindrucksvoll zeigte: *„Die modernen Mediziner verstehen nicht, in welchem Maße Wasser für die Funktionen des menschlichen Körpers lebensnotwendig ist. Medikamente dienen nicht zur Behandlung, sondern nur zur Linderung von Beschwerden."*[255]

Angesichts der einzigartigen Bedeutung von Wasser als wichtigstes Lebensmittel muss sogar auf wesentlich mehr als nur chemische Sauberkeit geachtet werden. Letzteres ist im übrigen Aufgabe der kommunalen Wasserwerke, die sich mit jährlich steigendem finanziellem Aufwand darum kümmern müssen.

---

[255] Faridun Batmanghelidj: Wasser, die gesunde Lösung

Wir können ihnen aber heimlich helfen: mit einem preiswerten Filter der Firma Carbonit, der unter anderem Schwermetalle, Hormone und Bakterien zurückhält. Und das aus gutem Grund, denn nur große Wasserwerke testen hierzulande Trinkwasser auf bis zu 100 Inhaltsstoffe. Und das ist wenig genug, denn *„mittlerweile gelangen hunderttausende chemischer Stoffe in unsere Umwelt. Alleine in Deutschland werden in der Landwirtschaft jedes Jahr 30.000 Tonnen Pestizide und Fungizide eingesetzt. Von den verwendeten Substanzen wirken mehr als 280 nachweisbar krebserregend. In unserem Leitungswasser werden bis zu 300 verschiedene Pestizid- und Fungizidrückstände gefunden. (...) Als in den letzten Jahren maßgebliche Grenzwerte von Fungiziden und Pestiziden überschritten wurden, hat der Gesetzgeber sogar einfach die Zahl der zu untersuchenden Substanzen von 63 auf 18 reduziert. "*[256]

Kompliziert wird die ganze Diskussion vor allem zusätzlich durch die Tatsache, dass Wasser eine Art „homöopathisches Gedächtnis" hat, also Informationen speichert[257] und folglich auch an unseren Organismus weitergibt. Man spricht deshalb in Fachkreisen bereits von einer „Informationsverseuchung". Professor Cyril Smith aus England (Universität Salford) konnte zum Beispiel in Versuchen zeigen, dass elektromagnetisch bestrahltes Wasser Allergien auslöst, während solches mit anderer Information den Schub wieder beendete. Wasser kann also nachweislich elektromagnetische Schwingungen als Information speichern und auch wieder abgeben.

Der Wissenschaftler Rudolf Hauschka beobachtete bereits vor 40 Jahren, dass Wasser durch den Einfluss von Elektroherden beim Kochen nachteilig beeinflusst wird. Dies führt durch die elektrischen Felder zu einer Entmagnetisierung, also Umstrukturierung der molekularen Struktur. Diese Erkenntnisse wurden später durch die Lichtphotonenforschung von Dr. Fritz-Albert Popp bestätigt. Mit Hilfe spezieller Messgeräte lässt sich diese Tatsache nachvollziehen: Wenn ein ultraschwaches Signal im Nanotesla-Bereich einige Minuten auf Wasser einwirkt, lässt sich das anschließend spektroskopisch nachweisen: Die so genannte Cluster-Struktur des Wassers hat sich während der schwachen Bestrahlung messbar verändert. In einem künstlichen Magnetfeld verbessert sich deutlich die Viskosität, also die Fließfähigkeit.

Fakt ist in jedem Fall, dass Wasser neben Blut ein idealer Informationsträger ist, der flexibel auf äußere Einflüsse reagiert. Wie sehr, kann man sich auf Farbfotos von verschieden informiertem Wasser ansehen. Sogar Gedanken ändern sichtbar die Struktur, wie der japanische Wissenschaftsfotograf Masaru Emoto[258] in seinem Aufsehen erregendem Buch „The Message from Water"[259] ausführlich zeigt. Wasserkristalle sehen ähnlich Schneeflocken nie gleich aus. Es zeigte sich

---

[256] Barbara Hendel, Peter Ferreira: Wasser und Salz
[257] siehe: Terua Higa, S. 80 ff
[258] siehe: ZeitGeist 4/2000
[259] Botschaft des Wassers, Koha Verlag

aber, dass Wasser bei gleicher Information in verschiedenen Sprachen ähnliche Kristalle ausformt. Das bedeutet, dass Wasser die Informationen versteht – egal in welcher Sprache!

„Jede Information kann sichtbar gemacht werden, wenn das Wasser in gefrorenem Zustand (bei minus 5 Grad C° – der Autor) *fotografiert wird. Die abgebildeten Kristalle, die bei Emotos zahlreichen Experimenten entstanden sind, sprechen eine deutliche Sprache. Wen wundert es da noch, dass auch Elektrosmog unser Wasser beeinträchtigt. Oder dass im Mikrowellenherd erhitztes Wasser keine Kristalle mehr zeigt, sondern nur völlig verzerrte Strukturen. Wasserproben, die an ein Mobiltelefon oder einen Computer gekoppelt waren, zeigten nach kurzer Zeit verzerrte und verzogene Strukturen und wiesen in der Mitte ein schwarzes Loch auf.“*[260] Wenn Wasser elektromagnetischen Feldern ausgesetzt ist, verliert es also seine Fähigkeit, Kristalle zu bilden. Das sagt alles, denn Emoto hat herausgefunden, dass *„lebendiges Wasser sechs Ecken hat.“*[261]

Früher gab es keine Wasserversorgung durch Rohrleitungssysteme. Im Brunnen geschöpft hatte es noch alle seine ursprünglichen Strukturen. Um Wasser wirklich wieder zu einem richtigen, vollwertigen Lebensmittel zu machen, muss es prinzipiell chemisch, informatorisch und energetisch in Ordnung, also im wahrsten Sinne des Wortes „klar" sein. Damit ist also nicht nur der störende Kalk gemeint. Mir ist bewusst, dass die beiden letztgenannten Forderungen bisher nur von bestimmten Kreisen, die sich mit feinstofflichen Fragen beschäftigen, erhoben werden.

Normalerweise wird Wasser durch den Verdunstungsvorgang und seinen Aufstieg in die Atmosphäre von allem gereinigt, bevor es als Regen wieder zu uns zurückkommt. Weil selbst die Atmosphäre schon total verschmutzt ist, kann man erahnen, was sich da noch alles im wahrsten Sinne zusammenbraut. Jede unserer metallenen Wasserleitungen, jeder Teich, Fluss und See leitet Dank der elektromagnetischen Dauerbestrahlung diese technischen Informationen umgehend ins Wasser, das wir täglich trinken.

Man sollte also den Wert absolut unbelasteten Trinkwassers nicht unterschätzen, und ich persönlich verlange ein Aufbereitungssystem, das allen diesen Forderungen Rechnung trägt. Dazu Thomas Gamse, Verfahrenstechniker an der Technischen Universität Graz: *„Rein physikalisch konnten wir feststellen, dass das Wasser, das durch den Beleber* (das heißt ein Gerät Johann Granders – der Autor) *geleitet wurde, eine veränderte Oberflächenspannung aufgewiesen hat."* Und: *„Es gibt Schwierigkeiten, das Phänomen der Wasserbelebung mit den heutigen Mitteln zu erklären. Obwohl die Messgeräte relativ genau arbeiten, gibt es beispielsweise keine Erklärung für den Informationsaustausch. Die Wissenschaft kann heute nicht messen und erklären, dass es zu einem Informations-*

[260] Bio 4/2001
[261] raum&zeit 115/2002

austausch zwischen Flüssigkeiten kommen kann, die nicht in direktem Kontakt zueinander stehen."[262]

Seit Jahren kommen angesichts der sich stetig verschlechternden Trinkwassersituation immer mehr Methoden zur Wasseraufbereitung auf den Markt. Dabei wechseln sich viele verschiedene technische und feinstoffliche Vorzüge miteinander ab, wesentlich mehr als ich hier jemals erörtern könnte. Es bedarf wahrhaft eines diesbezüglichen Studiums, weshalb Sie von mir Adressen beziehen können, wo Sie ausführlich mit Informationen versehen werden. Hinweisen möchte ich aber auf die Firma Peter Giesinger, die neben ihrem wundervollen Aquavital-Kat maßgeschneiderte persönliche Lösungen für jede Art von Wasseraufbereitung anbietet.

Weiter oben habe ich bereits auf das System Höpfner hingewiesen, das mit seinen Pyramiden-Modellen ganz besonders praktisch und preisgünstig ist, wenn Wasser energetisch verbessert werden soll. Das liegt vor allem daran, dass es weder Verschleißteile noch herkömmlichen Energieverbrauch oder gar Wartungsverträge mit Filterwechseln gibt um diesen Effekt zu erzielen. Man nutzt ein Modell, das lediglich einen Ausgang besitzt und schließt es mittels eines oder besser mehrerer Kabel möglichst direkt an das Hauptwasserrohr an. Der Erfolg stellt sich fast sofort ein: Da Wasser ein ausgezeichneter Leiter für Energie und Information ist, kann man nach ein paar Minuten bereits überall im Haus hochenergetisch frisches Wasser bekommen.

Die meisten Menschen bemerken auch, dass das Wasser klarer im Sinne von „durchsichtiger" geworden ist und zusätzlich besser schmeckt. Ein netter und nicht gerade unwichtiger Nebeneffekt ist, dass aufgrund der erdmagnetischen Information – Pyramiden arbeiten ausschließlich in Nord-Süd-Ausrichtung und nur auf geophysikalisch ungestörtem Grund! – der Kalk ausfällt. Selbst uralte Wasserrohre verlieren nach und nach ihre Kalkschichten, was in den ersten zwei Wochen nach Anschluss deutlich als Ausfall im Trinkwasser zu sehen ist.

Henri Coanda (1885-1972), der für seine Erforschung der Flüssigkeitsdynamik einen Nobelpreis erhielt, interessierte sich unter anderem sehr für Langlebigkeit. Er vermutete nicht zu unrecht, dass sie mit der Zusammensetzung des Trinkwassers, also dessen Molekularstruktur, zusammenhängen müsste.

Patrick Flanagan, der amerikanischer Allround-Erfinder, der uns schon im Kapitel über HAARP in diesem Buch begegnet ist, übernahm von ihm seine diesbezüglichen Forschungen. Er forschte zuerst auf den Spuren Viktor Schaubergers (1885-1958), der seinerzeit festgestellt hatte, dass Energie in eine Materie wie Wasser oder Luft auf dem Wege einer nach innen gerichteten Spirale eintritt. Dies führt zu einer verstärkten Potenzierung des Wassers, dem so genannten Zeta-Potential. Im Laufe dieses Prozesses wird die Oberflächenspannung des Wassers beträchtlich herabgesetzt, das sich deshalb wesentlich

---

[262] NET-Journal 10/2000; siehe auch: www.grander.com

leichter vom Körper aufnehmen lässt. Es transportiert außerdem effektiver Nährstoffe durch den Organismus und die Giftstoffe aus ihm heraus. Kurzum: Endlich ein (Trink-)Wasser, das seinen auch Namen verdient!

Nach jahrelanger Forschung gelang es Flanagan endlich eine Methode zu entwickeln, wie man mühelos seine Getränke optimiert. Es ist das „Mikrocluster Kolloidal Mineral Konzentrat" namens Crystal Energy. Mit ein paar Tropfen davon lässt sich jederzeit die Oberflächenspannung des Trinkwassers und anderer Getränke herabsetzen, um so die gesundheitsfördernden Effekte zu nutzen. Das damit behandelte Wasser hat in ein paar Sekunden die Struktur von körpereigenem Zellularwasser mit all seinen positiven Wirkungen angenommen.

Nick Begich schreibt ausführlich darüber in seinem Buch über Flanagans Erfindungen, wo er es gar als "Elixier des Lebens" bezeichnet. Ich gebrauche es täglich mehrmals und habe besonders als Elektrosensibler gute Erfahrungen damit gemacht. Mein Organismus hat sich durch das „körpereigene Wasser" und die vermehrte Aufnahme von Vitaminen und Mineralien aus den anderen Getränken deutlich gekräftigt. Zu erhalten ist Crystal Energy bei der Firma earthpulse.

Ich habe aber noch einen Tipp von meinen Lesern erhalten, den ich hier gern weitergeben möchte. Und zwar gibt es eine Quelle, deren Wasser von der Internationalen Gesellschaft für Elektrosmogforschung ausgezeichnet wurde, weil es elektrosensiblen Menschen besonders hilft. *„Dieses hochenergetische Wasser wirkt aufgrund seiner Lebendigkeit ausgezeichnet bei der Entgiftung und Ausleitung von Schadstoffen aller Art"* schreibt dazu der Betreiber dieser Wasserstelle.[263] Wer jedoch gutes Quellwasser lieber in seiner direkten Umgebung sucht, wird hier fündig: www.klarwasser.claranet.de

Fazit: Da unser Körper zu über 70 % aus Wasser besteht, ist klar, dass nur Wasser hoher Qualität reichlich und täglich genossen diesen Ansprüchen genügen kann. Elektrosensible, deren organische Wasserreserven zusätzlich durch elektromagnetische Dauerbestrahlung qualitativ leiden, brauchen zur Stärkung ihres Organismus besonders viel Trinkwasser. *„Wir können nicht über die Menge des Wassers, das die Erde umkreist, nachdenken, ohne die Umweltprobleme in Betracht zu ziehen. Um diese zu lösen, müssen wir die Verschmutzung des Wassers verhindern. Wasser zirkuliert endlos in dieser Welt und absorbiert und löst alle Schadstoffe."*[264]

Diese aus unserem Trinkwasser herauszubekommen, ist folglich ein erster wichtiger Schritt zur Erhaltung beziehungsweise Wiedergewinnung unserer Gesundheit. Man darf dabei nicht vergessen, dass wir nur so gesund wie unsere Zellen sind. Oder mit den Worten Johann Wolfgang Goethes: *„Alles ist aus dem Wasser entsprungen, alles wird durch Wasser erhalten."*

---

[263] www.st-leonhards-quelle.de
[264] Masaru Emoto, Bio 4/2001

LESESTOFF:

- Rudolf Hauschka: Ernährungslehre, Klostermann
- Faridun Batmanghelidj: Wasser, die gesunde Lösung, VAK
- Nick Begich: Auf den Spuren einer neuen Alchemie, Omega
- Masuru Emoto: Wasserkristalle, Koha
- Wilfried Hacheney: Wasser, ein Gast der Erde, Dingfelder

Innen hui, außen pfui:
Die Urintherapie

„Alles, was die Natur selbst anordnet, ist zu irgendeiner Absicht gut. Die ganze Natur überhaupt ist eigentlich nichts anderes als ein Zusammenhang von Erscheinungen nach Regeln; und es gibt überall keine Regellosigkeit."

Immanuel Kant (1724-1804),
deutscher Philosoph

Die preislich unschlagbare Urintherapie ist vermutlich fast so alt, wie der menschliche Körper. Da sie unter den hier vorgestellten Therapien wohl auf die geringste Gegenliebe stoßen wird, behandle ich sie dementsprechend kurz. Das sagt allerdings keinesfalls etwas über ihren Wert aus. Nicht zuletzt hat ja die nicht wertende Auseinandersetzung mit anerzogenen Vorurteilen etwas Befreiendes an sich, und zumindest bis zum Mittelalter gab es eine ganze Menge derartiger Therapieansätze, auch bekannt als die „Drecksapotheke".

Selbst die zeitgenössische Nosodentherapie benutzt zumeist die körpereigenen Sekrete, welche sie oft homöopathisch aufbereitet. Mahatma Gandhi war ein großer Anhänger der Urintherapie, die man allerdings nur anwenden darf, wenn keinerlei Medikamente eingenommen werden. Auch sollte man im Interesse der Wirksamkeit möglichst weder rauchen noch Alkohol, Kaffee oder Tee zu sich nehmen. Schließlich würde der Organismus die gerade erst ausgeschiedenen Giftstoffe erneut zurückbekommen, was letztendlich zu einer Konzentration derselben führen würde.

Neben vielen Möglichkeiten der äußeren Anwendung ist gerade die der inneren, also durch Trinken, die zwar unangenehmste, aber auch effektivste. Wenn wir allerdings unsere empfohlene tägliche Wassermenge konsumieren, bedarf es keiner großen Überwindung, denn der so genannte Urin ist von Wasser kaum noch zu unterscheiden. Man nimmt einfach ein Cognac-Gläschen des ersten Urins nach Mitternacht zu sich. Dabei ist auf den so genannten „Mittelstrahl" zu achten, was bedeutet, dass wir nicht gleich die ersten Tropfen (wegen der Bakterien) und nicht die allerletzten (ohne Wirkstoffe) nutzen. In ihm ist eine lange Liste all der Dinge, die der Körper bereits individuell für sich aufbereitet hatte, jedoch wegen Überangebots zu dem gegebenen Zeitpunkt nicht nutzen konnte. Dabei handelt es sich um maßgeschneiderte Hormone, Vitamine, Mineralien und vieles mehr. Auch kommt es zu einer Art homöopathischer Behandlung, da wir ja unsere eigenen Informationen zurückführen, der Körper also darauf auf allen Ebenen antworten kann. Dem erfahrenen Heilpraktiker Hans Höting zufolge, der an internationalen Kongressen der Urintherapie teilnimmt, handelt es sich also um eine Kombination vieler bekannter Einzeltherapien. Es sind dies die Nosodentherapie, Regenerationstherapie, Reiztherapie, Ausleitungstherapie und Stoffwechseltherapie, die alle zur Steigerung der Körperabwehr beitragen[265]. Was will man noch?

Fazit: Die seit Jahrhunderten erprobte, wenn auch unbeliebte Urintherapie hilft uns zuverlässig extrem preiswerte „hausgemachte Medizin" zu erhalten – und zwar täglich. Auch sie ist eine ganzheitliche Therapie und somit Stütze des Domizidkonzepts.

Bei regelmäßiger Anwendung kräftigt sich der Organismus, weil er entgiftet, aber auch von ihm selbst aufbereitete Nährstoffe und Informationen in homöopathischer Dosierung über den tatsächlichen Zustand des Organismus erhält. Wichtig ist dabei, dass die Urintherapie nur eingesetzt wird, wenn keinerlei rezeptpflichtige Medizin mehr eingenommen wird. Da es ja bekanntlich für Elektrosensibilität keinerlei rettende Medizin gibt, haben wir somit einen praktischen Ansatz zur Selbsthilfe.

LESESTOFF:

- Hans Höting: Lebenssaft Urin, Goldmann
- Hans Höting: Heilkraft des Urins, Goldmann
- Carmen Thomas: Ein ganz besonderer Saft – Urin, Piper
- Katalyse e.V.: Das Ernährungsbuch, Kiepenheuer & Witsch
- Earl Mindell: Die Vitamin Bibel, Heyne

---

[265] Siehe: www.urintherapie.de

Heavy Metal: Die Ausleitung von Schwermetallen

„Wenn ein Arzt hinter dem Sarg seines Patienten geht, so folgt manchmal die Ursache der Wirkung. "

Robert Koch (1843-1910),
Bakteriologe

Nachdem man weiß, dass Schwermetallbelastung die Leiden der Elektrosensibilität verstärkt, sind natürlich viele Betroffene auf der Suche nach der geeigneten Methode, das Zeug wieder aus dem Körper zu befördern. Das klingt allerdings einfacher, als es in Wirklichkeit ist. Ich kann dazu nur sagen, dass es ein reichlich kompliziertes Gebiet ist, das unter keinen Umständen ohne kompetente medizinische Begleitung betreten werden sollte.

Sollten Sie Ihr Gebiss von Amalgam beziehungsweise Palladium sanieren lassen wollen, so suchen Sie sich einen kompetenten Zahnarzt, der darauf spezialisiert ist und auch die Verträglichkeit der nachfolgenden Metalllegierung(en) feststellt. Ich persönlich litt unter Schwermetallbelastung, Herpes, Impfschäden und Formaldehydproblemen gleichzeitig, was mich direkt nach Inbetriebnahme eines Senders in die Elektrosensibilität beförderte. Zuvor hatte ich von all diesen zivilisatorischen „Gaben" wenig oder nichts bemerkt. Nach und nach kam ich mit diesen verschiedenen Einzelproblemen zu Rande, indem ich die in diesem Buch besprochenen Methoden entdeckte und systematisch anwandte.

Es gibt es noch viele andere therapeutische Möglichkeiten, die hier nicht alle erörtert werden können. Unter anderem hilft die Colonhydrotherapie, welche den gesamten Darm kräftig unter Wasser setzt und von uralten Schlacken freispült. Das unterstützt den Organismus und vor allem auch das Immunsystem. Insbesondere die Instinktotherapie von Guy Claude Burger soll laut vielen Aussagen hervorragend wirken, hat aber das Problem, dass man so ziemlich jede bisherige Ernährungsgewohnheit total umkrempeln muss. Das sorgt natürlich dafür, dass sie nur in hartgesottenen Kreisen bekannt ist. Mancher versucht es mit der

Psychokinesiologie nach Klinghard, aber die scheint, wie ich vernahm, auch nicht gerade zum Selbstversuch zu taugen. Chelattherapie wird begeistert weiterempfohlen, aber sie ist in Zeiten leerer Kassen ziemlich kostenaufwendig. Fasten und das nachfolgend beschriebene Ölziehen helfen bei Belastung vermutlich auch, vor allem begleitend, aber bei fetter Schwermetallbelastung wohl kaum ausreichend und vor allem nicht schnell genug.

Inzwischen ist ein neues Produkt auf den Markt gekommen, dass bei mir bestens gewirkt hat. Es heißt Zeolith und muss 100 % tribomechanisch aufbereitet sein (TMAZ), wenn es seine Wirkung voll zellverfügbar entfalten soll. *„Zeolith ist eines der bedeutendsten natürlichen Minerale vulkanischen Ursprungs. Es wird der Gruppe der Zilikate zugerechnet. Zeolithe besitzen eine komplexe, kristalline Struktur, in welcher sie Hohlräume, Kanäle und Schächte bilden. In diesen zum Teil großen Räumen und Kammern können sich Flüssigkeiten und Substanzen sammeln und halten. Sie tun dies nach dem Prinzip eines Schwammes, der in seinen Hohlräumen ebenfalls Flüssigkeiten und Partikel halten kann. Zeolithe werden wegen dieser ihrer Eigenschaften bereits in großem Umfang in der chemischen Industrie verwendet. In der Biochemie werden sie hauptsächlich als Ionenaustauscher eingesetzt. (...) Die so genannte Nanotechnologie steigert die bekannte Wirkung in enormen Umfang, indem durch das ‚tribomechanische Verfahren' eine Mikronisation geschieht: Die Kristalle werden so weit zerkleinert, dass sie zellverfügbar werden. Sie durchwandern über die Magen- und Darmwände den menschlichen Körper. (...) Giftstoffe im Körper, insbesondere im Darm, werden gebunden und ausgeschieden, auch jene, die sich in den kleinen Krypten und Verästelungen angesammelt haben. Zu nennen sind: Blei, Cadmium, Quecksilber, aber auch radioaktive Substanzen, Konservierungsmittel und Farbstoffe."*[266] Sie sehen schon, worauf ich hinaus will: Zeolith bindet jede Menge Metall im Körper und transportiert es bei ausreichendem Wassertrinken auch hinaus. Es hat noch viele andere Vorzüge, die ich hier nicht alle ausführen kann, aber mir hat es ausgezeichnet geholfen, auch wenn vielleicht noch ein paar Milligramm Schwermetalle übrig geblieben sein mögen.

Fazit: Da eine eventuelle Schwermetallbelastung definitiv Auswirkungen auf die Empfindlichkeit für elektromagnetische Felder hat, lohnt sich eine diesbezügliche Abklärung in jedem Fall. Neben all den ohnehin schon unschönen Wirkungen ist Metall nämlich vor allem auch ein guter elektrischer Leiter. Ich würde diese Probleme allerdings nur mit einem kompetenten Arzt oder Heilpraktiker angehen, schon allein wegen der nötigen Erfolgskontrolle. Welche Therapie er letztendlich einsetzt, hängt von verschiedenen Faktoren ab. Will, beziehungsweise muss, man sich selber helfen, so würde ich persönlich dosiert Zeolith TMAZ als erstes Mittel der Wahl einsetzen, denn preiswerter und schneller wird man Schwermetalle etc. wohl kaum binden können.

---

[266] Walter Häge: Orthomolekulare Medizin – Die Medizin des neuen Jahrtausends – Wetter, Boden, Mensch 3/2003

LESESTOFF:

- Guy Claude Burger: Die Rohkosttherapie, Heyne
- Hulda Regehr Clark: Heilung ist möglich, Knaur
- David Tansley: Aura, Chakren und die Strahlen des Lebens, Synthesis
- Hans Ruesch: Die Pharma Story - Der große Schwindel, Hirthammer
- Kurt Langbein/Bert Ehgartner: Das Medizinkartell, Piper

Mit allen Ölen gesalbt:
Dr. Karachs Methode

„Ich habe den Ärzten den Laufpass gegeben und mich Gott anvertraut."

Erasmus von Rotterdam (1469-1536),
Humanist und Theologe

Eine effektive und besonders preiswerte Methode bietet das Ölziehen. Bekannt wurde sie hier vor allem von Veronica Carstens, der Gemahlin unseres Ex-Bundespräsidenten, gemacht. Laut Dr. F. Karach, einem russischen Arzt, heilt diese Vorgehensweise den ganzen Organismus gleichzeitig, beugt aber auch vor, da man sich entgiftet. Sie soll deshalb bei Kopfschmerzen, Bronchitis, Thrombosen, Blutkrankheiten, Darmerkrankungen und vielem mehr helfen. Das eigentlich Entscheidende dieses Heilverfahrens liegt in seiner einfachen Art und Weise: Man nimmt morgens 1 Esslöffel gutes kaltgepresstes Sonnenblumenöl in den Mund und kaut es so lange durch, bis es milchig-weiß und dickflüssig wird. Das dauert erfahrungsgemäß circa 15 bis 20 Minuten. Dabei wird das Öl durch die Zähne gezogen und ohne Hast und besondere Anstrengung im Mund herumgespült und mit viel Speichel vermischt. Der weitere Heilvorgang wird dann vom Organismus in seiner ihm eigenen Zeit vollzogen, wenn wir „bei der Sache bleiben".

Wir haben es also hier mit einer Methode der Entgiftung zu tun, welche die Selbstheilungskräfte des Körpers aktiviert. Dabei werden die Krankheitsgifte über die Mundschleimhaut an das Öl abgegeben. Deshalb darf es auch auf keinen Fall heruntergeschluckt werden, denn es ist, wie man unter dem Mikroskop sehen kann, durch die große Menge aufgenommene Bakterien und andere schädliche Stoffe giftig geworden. Nach dem Ausspucken muss die Mundhöhle gründlich gereinigt und ausgespült werden. Dazu empfiehlt sich eine Munddusche. Eine der ersten auffallenden Wirkungen ist in der Regel die Festigung lockerer Zähne und der Anfang vom Ende des Zahnfleischblutens.

Das Ölziehen wird am besten vor dem Frühstück gemacht. Will man den Heilungsprozess beschleunigen, kann die Prozedur bis zu drei Mal täglich wiederholt werden, jedoch immer vor dem Essen auf leeren Magen. Bei Patienten, die zum Beispiel an mehreren Krankheiten gleichzeitig leiden, ist es durchaus möglich, dass es zu einer scheinbaren Verschlechterung des Zustands kommt. Man sollte dennoch mit dem Ölziehen fortfahren, bis das gesundheitliche Problem endgültig behoben ist. Sollte es zu erhöhter Temperatur (Heilfieber) kommen, so beweist das, dass eine Entgiftung stattfindet. In diesem Fall gibt es keinen ernstlichen Grund, den Heilungsprozess zu unterbrechen.

Fazit: Diese einfache Entgiftungstherapie ist viel effektiver, als sie auf den ersten Blick vermuten lässt. Allerdings verlangt sie reichlich Geduld und Durchhaltevermögen. Dafür ist sie unschlagbar preiswert und ohne Komplikationen für jeden Elektrosensiblen täglich durchführbar. Auf lange Sicht kann sie helfen, den Organismus nachhaltig zu stärken. So nebenbei werden die Zähne schön weiß, und das Zahnfleisch wird wieder kräftig.

LESESTOFF:

- Günter Harnisch: Die Ölzieh-Therapie, Turm
- Ivan Engler: Strategie für ein gesundes, langes Leben, Deutscher Spurbuchverlag
- www.heilkraft-der-natur.de
- www.bunkahle.com
- www.yavivo.de

Basen und Säuren:
Der verschobene pH-Wert

„Ich bin fest überzeugt, dass es für die Menschheit besser wäre – und um so schlimmer für die Fische – wenn die ganze materia medica, die heute angewendet wird, auf den Meeresgrund versenkt würde."

Oliver Wendell Holmes,
Mediziner

Buddha lehrte, dass der „Weg der Mitte" zum Ziel führe, nicht die Extreme. Damit meinte er keinesfalls „aurea mediocritas" (Mittelmäßigkeit), sondern goldene Ausgewogenheit. Gleichgewicht ist also das Ziel ausgewogener Gesundheit. Seelisch gesehen spricht man auch von Harmonie. Und beide zu erhalten ist nicht nur für den Körper entscheidend. Leider sind wir gesellschaftlich und zumeist auch individuell davon Lichtjahre entfernt.

„Der menschliche Körper verfügt über ein pH-Gleichgewicht, welches das Verhältnis der Säuren zu den Basen widerspiegelt. Der pH-Wert kann zwischen 0 und 14 liegen, wobei 0 total sauer, 14 total alkalisch (basisch) und 7 neutral bedeutet. Das Blut ist leicht alkalisch mit einem pH-Wert von 7,35 bis 7,40. Würde der pH-Wert des Blutes eines Menschen den immerhin noch neutralen Wert von 7,0 erreichen, wäre der Betreffende in großer Gefahr. Der Toleranzbereich zwischen 7,35 und 7,40 ist sehr klein, die Grenze schnell überschritten. Das Blut kann leicht aus dem Säure-Basen-Gleichgewicht geraten. Kaffee und Tee bedeuten für den Körper reine Säure. Je mehr Säure Sie im Blut haben, um so mehr Wasser hält der Körper zurück, um die Säure zu neutralisieren."[267]

Wie jedes Gleichgewicht im menschlichen Körper muss also auch das Säure-Basen-Verhältnis genau ausbalanciert sein. Grundsätzlich lässt sich sagen, dass der Organismus am besten im leicht basischen bis neutralen Bereich funktioniert. Eine Verlagerung ins saure Milieu wird von ihm nicht gut verkraftet.

---

[267] Harvey Diamond: Fit fürs Leben

Deshalb sagt man ja auch: „Ich bin sauer!" Die Ernährung spielt folglich eine wesentliche Rolle, wenn solche Veränderungen auftreten und wieder korrigiert werden müssen. In aller Regel essen wir viel zu sauer, sollten also weißes Mehl, Zucker und so weiter möglichst meiden. Auch Bewegungsmangel wirkt sich in diesem Zusammenhang negativ aus. Migräne, rheumatische Beschwerden, Krebs, Herzinfarkt, Zuckerkrankheit, Psychosen und Neurosen gehen mit einer Verschiebung des Blut-pH-Werts zur sauren Seite einher.

Auch durch Elektrosmog ist eine Verschiebung des Säure-Basen-Haushalts möglich. Der Körper versucht, solange es ihm gerade noch möglich ist, seinen idealen Blut-pH-Wert anzustreben. Deshalb kann man anhand dieses Werts sehr schnell eine Aussage über den Gesamtzustand der Gesundheit machen. Doch weisen viele medizinische Veröffentlichungen seit Jahren immer wieder darauf hin, dass der Idealwert im Industriezeitalter nur noch in seltenen Fällen zu finden ist.

Veränderungen des Blut-pH-Werts				
Blut-pH	7,3	7,4	7,5	7,6
Sauerstoffaufnahme	100 %	90 %	69 %	40 %
Makrophagenaktivität	100 %	70 %	30 %	0 %

Als erste Anzeichen einer Übersäuerung gelten:

- Die Haut wird spröde; ihre Spannung lässt nach, vorzeitige Falten entstehen.
- Eine gelbliche Verfärbung der Augäpfel deutet auf Störung des Leberstoffwechsels hin.
- Die Zunge zeigt weiße und braune Beläge bis hin zu Furchen und Einrissen.
- Der Mund wirkt verkniffen und schmal.
- Das Haar wirkt trocken, spröde und matt; es neigt zur Schuppenbildung
- Die Nägel reißen leichter ein.
- Mundgeruch
-

Spätestens wenn es so weit ist, dürfte sich ein Test zur genauen Feststellung der Werte lohnen. *„Der Wert des Urins muss möglichst sauer sein, da die im System* *befindlichen Säuren beim Gesunden mit dem Urin ausgeleitet werden. Wenn der Körper dies nicht mehr schafft, liegt es daran, dass er keine basischen Mineralien mehr zur Verfügung hat. Das bedeutet, dass er sich aus anderen Teilen des Körpers Mineralien stiehlt – nur, um am Leben zu bleiben. Wenn das der Fall ist, nimmt jemand manchmal stark zu, weil der Körper die Säuren mit Körperflüssigkeit verdünnt und sie deponiert; oder der Betreffende verliert Gewicht und leidet an merklichen Verdauungsunregelmäßigkeiten. Das bedeutet aber nicht, dass jemand, der gesund aussieht, nicht auch an diesem Zustand leiden könnte. Er könnte Kalzium aus den Knochen holen, Natrium aus den Gelenken, Magen, Leber, Galle und den Muskeln – und das viel schneller, als Korpulente oder Dürre, weil er nicht in der Lage ist, Säuren in der Körperflüssigkeit zu speichern oder aus den Därmen zu entfernen.*

Wenn der Morgenurin nach einer vorabendlichen sauren Mahlzeit einen pH-Wert von über 6,8 zeigt, ist das der schlimmste Zustand überhaupt. Es zeigt, dass überhaupt keine basischen Mineralstoff-Reserven mehr zur Verfügung stehen! Der Körper zieht in diesem Fall sehr schnell alle Mineralien aus Organen und Geweben ab und erschöpft so das System immer mehr. Die Nieren produzieren Ammoniak (stechend riechende Verbindung von Stickstoff und Wasserstoff), um den Körper basisch zu machen und so das Leben zu retten.[268]

Der Test wird morgens gemacht, indem man einen speziellen Papierteststreifen zur Messung der Körperflüssigkeiten mit einem pH-Wert von 4,0 bis 8,5 in den Urin hält. Erhältlich sind sie in Apotheken und Zoohandlungen; früher nahm man dazu Lackmus-Papier. Grob gelten Werte von 6,1 bis 6,7 als bedenklich, erst unter 5,6 ist Entwarnung. Da der Körper mal mehr mal weniger Säuren und Basen ausscheidet gibt es einen kleinen Trick, um sich einen guten Überblick zu verschaffen: Man sammelt innerhalb von 24 Stunden bei jedem Austreten ein paar Tropfen in einem Behälter und erhält so bei der Prüfung den Tagesdurchschnitt.

Um einen nachhaltig gestörten Blut-pH-Wert wieder zu berichtigen, also auf seine „natürliche Werte" zu bringen, gibt es verschiedene Möglichkeiten, die ein guter Arzt oder Heilpraktiker auch kennt. Zur Selbsthilfe empfehlen sich vor allem basische Fuß- und Vollbäder. Die Firma Orgon GmbH stellt eine dreistufige Kur aus basischem Tee zum Lösen, Mineralien und Spurenelementen zum Wiederaufbau und basischem Badesalz zum Ausschwemmen her.

In dieselbe Kerbe schlägt auch das neuerdings so beliebte Himalaya-Salz, wenn es denn original ist, das aufgrund seiner biologischen Reinheit noch alle 84 Elemente enthält, welche unser Körper benötigt. Normales Speisesalz ist ein chemisches Kunstprodukt und enthält lediglich Natrium und Chlorid – oft wird es zusätzlich jodiert, wenn nicht sogar fluoridiert. So kommt es nach und nach zu einer regelrechten Entsalzung des Organismus. Mit Kristallsalz oder einem

---

[268] mehr wissen, besser leben – Michael Kents wöchentlicher Depeschendienst Nr. 38

guten Meersalz lässt sich ein eventueller Mangel zuverlässig beheben, zum Beispiel, indem man Sole (in Wasser aufgelöstes Salz) trinkt. Dies wirkt sich auf das Nervensystem aus und fördert die Entgiftung. Elektrosensitive haben in aller Regel einen chronischen Mangel an bestimmten Vitaminen und Mineralien, der unter anderem zu einer Verstärkung von negativen Außenreizen führt, da lohnt es sich durchaus, zusätzlich auch auf den Salzhaushalt zu achten.

Generell gilt: *„Man sollte viel Karotten-, Sellerie- und (frischen) Apfelsaft trinken sowie mineralhaltige Gemüsebrühe zu sich nehmen. Wer den Urintest nicht besteht, sollte keine säurebildende Nahrung mehr zu sich nehmen, seinen Körper durch Früchte, Gemüse und mineralische Nahrungsergänzung (viel organisches Natrium, Kalium, Kalzium und Magnesium) basisch machen.“*

Und *„es spielt außerdem eine maßgebliche Rolle, WANN man isst! Fast eine wichtigere Rolle als das WAS und das WIEVIEL. Der Verdauungstrakt macht abends Pause. Das heißt Speisen, die man nach circa 20 Uhr zu sich nimmt, werden nicht mehr verarbeitet oder nur angedaut und verderben noch während sie sich im Organismus befinden.“*[269]

Fazit: Da elektromagnetische Felder den pH-Wert verschieben, macht es Sinn, hier vorsorglich entgegenzusteuern. So nebenbei wird auch auf die Folgen jahrelanger Fehlernährung eingegangen. Nur, wenn unser Blut gesund ist, werden wir ausreichend mit Sauerstoff versorgt, der noch vor Wasser die Grundlage unserer Existenz bildet.

LESESTOFF:

- M. Worlitschek: Die Praxis des Säure-Basen-Haushaltes, Haug
- Norbert Treutwein: Übersäuerung, Südwest
- Robert Bachmann: Natürlich gesund durch Säure-Basen-Gleichgewicht, Trias
- Dagmar Braunschweig-Pauli: Die Jod Lüge, Herbig
- www.dr-schnitzer.de

---

[269] Kents Depesche Nr. 38; siehe auch die Ausgaben des Jahres 2001: 3, 4, 9, 11,13 und 34

Feinstoffliche Energieübertragung durch Reiki

„Als Physiker, also als der Mann, der sein ganzes Leben der nüchternen Wissenschaft, nämlich der Erforschung der Materie diente, bin ich frei davon, für einen Schwarmgeist gehalten zu werden. Und so sage ich Ihnen nach meiner Erforschung des Atoms dieses: Es gibt keine Materie an sich! Alle Materie entsteht und besteht nur durch eine Kraft, welche die Atomteilchen in Schwingung bringt und sie zum winzigsten Sonnensystem des Atoms zusammenhält. Da es aber im ganzen Weltall weder eine intelligente noch eine ewige Kraft gibt, so müssen wir hinter dieser Kraft einen bewussten, intelligenten Geist annehmen. Dieser Geist ist der Urgrund aller Materie! Nicht die sichtbare, aber vergängliche Materie ist das Reale, Wahre, Wirkliche, sondern der unsichtbare, unsterbliche Geist ist das Wahre!"

Max Planck (1858-1947),
Physiknobelpreis 1918

Wie wir bisher gesehen haben, gibt es eine Menge erprobte und teilweise uralte Möglichkeiten, sein Wohlbefinden und die Widerstandsfähigkeit gegen Elektrosmog einfach und preiswert zu steigern. Gerade aus Asien kommen dazu viele Ansätze, vermutlich, weil dort der ganzheitliche Aspekt der Medizin nie ganz verloren ging. Außerdem ist unsere abgehobene Apparatemedizin für diese Länder oft unerschwinglich. Effektive Gesundheitserhaltung beginnt eben immer noch mit einfacher Prävention, also Prophylaxe, so dass Probleme gleich im Ansatz vermieden werden können. Ich habe nie verstanden, warum „das Kind immer erst in den Brunnen fallen muss."

In letzten Jahren machte Reiki überall Furore, und wenn ich mir die dazu erschienene Literatur ansehe, kann man fast von einer Lawine sprechen. Ich kann mir an dieser Stelle also viele Worte sparen. Wie auch die effektiven Mikroorganismen (EM) kommt Reiki ursprünglich aus Japan, wo es Ende des 19. Jahrhunderts von Dr. Mikao Usui wiederentdeckt wurde. Im Prinzip handelt es sich dabei um eine Art Handauflegen, also geistiges Heilen. Dabei wird die „universale Lebenskraft" (= Rei-Ki; japanisch) vom Praktizierenden auf den Empfänger übertragen. Man kommt in eine wohltuende Entspannung und tiefsitzende Energieblockaden werden langsam gelöst, die Dinge „kommen wieder in Fluss".

Wenn die verschiedenartigen körperlichen, emotionalen, geistigen und seelischen Funktionen in einer bestimmten Weise zusammenspielen, entsteht ein Zustand, den wir als harmonisch empfinden und deshalb „Gesundheit" nennen. Krankheit hingegen bedeutet immer ein Verlassen dieser Harmonie, beziehungsweise die „Infragestellung" einer bisher ausbalancierten Ordnung. Folglich ist Heilung ein nie endender Prozess, der immer in Richtung zunehmender „Ganzwerdung" strebt, also in Richtung inneren und äußerlichen Wachstums.

Kurzum: Auch bei Reiki handelt sich um eine alte Methode der Energiemedizin, die mit dem Fluss von Lebensenergie (Ki) arbeitet. Es ist eine ganz phantastische Methode für medizinische Laien, sich selbst und ihren Mitmenschen auf der feinstofflichen Ebene zu helfen, insbesondere nach der Einstimmung in den dritten (Meister-)Grad. Man kann also verstehen, warum sich so viele Esoteriker und „Gesundheitsapostel" mit Reiki beschäftigen.

Wenn man sich für Reiki-Behandlungen ernsthaft interessiert, so ist zu überlegen, ob man sich nicht lieber gleich darin ausbilden lässt. Auf lange Sicht ist das zumindest für Elektrosensible mit großem Heilungsbedarf wesentlich wirtschaftlicher. Da es mittlerweile an jeder Ecke Reiki-Meister und -Lehrer gibt, sollte man sie sich vorher gut ansehen. Insbesondere dem Preisgefüge ist Aufmerksamkeit zu schenken, denn zu teuer taugt meistens genauso wenig wie zu billig. Vor allem ist es wichtig, dass man seinen Lehrern vertrauen kann, weil sie leben, was sie lehren. Und wie der ganz gewöhnliche Alltag zeigt, ist das oft eher Ausnahme als Regel.

Mittlerweile haben viele ernsthafte Reiki-Lehrer dieses Manko erkannt und sich im „Bund freier Reiki-Lehrer e.V." organisiert. Ihr Ziel ist, eine qualifizierte Ausbildung zu maßvollen Preisen anzubieten. Neben der Theorie gibt es mehrere „Einweihungen", also Zeremonien, in denen der Reikilehrer sein spirituelles Wissen an den Schüler weitergibt. Er versetzt ihn mit Hilfe mehrerer überlieferter Symbole in die Lage, die universale Lebensenergie nicht nur verstärkt aufzunehmen, sondern auch weiterzugeben. Dabei ist der Meister mit allen ihm vorausgehenden und gegenwärtigen Reiki-Meistern der Tradition geistig verbunden. Die Ethik darf dabei nicht zu kurz kommen, denn Usui selbst stellte fünf so genannte Reiki-Lebens-Regeln verbindlich für den Alltag seiner Schüler auf. Die Ausbildung besteht aus insgesamt drei Schritten und findet gewöhnlich an mehreren Wochenenden und oft auch noch zusätzlichen praktischen Abenden statt. Es gab (und gibt) auch Reiki-Lehrer, die alles an einem

Tag „durchziehen".

Der 1. Grad und umfasst das Erlernen der erprobten Handpositionen, um sich und anderen Reiki geben zu können. Weiterhin werden ein verantwortungsvoller Umgang damit, Geschichte und die „geistigen Reiki-Regeln" gelehrt. Vor allem aber wird man auf die universale Lebensenergie eingestimmt.

Im 2. Grad werden die ersten drei Symbole gelehrt. Danach kann man auch Fernreiki fließen lassen. Durch die Möglichkeit Reiki unabhängig von Zeit und Raum zu „verschicken" (siehe: Radionik), also Fernbehandlungen zu machen, können wir in Verbindung mit dem zweiten Symbol jetzt wahlweise auch rein psychosomatische Probleme angehen. Ebenso lassen sich „Situationen entschärfen", Pflanzen und Tiere behandeln, aber auch Kristalle reinigen. Der Fluss der Lebensenergie wird außerdem sehr gesteigert.

Im 3. Grad, dem so genannten „Meistergrad", nimmt die Kraftverstärkung des Reiki nochmals gewaltig zu, nachdem man das Meistersymbol erhalten hat. Und nur, wenn man Reiki aktiv lehren möchte, lohnt es sich, den Lehrergrad zu machen, der bei manchen Organisationen leider nur in Verbindung mit dem Meistergrad gelehrt wird. Hier lernt man vor allem, wie Reiki an Schüler zu vermitteln ist.

Persönlich schätze ich außer der Vielseitigkeit an Reiki den sich an jede Einstimmung anschließenden Wachstumsprozess. Nachdem eine kurze Reinigungsphase durchlaufen wurde, sieht man, dass man sich geändert hat. Gemäß Hermes Trismegistos, dem Begründer der Esoterik, gilt ja bekanntlich: Wie innen so außen, wie außen so innen. In unserem Falle bedeutet dies, dass sich unser Leben ebenfalls im Außen verändert, wenn wir uns zuvor in unserer Ausrichtung geändert haben. Ich muss hier allerdings Schnellentschlossene warnen: Das kann auch bedeuten, dass man erst noch weitere sich anschließende Wachstumsprozesse abschließen muss, bevor „Das Wahre, Schöne, Gute"[270] ins Leben stolpert. Schließlich ist Geduld eine der wesentlichsten Tugenden, die wir erlernen müssen.

Fazit: Reiki zähle ich vorrangig zur dritten Säule meines Domizidkonzepts, da es auf allen drei Ebenen (Körper, Geist, Seele) wirkt. Es ist eine sanfte Methode der energetischen (Selbst-)Übertragung und kann Elektrosensible unterstützen, seelisch wieder zur Ausgeglichenheit zu kommen. Reiki hilft uns, in unserer prekären Lage einen klaren Kopf für anstehende Entscheidungen zu bewahren. Außerdem regeneriert es den Organismus, weil wir den energetischen Ki-Fluss normalisieren.

Nicht zuletzt dadurch, dass wir uns selbst Reiki geben können, verlieren wir nicht die Hoffnung, uns selbst helfen zu können. Das tröstet und stärkt seelisch.

---

[270] Ken Wilber: dito[0]

Allerdings nützt es einem Elektrosensiblen nicht, wenn er Reiki all das Allheilmittel für seine Beschwerden sieht. Reiki zu erlernen, macht mehr Sinn, wenn es ihm wieder besser geht und er anschließend eine energetische Methode zur Eigenbehandlung sucht.

LESESTOFF:

- Andreas Dahlberg: Der Weg zum wahren Reiki-Meister, Knaur
- Wolfgang Distel/ Wolfgang Wellmann: Das Herz des Reiki, Goldmann
- Beate Blaszok/Wulfing von Rohr: Reiki fürs Leben, Goldmann

Flower Power:
Die Bachblütentherapie

„Mehr Liebe und weniger Valium sollten im Gesundheitswesen der Republik herrschen."

Ellis E. Huber,
Präsident der Ärztekammer Berlin

Diese sanfte Therapie wurde von dem Arzt Edward Bach (1886-1936) begründet. Obwohl wissenschaftlich nicht anerkannt, hat sie sich in den letzten Jahrzehnten viele Freunde und Förderer gemacht. Das liegt nicht zuletzt daran, weil es sich wieder einmal um eine informatorische Medizin für Laien handelt. Außerdem ist sie äußerst preisgünstig.

Bach wurde sich im Laufe seiner ärztlichen Praxis darüber klar, dass der Körper den seelischen Zustand des Patienten widerspiegelt. Nur erschöpfte, ängstliche und sonst irgendwie blockierte Menschen machen in einer Therapie langsame Fortschritte. Optimistische und glückliche Patienten hingegen werden wesentlich rascher wieder gesund. Das zeigte ihm, dass die Kranken eine wirksame Hilfe brauchten, um ihr negatives Denken zu überkommen. Hier lag also der Ansatz für einen grundsätzlichen Therapieerfolg. Nach jahrelanger Arbeit als Homöopath war Bach zutiefst davon überzeugt, dass er seine Arzneien in der Natur finden würde. 1930 gab er seine berufliche Existenz in London ganz auf und zog sich aufs Land zurück.

Hier vollzog sich in ihm ein Wandel: Hatte er zuvor als Arzt eher seinen Intellekt benutzt, wurde er jetzt sehr sensitiv. Bach fand heraus, dass er die heilenden Eigenschaften von Pflanzen wahrnehmen konnte, wenn er seine Hand über sie hielt. Während der nächsten sieben Jahre isolierte er so 38 heilsame wilde Blumen, um den psychischen Zuständen zu begegnen, an denen viele Menschen leiden. Dabei nutzte er nur Pflanzen, die über der Erde in Luft und Licht wachsen und in ihrer Mitte die Samen tragen.

Diese Blumen präparierte Bach an der Stelle, wo er sie fand, indem er die Blütenköpfe in vollem Sonnenlicht für drei Stunden in ein klares Glasgefäß voll Wasser tauchte. Die Wärme der Sonne zieht die Lebenskraft der Blumen in das Wasser, das zu schäumen beginnt und kleine Bläschen wirft. Das „lebende Wasser" wurde später gefiltert, in Flaschen gefüllt und mit etwas Alkoholzusatz konserviert. Diese Arzneien sind weder homöopathisch noch unterschiedlich potenziert, da die Kraft, die aus den Blumen freigesetzt wird, die unveränderliche Lebenskraft selbst ist. Sie werden nicht bei irgendeiner bestimmten Krankheit verschrieben, sondern für die grundlegende seelische Ursache dahinter. Das macht auch für jeden, der nicht grob materiell denkt, Sinn, denn der Geist steht über der Materie („mind over matter").

Bach teilte seine 38 gefundenen Blumenarzneien in sieben Untergruppen zur Behandlung verschiedener Zustände ein. Im Einzelnen sind es Angst, Unsicherheit, mangelndes Interesse an den vorliegenden Umständen, Einsamkeit, Überempfindlichkeit gegenüber neuen Einflüssen und Ideen, Mutlosigkeit und übergroße Besorgnis um das Wohlergehen anderer. Eines der bekanntesten Produkte der Bachblüten ist sicherlich „Rescue" (Notfalltropfen), eine Mischung aus fünf Blumenessenzen als eine Art erste Hilfe in dringenden Fällen. Sie kann bei Schrecken, Schock, Panik, Sorge und so weiter jederzeit benutzt werden. Also auch bei durch Elektrosmog verursachten Panikattacken. Man kann sich diese Notfalltropfen in einer Apotheke bestellen lassen.

Durch den großen Erfolg der Bachblüten folgten später viele andere Blumenarzneien wie zum Beispiel solche, die ausschließlich auf australischen Blüten[271] basieren. Im einzelnen sind sie wohl alle gut, wenn auch oft schwer zu besorgen. Ihr zusätzlicher Vorteil liegt in der erweiterten Palette, verschiedene andere Zustände damit zu behandeln.

Es gibt auch noch andere Methoden, die ähnliche Ansätze verfolgen, zum Beispiel Aura Soma[272] und die 21 Licht-Wesen-Meisteressenzen, die weniger auf Pflanzen, sondern mehr auf mineralischer Basis und diversen Ölen aufgebaut sind. Auch ihre Aufgabe ist es, uns bei seelischen Problemen zu mehr Einsicht und damit Wachstum zu verhelfen. Die energetische Information soll zur Harmonisierung unserer Chakren und der verschiedenen Energiekörper beitragen. Auch hier entwickelt sich das Angebot immer weiter, so dass man am besten intuitiv seine Fläschchen findet. Mittlerweile existieren auch Integrations- und Erzengel-Essenzen. All diese Produkte sind zumeist in esoterischen Buchhandlungen erhältlich.

---

[271] Alternativ auch noch aus Getreide
[272] nähere Informationen und Bestellmöglichkeit auf der Webseite des Verlages

Fazit: Bachblüten und andere pflanzliche Essenzen helfen dem Elektrosensiblen Mut zu fassen, aber auch auf physischer und seelischer Ebene „abzuspecken". Ich zähle sie deshalb zur dritten Domizidgruppe. Wir leben schließlich nicht nur „um Spaß zu haben", sondern auch um Freude zu spenden. Vor allem aber existieren wir, weil wir eine Aufgabe haben. Je länger wir ihr und den damit einhergehenden Lernschritten aus dem Weg gehen, desto unangenehmer ist die karmische Rückwirkung. Den Römern war dies auch bekannt: „Fata ducunt volentem, nolentem trahunt." (Die Götter führen den Willigen, den Unwilligen zerren sie dahin.)

Es handelt sich dabei also nicht um „göttliche Strafaktionen", sondern um deutliche Hinweise des Schicksals, dass wir „auf dem Holzweg" sind. Ein solcher ist, ich klopfe hier durchaus auch an meine eigene Brust, auch Elektrosensibilität. Durch vertiefte Einsicht in diese ursächlichen Zusammenhänge können wir folglich schneller aus unserer bisherigen Fehlentwicklung ausbrechen und unser Leben in eine konstruktive Richtung verändern. Dabei können uns Bachblüten etc. gute Dienste erweisen.

LESESTOFF:

- Edward Bach: Gesammelte Werke, Aquamarin
- Mechthild Scheffer: Bach-Blütentherapie, Hugendubel
- Petra Schneider/Gerhard Pieroth: LichtWesen-Meisteressenzen, Windpferd
- Walter Häge: Bachblüten und Edelsteintherapie, Modul
- Dietmar Krämer: Neue Therapien mit Bachblüten Band 1-2, Ludwig

Agnihotra:
Das heilige Feuer der Veden

„Es gibt mehr Ding im Himmel und auf Erden, als eure Schulweisheit sich träumt."

William Shakespeare (1564-1616),
englischer Dichter

Da wir in einer übelst verschmutzten Welt leben, können wir es uns nicht länger leisten, auf alte überlieferte Methoden der Selbsthilfe zu verzichten. Insbesondere dann nicht, wenn sie einfach, effektiv und preiswert sind.

In Heiligenberg oberhalb des Bodensees läuft deshalb seit vielen Jahren ein bisher von der Öffentlichkeit unbemerktes, äußerst erfolgreiches Experiment. Es nutzt das Wissen der Veden, der ältesten Weisheitsbücher der Menschheit, und läuft unter dem indischen Oberbegriff Homa. Dabei handelt es sich um einen Sammelbegriff für verschiedene Feuertechniken, die der Reinigung der Atmosphäre dienen: Yainas, Yvharutis und Agnihotra.

Der Gedanke dahinter ist, dass eine geheilte Atmosphäre uns im Gegenzug ebenfalls heilt. Jede Veränderung in der Atmosphäre bewirkt auch einen Wandel in der Qualität der subtilen Lebensenergie, die im Sanskrit Prana genannt wird. Die Verschmutzung unseres Lebensraums auf allen Ebenen, vor allem auch der des Äthers, führt natürlich auch zu einer nachteiligen Umstrukturierung dieser Energie, die sich nachteilig auf unsere Gesundheit und unser Wohlbefinden auswirkt. Im alten vedischen Wissenschaftssystem wird Homa Dank seiner heilsam reinigenden Wirkungen im Bereich der Bioenergetik, Psychotherapie, Medizin, Landwirtschaft und Klimawissenschaft angewendet. Naturgesetze sind nicht weniger konstant oder wirksam, wenn wir wissen, dass sie geistigen Ursprungs sind. Im Gegenteil: Sie entfalten auf verschiedenen Ebenen ihre volle Wirkung.

Die Feuertechniken des Homa sind auf den ewigen Rhythmus von Sonnenauf- und Sonnenuntergang abgestimmt. In den etwa vier Minuten des Aufgangs gelangen die vielen von der Sonne abgestrahlten feinstofflichen Energien in einer Art Flutwelle, einem stark belebenden und reinigenden Strom von Prana (Lebensernergie, siehe Radionik) zur Erde. Diese Intensivierung der Lebenskraft kann wahrgenommen und von manchem sogar als ein bestimmter Ton als Quintessenz dieser Flut gehört werden. Die kosmische Flutwelle zieht sich bei Sonnenuntergang zurück.

Beim Agnihotra (wörtlich: „Feuerheilung") spielt das Zusammenspiel aller Faktoren die entscheidende Rolle: Zu Sonnenauf- und -untergang werden in einer Kupfer(stufen)pyramide von vorgeschriebener Größe getrockneter Kuhdung, Ghee (geklärte Butter) und brauner Reis verbrannt, wobei ein Mantra gesungen wird. Die gesungenen Laute aktivieren mit Hilfe der Resonanz spezielle Schwingungen, die eine bestimmte Atmosphäre schaffen. Die Pyramidenform und das Kupfer wirken dabei als eine Art Generator für negative Ionen, die harmonisierend auf die Umgebung wirken und auch für uns Menschen wichtig sind. Durch das Verbrennen der organischen Stoffe entstehen heilsame Schwingungen und Substanzen, die sowohl in der Asche verbleiben als auch in die Atmosphäre geleitet werden. Nur in dieser Kombination werden die gewünschten Resultate erreicht.

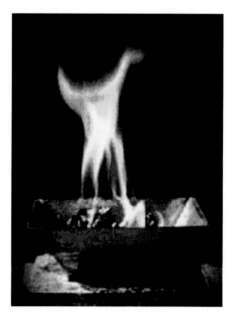

Agnihotrafeuer in der Pyramide

Zur Verdeutlichung möchte ich es noch einmal wiederholen: Diese einzigartige Verbindung von Mantras und transformierendem Homa-Feuer bewirkt eine spürbare Reinigung und Intensivierung der Lebensenergie, und dies wirkt sich nicht nur gesundheitlich, sondern auch auf die seelische Verfassung der Ausführenden aus. Der Zustand der Psyche ist unmittelbar abhängig von Quantität und Qualität des zur Verfügung stehenden Prana. Deshalb werden Spannungen beseitigt, und wer regelmäßig Agnihotra durchführt, stellt bald fest, dass Ärger und Gier abnehmen. Gefühlsschwankungen fallen weniger stark aus, und man findet insgesamt mehr innere Ruhe. Außerdem hat die „heilige Asche" meiner eigenen Erfahrung nach außerordentliche Wirkungen, wenn sie eingenommen wird. Irgendwie scheint sie mich physisch und psychisch belastbarer zu machen – gerade auch gegen Elektrosmog. Weitere Möglichkeiten der vielfältigen Nutzung als Naturmedizin finden Sie unter: www.homatherapy.de

Warum hat Agnihotra einen derart günstigen Einfluss auf die Umwelt? Zusätzlich zur Anreicherung des Umfeldes mit Nährstoffen baut es ein starkes feinstoffliches Energiefeld auf, das negative Energien neutralisiert und positive, also lebensfördernde, verstärkt. Der entstehende Rauch bindet zudem radioaktive Strahlungsteilchen in der Atmosphäre und macht sie unschädlich. Bei Pflanzen fördert er die Photosynthese im Blatt und damit allgemein Wachstum, Qualität und natürlichen Geschmack. Dass Ungeziefer bei derart gesunden Pflanzen keine großen Chancen hat, versteht sich von selbst. Dabei wird durch Agnihotra nichts zerstört, sondern lediglich umgewandelt, es ist ein alchemistischer Prozess.

Durch die heilenden Energien werden alle Lebensformen gestärkt und helfen der Natur, ihr ökologisches Gleichgewicht zu bewahren. Als Folge beginnen sich in einer verschmutzten Umwelt die Elemente der Erde zu verändern: Der Aufbau der chemischen Moleküle wird neu strukturiert. Durch die Kirlianfotografie kann man diese Veränderungen gut sichtbar machen. Man sieht: Die Energiemedizin stand an der Wiege der holistischen Wissenschaft. Es funktioniert wirklich, und zwar so gut, dass die peruanische Regierung offiziell Agnihotra als Methode zur Unterstützung der Landwirtschaft anerkannt hat.

Fazit: Agnihotra ist eine tragende erste Säule meines Domizidkonzepts. Es hilft nicht nur die Umwelt atmosphärisch zu reinigen, sondern hat auch weitreichende seelische und physische Wirkungen. Von verbessertem Pflanzenwuchs und Ernteerträgen bis hin zur charakterlichen Veränderung ist alles möglich. Unser Denken bestimmt unsere Handlungen, unsere wiederholten Handlungen werden zu Gewohnheiten, die den Charakter prägen. Unser Charakter wird uns aber zum Schicksal. Nur wenn wir unser Denken in konstruktive Richtung lenken, können wir ein sinnvolles und auf tiefer Ebene erfüllendes Leben führen. Hierbei kann uns regelmäßig praktiziertes Agnihotra wertvolle Dienst leisten. Wir dürfen nicht vergessen, dass wir es dabei mit einem uralten Feuerritual zu tun haben, dass seit Jahrtausenden erfolgreich praktiziert wird. Und das Feuerelement gilt in jeder Kultur als das der Reinigung und Veränderung.

LESESTOFF:

- Peter Tompkins/Christopher Bird: Die Geheimnisse der guten Erde, Omega
- Natürlich Gärtnern (März/April 2001), Zeitschrift
- Vasant Paranjpe: Homa Therapie, Selbstverlag
- Deutsche Gesellschaft für Homa-Therapie, www.shivapuri.com
- Fred Hagender: Geist der Bäume, Neue Erde

Freie Energie:
Das Ende des Elektrosmog

„Eine neue wissenschaftliche Erkenntnis lässt sich gewöhnlich nicht so darstellen, dass ihre Gegner überzeugt sind. Diese sterben vielmehr aus, und eine nachwachsende Generation ist von Anfang an mit der Wahrheit vertraut."

Max Planck,
Quantenphysiker

Natürlich werden Sie sich an dieser Stelle fragen, was ein Kapitel über freie Energie mit Elektrosensibilität zu tun hat. Zum Glück viel mehr, als es auf den ersten Blick den Anschein hat, denn wir werden aus dem jetzigen Teufelskreislauf niemals ohne sie herauskommen. Ich deutete ja bereits an, dass wir wohl angesichts eingefleischter Bequemlichkeit, hohlen Statusdenkens und ausgefuchster Werbemethoden kaum wieder so ohne weiteres ohne Wechselstrom und Handys leben werden, was viele Leute für „unverzichtbarer" halten als sich selbst. (Womit sie vermutlich sogar recht haben.)

Bisher verdanken wir unsere Energie lediglich der Ausbeutung fossiler Vorkommen wie Gas, Öl und Kohle. Philosophisch gesehen leben wir also in Dingen der Energiegewinnung noch immer weit vor der Steinzeit. Ein bisschen Strom wird auch noch durch Wasser- und Windkraft erzeugt, neuerdings auch durch Sonnenkollektoren, aber das reicht bei weitem nicht, um aus den umweltverschmutzenden Methoden auszusteigen. Und deren Möglichkeiten gehen wegen mangelnder Ressourcen bald endgültig zur Neige. Derzeit wird weltweit pro Tag mehr fossile Energie verbraucht, als die Natur in 1.000 Jahren schuf.

Man versucht(e) zwar, diesem Notfall durch die Gewinnung von Atomenergie zu entkommen, aber das ist alles in allem ein ziemlicher Reinfall. Ursprünglich ging man schließlich davon aus, dass Atomenergie so billig sei, dass man jedem Haushalt kostenlose Energie zur Verfügung stellen könne. Angesichts schwerer gesundheitlicher Nebenwirkungen auf viele Generationen hinaus erstickte rasch jede naive Euphorie. Zudem ist nach über 50 Jahren noch nicht einmal im Ansatz das Entsorgungsproblem geklärt. Bis es dazu kommt, schippert man per Bahn die strahlenden Reste quer durch Europa auf der Suche nach einem „Endlager" für die kommenden Jahrtausende.

Mit den herkömmlichen Methoden der Energiegewinnung, die ja diese Art von selbstzerstörerischer Technik am Leben erhält, werden wir die Umweltverschmutzung also kaum verkleinern. Im Gegenteil: Sie wird sich eher noch vergrößern, da der Verbrauch kaum freiwillig sinken wird. Konsequent zu Ende gedacht, heißt das in unserem Fall: Ohne einen raschen Ausstieg aus diesen veralteten, „kaputten" Technologien haben Elektrosensible keine Chance mehr, in Würde zu (über-)leben. Alle anderen Mitbürger auch nicht, aber das haben sie noch nicht begriffen. Es kann eben nicht sein, was nicht sein darf.

Wie eingangs schon gesagt: 1912 wurde auf der Titanic, dem Schiff, das laut damaliger Presse angeblich „nur Gott selbst versenken könne" bis zuletzt getanzt. Den brauchte es aber nicht, denn schließlich reichten navigatorische Ignoranz und ein ganz ordinärer Eisberg völlig dafür aus. Ich möchte an dieser Stelle meinen Standpunkt noch einmal ganz klar formulieren: Meiner Meinung und Erfahrung nach gebührt von allen Umweltproblemen, die das Überleben der Menschheit in Frage stellen, dem großflächigen Elektrosmog in allen seinen Abarten und seiner ganzen Sinnlosigkeit unangefochten der erste Platz. Allerdings ist die Gentechnologie dabei, ihm bald den Rang ablaufen.

Fangen wir noch einmal ganz von vorn an, und schließen also an dieser Stelle den Kreis, den wir mit den Erfindern des Elektrosmogs begannen. Nachdem uns Nikola Tesla gegen seinen erklärten Willen in diese Misere geschubst hat, soll er uns gefälligst auch wieder herausholen! Dass es ihm möglich ist, haben wir ja bereits schwarz auf weiß. Mittlerweile gibt es auch noch einige zusätzliche Alternativen zu unserer bisherigen Art der Energiegewinnung, die dem Elektrosmog und damit auch unserem desolaten Weltbild endgültig den Todesstoß geben werden.

Nikola Tesla selbst war der schärfste Kritiker des von ihm erfundenen Wechselstroms. Er bezeichnete die verlustbehaftete Drehstromtechnik mit einem Wirkungsgrad von deutlich unter 100 % als die schlechteste von drei Möglichkeiten. Mit Fug und Recht, denn zum Beispiel *„Auf dem Wärmemarkt ist der Einsatz von Strom eine Energieverschwendung ersten Ranges. Zunächst wird in fossilen oder nuklearen Wärmekraftwerken bei zwei Dritteln Energieverlust Strom erzeugt, wobei der Nettowirkungsgrad bei maximal 34 % liegt. Davon müssen noch rund 5 % Leitungs- und Umspannungsverlust abgezogen werden, weil der Strom oft über Hunderte von Kilometern über Hochspannungsleitungen zum Verbrauchsort transportiert werden muss, wo er wieder in Wärme umgewandelt wird. Wenn man dann noch die in den Nachtspeicheröfen selbst anfallenden Verluste berücksichtigt, dazu die Verluste durch die nicht an das Klima*

angepasste elektrische Raumheizung rechnet, die unerwünschten Wärmeabga-
ben und die nötige „Wärmevorratshaltung", so ergibt sich ein Wirkungsgrad
der eingesetzten Primärenergie, der weit unter 20 % liegt. "[273]

Wer hätte das gedacht? Leistung scheint also wirklich nicht besonders gefragt zu
sein, dann doch eher fette Wirtschaftlichkeit für einige Wenige. *„Warum kann*
sich eine solche ineffiziente Stromversorgung halten, statt wirksameren und we-
niger umweltbelastenden Energienutzungen Platz zu machen? Der Grund dafür
sind ganz konkrete ökonomische und Machtinteressen.

In Deutschland geht das System der Energieversorgung auf das Energiebewirt-
schaftungsgesetz aus der Zeit des Nationalsozialismus zurück. Dieses Gesetz
sichert den Energieversorgungsunternehmen jeweils ein Monopol in dem ihnen
zugeteilten Gebiet. Als einziger Anbieter brauchen sie in ihrer Energiepolitik
und Preisgestaltung keine Rücksicht auf irgendwelche Konkurrenten zu nehmen.
Die Gestaltung der Stromtarife in Deutschland regt über Mengenrabatt an die
gewerbliche Wirtschaft geradezu zur Stromverschwendung an und bietet den
Haushalten keinen Anreiz zur Stromeinsparung; denn unabhängig vom Strom-
verbrauch müssen die Haushalte monatlich alleine für den Stromanschluss
einen festen Betrag zahlen, selbst dann, wenn der Verbrauch Null wäre. (...)

Der hohe Grad an Zentralisierung und Monopolisierung der Stromversorgung
diente seinerzeit im Faschismus strategischen Zielen der Kriegsvorbereitung
und Kriegsführung. Das Energiebewirtschaftungsgesetz hat jedoch nicht nur
den Krieg, sondern Jahrzehnte von Nachkriegsentwicklung in Deutschland un-
beschadet und unverändert überstanden und ist nach dem Fall der Mauer auch
auf die neuen Bundesländer übertragen worden. Es bildet in Deutschland einen
wesentlichen Hintergrund für eine Politik der Energieverschwendung anstelle
der der Energieeinsparung. "[274]

Telas Patentschrift Nr. 539.138 über „leitungsgebundene Energieübertragung"
erschien bereits 1897. Darin schlug Tesla eine so genannte „Eindraht-Übertra-
gung" von Strom vor, deren Wirkungsgrad deutlich höher lag. Diese Technik
nutzte er ausschließlich in seinem eigenen Labor. Ein hauchdünner Draht, der
zwischen zwei Flachspulen gespannt war, wurde überhaupt nicht heiß, obwohl
er rechnerisch bei der zu erwarteten Strommenge eigentlich hätte durchglühen
müssen. Nachdem er seine Spule mit flüssigem Sauerstoff vorgekühlt hatte,
stieß Tesla, wie eine Patentschrift von 1901 bezeugt, im Betrieb sogar bis in den
Bereich der erst vor kurzem wieder erreichten Supraleitung vor. Es handelte sich
also um eine elektrische Übertragung von 100 % ohne Energieverluste. Das war
zum Drehstrom eine ganz enorme Verbesserung.

Aber er hatte noch eine dritte Möglichkeit im Auge. Nikola Tesla war davon

---

[273] Wolfgang Zängl: Strom als Geschäft oder: Die Elektrifizierung Deutschlands – siehe in: Peter Cornelius
Mayer-Tasch: Ströme des Lebens, Ströme des Todes
[274] Bernd Senf: Die Wiederentdeckung des Lebendigen

überzeugt: *„Noch ehe viele Generationen vergehen, werden unsere Maschinen von einer Kraft betrieben werden, die an jeder Stelle im Universum verfügbar ist. Im ganzen Weltraum gibt es Energie."* Dazu setzte er vor allem auf die drahtlose Energieübertragung mit Hilfe eines Geräts, des „Magnifying Transmitter". Nachdem 1898 in Colorado Springs erfolgreich grundlegende Versuche gemacht worden waren, begann Tesla auf Long Island den Bau eines leistungsstarken Skalarwellensenders.

„Das Patent von 1900 beschreibt die drahtlose Energieübertragung, indem von der ersten Flachspule aus, dem Sender, eine Antenne mit einer Kugelelektrode an der Spitze in den Himmel ragt. Der Empfänger mit der gegenläufigen Spule war ebenso gebaut. Sender und Empfänger waren geerdet. Beide Flachspulen hatten die gleichen Windungszahlen. Am Sender war der Frequenzgenerator angeschlossen, am Empfänger die Verbraucher. Die Generatorfrequenz wurde so lange verändert, bis die Verbraucher am Empfänger leuchteten: Der Resonanzfall war eingetreten, und die Energie wurde drahtlos übertragen."[275]

Als sein Geldgeber John P. Morgan sich nach dem riesigen Energiebedarf von mehreren Millionen Watt Leistung (7,5 Megawatt) erkundigte, erfuhr er für ihn wenig Erfreuliches. Mit dem Sendeturm bestünde nicht nur Funkkontakt zu Schiffen, sondern die Energie könne zugleich auch für deren Antrieb genutzt werden. Energie für alle ohne Kosten, welch kommerzielles Horrorszenario! *„Als Tesla dem Bankier J.P. Morgan seine Vision von einer preiswerten Elektrizitätsversorgung für alle vortrug, soll dieser entsetzt gesagt haben: ‚Um Himmels willen, dann verkaufen wir ja nur noch einige Kästen und Antennen und können unsere einträgliche schwere Technik abschreiben.'"*[276] Schleunigst kappte er ihm alle Gelder. Teslas Erfindung und damit honorige Absicht ging unter.

Wie man sieht, wird schon lange weltweit an der Verbesserung unserer Energieerzeugung gearbeitet. Hier liegt in erster Linie die Lösung einiger unserer größten Probleme, nicht zuletzt auch das der zentralisierten Energieübermittlung. Meistens sind es überzeugte Bastler und kleine Erfinder in Hinterzimmern, die ihre letzten Ersparnisse opfern und nicht offizielle Forschungsgremien, denn *„kein Problem kann von demselben Bewusstsein gelöst werden, das es geschaffen hat"* (Albert Einstein). Leider hat sich dieses Bewusstsein seit Morgan kaum derart geändert, dass die Nutzniesser der heutigen fossilen Brennstoffgewinnung ihre Privilegien so einfach aufgeben würden.

Der Physiker Dr. Bogdan Maglich berichtet in diesem Zusammenhang ein aussagekräftiges Beispiel aus der Geschichte: *„Ehe das starke Bleiglas erfunden wurde, konnten sich nur die reichsten Mitglieder der französischen Aristokratie Glasfenster leisten. Dann, kurz nach der Französischen Revolution, kam das*

---

[275] sh. Fußnote 11
[276] sh. Fußnote 11

Bleiglas in den Handel, und dies fiel zeitlich zusammen mit dem regen Neubau und der Renovierungswelle von Häusern durch die mächtig gewordene Mittelklasse. Zum Bedauern der Gilde der Kerzenmacher wirkte sich der Einbau großer Fenster negativ auf ihre Geschäfte aus. Die Bewohner all jener dunklen Häuser bildeten eine verlässliche Kundschaft für ihre Kerzen. Doch nun ließen Panoramafenster einige Stunden länger Tageslicht in diese Häuser hinein. Die Kerzenmacher mussten feststellen, dass die Nachfrage für ihr Produkt zurückging. Sie forderten, die neue Regierung müsse ein Gesetz erlassen, um die französischen Hausbesitzer zu besteuern – eine feste jährliche Steuer auf jedes Fenster, das mehr als ein paar Fuß maß. Die Gilde argumentierte, die großen Fenster seien ein Artefakt der Aristokraten; sie ließen die Häuser im Winter zu kalt und im Sommer zu heiß werden; Glas sei zerbrechlich und unsicher; Sonnenlicht sei schlecht für die Gesundheit; große Fenster lüden zu Unfällen, Krankheiten, Diebstahl und Frivolität ein. Die Steuer wurde erhoben.[277] Ab sofort wurde in Frankreich „krankmachendes" Sonnenlicht besteuert.

Ich kann an dieser Stelle unmöglich auf alle physikalischen Hintergründe und Theorien zur „freien Energie" eingehen. Schon dadurch, dass es bisher keine einheitliche Sprachregelung gibt, ist eine ausführliche Darstellung und Diskussion hier nicht machbar. Bisher taucht Raumenergie hauptsächlich unter den unter Namen Tachyonen-, Nullpunkt-, Raum- und freie Energie auf. Auch werden diese „neuen Energien" auf extrem vielfältigen Wegen mit unterschiedlichsten Methoden und Theorien gewonnen. Dazu kommen noch die großartigen Verbesserungen bereits bekannter Methoden der Energiegewinnung wie zum Beispiel der aus Wasserstoff, so dass man irgendwann den Durchblick vollkommen verliert.

So hat ein gewisser Daniel Dingle in den Philippinen einen Autoantrieb derart optimiert, dass es mit Leitungswasser fährt. Logischerweise nennt er es „Wasserauto" und musste sich dafür mehr als 15 Jahre als Schwindler verlachen lassen. *„Jeder Tropfen Wasser, der in Wasserstoff und Sauerstoff umgewandelt wird, erzeugt genau soviel Energie wie 88 Tropfen normales Benzin",* berichten die ABC News[278] aus Manila, Philippinen. Dingle braucht nur etwa rund 5 Liter für 500 gefahrene Kilometer. Mittlerweile sind große Autokonzerne an seinem Patent interessiert.

In den USA versuchte Stanley Meyer erfolgreich ähnliches. Er montierte den Vergaser eines alten VW-1500er-Motors ab und ersetzte ihn durch seine Wasser-Brennstoffzelle. Den Tank füllte er mit Wasser, es konnte auch Meerwasser sein. Der anschließende Wasserverbrauch lag bei 2,8 Litern auf 100 Kilometer, wobei als Verbrennungsprodukt lediglich heißer Wasserdampf entstand. Das Abgas war auch ohne Katalysator sauber. Meyer schloss mit amerikanischen Firmen Verträge ab, um seine „Water-Fuel-Cell-Technology" zur Serienreife

---

[277] Jeane Manning: Freie Energie – Die Revolution des 21. Jahrhunderts
[278] NET-Journal 9/2000

voranzutreiben. Leider kam kurz danach per Internet die Nachricht, er habe am 21.3.1999 in einem Restaurant zu Abend gegessen. *„Stanley Meyer trank ein Glas Orangensaft. Plötzlich stürzte er aus dem Restaurant. Er schrie: ‚Man hat mich vergiftet!'"* Dann brach er zusammen und starb. Offizielle Todesursache: Lebensmittelvergiftung" – wahrlich treffend[279].

Auch Deutschland sucht (amtlich widerstrebend) Anschluss an Motorverbesserungen und neue Energiequellen. Einen riesigen Satz vorwärts machte dabei Peter Plichta, der Dank eines „künstlichen Siliciumnitrid-Kreislaufs" aus Sand Benzin[280] herstellt. Warum sollten wir uns also noch länger mit Öko-Steuer-Erhöhungen etc. auf unser bisschen Energieversorgung wie zum Beispiel Sprit zufrieden geben, wenn sogar die Araber noch eine Zeit, dank ihrer Wüste, im Geschäft bleiben? Die können nun säckeweise mit Gewinn verkaufen, was zuvor ihre Ölquellen bedeckte. So ganz nebenbei dürften damit auch die verdeckten (Golf-)Kriege ums Öl in all den nah- und fernöstlichen Sandkästen ihr Ende finden.

„Der Raubbau an den entsprechenden Rohstoffen (Kohle, Erdöl) führt – da es sich um nichtregenerierbare Rohstoffe handelt - zwangsläufig zur Rohstoffverknappung, und also auch zu ökonomischen Interessenkonflikten um die Kontrolle über die Rohstoffvorkommen, die teilweise politisch, oftmals aber auch militärisch, ausgetragen werden."[281]

Es gibt aber auch funktionstüchtige Ansätze, die mit neuartigen Wärmetechnologien arbeiten und seit 1989 Dank Stanley Pons und Martin Fleischmann eine Technik der „kalten Fusion", die Atome bei Zimmertemperatur unter Freisetzung von Überschußenergie verschmilzt. Das war wissenschaftlich zuvor ebenfalls ganz „unmöglich" (und verschwand entsprechend schnell wieder von der öffentlichen Bildfläche). Konzepte mit verbesserten Spezialmagneten und weitere Nutzungen der umweltverträglichen Wasserkraft schließen sich nahtlos an. Werner Heisenberg (1901-1976), mit 31 Jahren jüngster Physiknobelpreisträger aller Zeiten, sagte es selbst: „Ich denke, es ist möglich, Magnetismus als Energiequelle zu nutzen. Doch wir Wissenschaftsidioten sind dazu nicht in der Lage; es muss von außerhalb kommen."

Selbst aus der Gravitation lässt sich mittlerweile Energie gewinnen, wie viele mit Tesla vertraute Ufologen ja schon lange energisch behaupteten. All diesen Methoden ist vor allem eines gemein: Sie produzieren umweltverträglich preiswerte Energie ohne Elektrosmog und lassen sich zumeist auch bei Ihnen zu Hause sinnvoll einsetzen. Damit wäre das Monopol auf Kraftstoffsteuern und Energieherstellung endlich gebrochen. Wer sich für die gewaltigen Umwälzungen interessiert, die mit Einführung einer dezentralisierten sauberen und billigen Energie auf die Gesellschaft zukommen, sei auf die Ausführungen von Professor

---

[279] www.wasserauto.de
[280] raum&zeit 115/2002 oder www.plichta.de
[281] sh. Fußnote 17

Dr. Dr. Dr. (h.c.) Josef Gruber von der Deutschen Vereinigung für Raumenergie e.V. (DVR) verwiesen.

Es gibt aber auch Hoffnung für viele Handygeschädigte: Am 27.10.2001 fand (von der Öffentlichkeit wie üblich unbemerkt) der Einstieg in die elektrosmog-freie G-Com®-Technologie – auch als „Bio-Handy" bezeichnet – statt. Dr. Hartmut Müller, Physiker und oberste Instanz von raum&zeit, übertrug auf den natürlichen stehenden Gravitationswellen ohne Sender Sprache zwischen Bad Tölz und St. Petersburg. Das ist konsequent logisch gedacht, denn *„es wäre sinnvoll, nur solche elektromagnetischen Felder zu nutzen, die es in der Natur bereits gibt und die zellbiologisch harmlos sind. Auf diese Weise könnte man das Problem Elektrosmog auf ein Minimum reduzieren."*[282] Die herkömmlichen Handys sind also, Gott sei Dank, technisch bereits wieder veraltet, und das viel schneller, als eine raffgierige Industrie es wahrhaben will. Wahrer Fortschritt macht eben vor nichts halt – nicht einmal vor sich selber.

Fazit: Nikola Tesla, der Erfinder des Wechselstroms und damit des Elektrosmogs wies selber zu seinen Lebzeiten darauf hin, dass seine Erfindung nicht das Gelbe vom Ei sei. Und zwar weder ökonomisch noch gesundheitlich. Deshalb wies er den Weg zu anderen „alternativen" Arten der Energiegewinnung. Leider wurde er von interessierter Seite an der Vollendung seiner Forschung gehindert. Heute wissen wir, dass Tesla mit seinen Befürchtungen recht hatte.

Gebraucht wird also dringend eine alternative Energie, die bezahlbar und ohne bio- und ökologische Nebenwirkungen ist. Die technischen Möglichkeiten dafür zeichnen sich am Horizont bereits überdeutlich ab. Wir könnten dabei nicht nur preisgünstig Energie gewinnen, sondern so ganz nebenbei auch noch die elektromagnetischen Belastungen des Wechselstroms beseitigen. Und dann wären Elektrosensible endlich am Ziel, da, wo sie schon immer, spätestens aber seit Beginn dieses Buches, hinwollten: einer Welt ohne Elektrosmog. Quod erat demonstrandum[283].

LESESTOFF:

* David Hatcher-Childress: Handbuch der freien Energie, Michaels
* Peter Plichta: Benzin aus Sand, Langen Müller
* Jeane Manning: Freie Energie, die Revolution des 21. Jahrhunderts, Omega
* www.rolf-keppler.de
* www.wasserauto.de

---

[282] raum&zeit 115/2002
[283] dt. Übersetzung: Was zu beweisen war!

KLEINER NACHSCHLAG
ZUM WELLENSALAT

Adressen

Baubiologen, die mit Geo Safe® arbeiten

Ulrich Kohlmeier
Benningsenstraße 3
D - **12159** Berlin
Telefon: 00-49-(0)30-832 03939
eMail: ulrich.kohlmeier@web.de

* *Baubiologische Beratung*
  (Messung, Analyse, Entstörung)
* *Schwedisch und Englisch*

Astrid-Susanne Schack
Birkenstraße 18-19
D - **28195** Bremen
Telefon: 00-49-(0)42 1-878 2408
Fax: 00-49-(0)421-878 2407

* *Baubiologie & Feng Shui*

Andreas Fischer
Dohne 35
D - **45468** Mühlheim an der Ruhr
Telefon: 0208 - 740 5174
Fax: 0208 - 437 208 07
eMail: info@baubiologie-fischer.de
www.baubiologie-fischer.de

* *Haubiologie & Geomantie*
* *Vorträge & Seminare*
* *Englisch*

Johannes Stienen
Bachstraße 7
D - **45964** Gladbeck
Telefon: 02043-682 203
eMail: johannes.stienen@t-online.de

* *Heilpraktiker*
* *Baubiologie*

Dieter Schäfer
Grünenthal 6
D - **52072** Aachen
Telefon: 0241-17 17 23
Telefax: 0241-98 002 18
www.baubiologie-schaefer.de

* *Untersuchungen*
* *Ausbildungen in*
  Baubiologie & Geomantic

Silvio Hellemann
Teutonenstraße 42
D - **53175** Bonn
eMail: domizid@gmx.de
Tel.: 00-49-(0)228-372 8819
Fax: 00-49-(0)228-372 8819

* *Seminare, Ausbildung, Vorträge*
* *Geo-/Baubiologie & Geomantie*
* *Europaweit tätig*
* *Englisch und Spanisch*

Werner & Ingrid Groß
Berliner Straße 94
D - **53757** Sankt Augustin
Telefon: 02241-293 60
Fax: 02241-293 60

- *Geobiologie & Elektrotechnik*
- *Reiki & Gesundheitspraktikerin*
- *Bioenergetische Testungen*

Dr. med. Mauser
Goethestraße 22
D - **76467** Bietigheim
Telefon: 07245-5892 (AB)
Fax: 07245-89541

- *Fachärztin für Allgemeinmedizin*
- *Bioresonanztherapie*
- *Baubiologische Entstörungen*

Andrea Boerner
Leonhardswiese 8
D - **55595** Dalberg bei Bad Kreuznach
Telefon: 06706-915 552
Fax: 06706-915 550
eMail: boerner@parsfortuna.com

- *Geo- & Elektrobiologie*
- *Bauherren Beratung & Feng Shui*
- *Gesundheits- & Lebensberatung*

Wally Kramer
Herman-Burte-Straße 55
D - **79689** Maulburg
Telefon 07622-684 5608
Fax: 07622-668 504
eMail: wallykramer@t-online.de

- *Baubiologische Beratungsstelle
  Maulburg*
- *Feng Shui-Analyse und
  Bauplanung*

Joachim- Josef Wolf
Wilferdinger Straße 8
D - **75236** Kämpfelbach-Ersingen
Telefon: 0723 1-155 9948
Fax: 07231-1559949

- *Baubiologie & Feng Shui-Beratung*
- *Texter & Komponist*
- *Kinesiologie & Mediales Heilen*

Jörg Affhüpper
Aichacher Weg 11
D - **86154** Augsburg
Telefon: 0821-556 790
Fax: 0821-319 7438

- *Baubiologie & Feng Shui-Beratung*

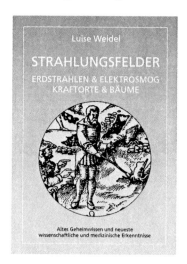

Bestellung:
Luise Weidel
Grünenthal 6
D - 52072 Aachen
15,- Euro
ISBN 3-928830-06-6

Ansprechpartner für Umweltprodukte und Dienstleistungen

Peter Giesinger
Höhenweg 30
32602 Vlotho
Tel.: 05733-969 108
Fax: 05733-969 109
www.g-umweltprodukte.de

Ulrich Kurt Dierssen
Egelseestraße 23
86949 Windach
Telefon: 08193-5635
eMail: info@ein-gesundes-haus.de
www.ein-gesundes-haus.de

• *Baubiologie & Hausmesstechnik*
• *Messen und Beraten*
• *Sinnvolle Produkte empfehlen*

Selbsthilfegruppen für Elektrosensible

AES – Arbeitskreis für ES e.V.
Wolfgang Lißeck
Postfach 25 01 07
Hattingerstraße 72
44789 Bochum
Tel.: 0234-473 585
www.w-lissek.de

Verein für Elektrosensible e.V.
Düsseldorfer Straße 22
80804 München
Tel.: 089-30611-255
Fax: 089-30611-111
Bürozeiten: Di + Do 9.00-12.00 Uhr

Autorenportrait

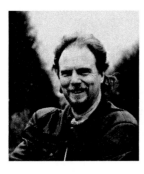

Kontakt zum Autor

Silvio Hellemann
Teutonenstraße 42
53175 Bonn
Tel.: 0049-(0)228-372 8819
Fax: 0049-(0)228-372 8819
Büro: 20°°- 21°° Uhr
E-Mail: domizid@gmx.de
Internet: www.domizid.de

- Schlafplatzsanierungen (bei Bedarf mit Geo Safe®)
- Seminare, Schulungen
- Grundstückuntersuchungen
- Bau-/geobiologische Beratung
- Gebietsvertretung für feinstoffliche Nahrung etc.
- Vorträge

Zusätzliche wichtige Informationen zu diesem Buch sind beim Autor auf einer stets aktualisierten CD (Selbstkostenpreis: 10,00 Euro), dem „Großen Nachschlag zum Wellensalat", erhältlich.

Buchvorankündigung

Ein Ratgeber für Ruhelose

Die Geheimnisse erholsamen Schlafs und langen Lebens

Silvio Hellemann

Langsam beginnt es sich unter aufgeklärten Menschen herumzusprechen, wie wichtig der Schlafplatz langfristig für unsere Gesundheit ist. Nicht, dass dieses Wissen besonders neu wäre, denn schon die alten Chinesen und Griechen setzten Rutengänger ein, um den biologisch sinnvollen Bauplatz zu bestimmen. Schließlich kannten sie etwas, was wir uns heute wieder mühevoll aneignen müssen, nämlich die biologischen Effekte unterirdischer Wasseradern und Verwerfungen auf unser Wohlbefinden. Früher setzte man zum Beispiel in unseren Breiten Ameisenhaufen auf das Bauland um herauszufinden, ob es gesundheitlich unbedenklich sei. Blieben die Ameisen da, so wurde es nicht zum Wohnen benutzt, denn diese Insekten sind feinfühlige Strahlensucher, die sich über den so genannten Erdstrahlungen sauwohl fühlen. Auch Haustiere und selbst Pflanzen sind mit Abstand feinfühliger als der zeitgenössische Schläfer, der sich jahrelang über ungesunde Stellen legt, die jeder Hund vermeiden würde.

Aber mit geophysikalischen Grundkenntnissen ist es heutzutage leider nicht mehr getan, denn im Zuge modernen Technikwahns haben zusätzlich technische Störfelder, auch als Elektrosmog berüchtigt, Einzug in unsere Schlafstuben gehalten. Es reicht also nicht, lediglich den irdischen Bedingungen unserer Wohnstube Aufmerksamkeit zu schenken, sondern wir müssen auch die elektrischen Hausinstallationen und die vielen uns umgebenden Sender (Telefon, Radar, TV etc.) berücksichtigen, wenn wir erholsam schlafen wollen. Und das sollten wir, denn schlechter Schlaf zwingt unsere Gesundheit noch schneller in die Knie als falsche Ernährung.

Laut Umfragen klagt über 50% der Bevölkerung über Schlafstörungen, wissen sich aber nur mit Tabletten und oft erhöhtem Alkoholkonsum dagegen zu helfen. Das kann die Lösung aber auf Dauer nicht sein, denn viele Hunde sind des Hasen Tod. Was also tun? Silvio Hellemann, Geo- und Baubiologe, nimmt sich dieser unheilvollen Problematik gekonnt und humorvoll an. Ohne in Fachchinesich und langwierige Exkurse zu verfallen, schildert er, welche geologischen Faktoren beachtet werden müssen, um unseren verdienten Schlaf endlich wieder zu finden. Natürlich wird auch der Elektrosmog ausführlich und für Laien verständlich erklärt, so dass der Leser genau ins Bild gesetzt wird. Dabei erfährt er so nebenbei, wie ein rundum gesunder Schlafplatz aussehen sollte: eben nicht wie eine HiTech-Wiese mit Bett mitten drin.

Um das wichtige Fachgebiet der modernen Baubiologie abzurunden, erhalten Sie jede Menge Tipps aus langjähriger Praxis, die Ihnen Hilfe zur Selbsthilfe bieten. Sollte das nicht immer ausreichen, so helfen die vielen Ratschläge zur baubiologischen Untersuchung und Adressen erprobter Baubiologen weiter. Kurzum: die kurzweilige Lektüre dieses fundierten Sachbuchs wird Ihnen den Weg zum erholsamen Schlaf und damit mehr Lebensqualität ebnen. Werfen Sie also getrost Ihre Pillen weg, denn ohne gründliche Beseitigung der Ursachen ist weder guter Schlaf noch langes Leben zu haben.

spirit Rainbow Verlag, ISBN 3-937568-19-0

Aus dem weiteren Verlagsprogramm

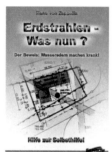

Erdstrahlen - Was nun?

Der Beweis: Wasseradern machen krank!

Hans von Zeppelin

Unterirdische Wasseradern gefährden unsere Gesundheit. Dipl.-Ing. Hans von Zeppelin führte in seiner Heimatgemeinde eine großflächige Untersuchung durch, bei der die Zusammenhänge zwischen dem Vorkommen unterirdischer Wasseradern und dem Auftreten von Krankheiten untersucht und belegt wurden. Das Ergebnis dieser Untersuchung muss wachrütteln: „Wasseradern machen krank!" Der Autor möchte mit seinen Aktivitäten erreichen, dass in nicht allzu ferner Zukunft keine Bebauungspläne mehr aufgestellt werden, ohne vorherige Lokalisierung unterirdischer Wasseradern. Im zweiten Teil dieses Buches erhält der Leser Einblicke in die Geschichte der Radiästhesie und ausführliche, für jedermann verständliche und praktikable Anleitungen zum Umgang mit unterschiedlichen Wünschelruten. - Hans von Zeppelins Buch versteht sich als Hilfe zur Selbsthilfe! **ISBN 3-929046-56-3, 132 Seiten, Pb, 13,50 €**

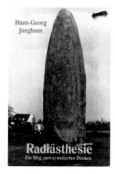

Radiästhesie

Ein Weg zum erweiterten Denken - Erfahrungen eines Rutengängers

Hans-Georg Junghans

In meinem Verständnis von Technik und Physik war es mir zu unglaubwürdig, dass Wasser mit einem Stück Holz gefunden werden konnte. So machte ich mich auf die Suche zur Ergründung dieses Phänomens. Von meinen Erfahrungen auf dem Weg zum begeisterten Rutengänger handelt dieses Buch. **ISBN 3-929046-43-1, 112 Seiten, Pb, 12,50 €**

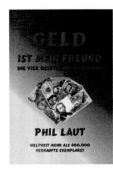

Geld ist mein Freund
Die vier Gesetze des Reichtums
Phil Laut

Phil Laut erläutert Ihnen in diesem Buch auf leicht verständliche und anschauliche Weise Ihre Beziehung zum Geld. Ob Sie sich selbständig machen wollen, sich unterbezahlt fühlen oder den falschen Job haben - dieses Buch gibt Ihnen die Antworten. Phil Laut erklärt Ihnen, dass es zum größten Teil psychologische Faktoren sind, die uns daran hindern, so viel Geld zu bekommen, wie wir wirklich verdienen. **ISBN 3-929046-24-5, 232 Seiten, Pb, 15,80 €**

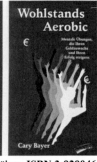

Wohlstands-Aerobic
Cary Bayer

Wir alle wissen, dass Aerobic und andere Übungen den Körper fit halten – und Millionen Menschen machen Sport! Wir alle sollten wissen, dass mentale Übungen den Geist fit halten – Millionen Menschen sollten sich für geistige Fitness interessieren und damit Geldquellen öffnen! Das Buch möchte alle Menschen genau darin unterstützen. Dieses leicht zu erlernende Workout-Programm für die mentale Fitness beinhaltet mentale Übungen, die in Amerika bereits tausendfach angewandt wurden und schon vielen Menschen geholfen hat, den Geldfluss und den Wohlstand in ihrem Leben zu erhöhen. **ISBN 3-929046-34-2, 84 Seiten, Pb, 10 €**

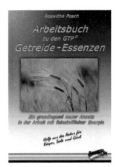

Arbeitsbuch zu den GTP® Getreide Essenzen
Roswitha Posch

GTP® Getreide Essenzen – sind Helfer auf dem Lebensweg und vermitteln einen grundlegend neuen Ansatz in der Arbeit mit feinstofflicher Energie. Denn noch nie zuvor wurde so klar zwischen der gefühlsmäßigen/seelischen und der geistig/mentalen Ebene differenziert, obwohl das die Hauptkriterien für unsere gesamten Lebensumstände sind. Da GTP ein in sich abgeschlossenes System ist, können wir ganz gezielt auf den verschiedenen Wahrnehmungs- und Ausdrucksebenen Impulse geben und somit einen ganzheitlichen Weg in der Persönlichkeitsentwicklung beschreiten. Dieses Buch kann dazu dienen, für viele Probleme eine authentische Lösung zu finden. Durch die sachliche Gliederung ist der Zugang für den interessierten Laien genauso einfach, wie für den versierten Therapeuten. **ISBN 3-929046-59-8, 196 Seiten, Pb, 15,80 €**

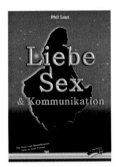

Liebe, Sex & Kommunikation

Phil Laut

Der Persönlichkeitstrainer Phil Laut zeigt Ihnen in diesem Buch viele emotionale Hintergründe für Probleme und Schwierigkeiten in Beziehungen auf. Ob es um Gefühle geht, Sex oder Geld das viele Ehen und Partnerschaften in Krisen bringen kann - der Autor bietet Ihnen in seiner humorvollen und sehr ehrlichen Art einen Weg zur Veränderungen ihrer Schwierigkeiten an. Mit Hilfe der in diesem Buch vorgeschlagenen Lösungsansätze, sind auch Sie in kurzer Zeit in der Lage, ihr Liebesleben zufriedener und glücklicher zu gestalten. Ein ungewöhnlicher Weg der Selbsthilfe ein ganz ungewöhnliches Buch für die Entwicklung der Selbstliebe! **ISBN 3-929046-57-1, 344 Seiten, Pb, 23,50 €**

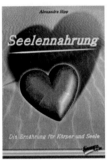

Seelennahrung

Die Ernährung für Körper und Seele

Alexandra Hipp

Jeder Mensch befasst sich mehr oder weniger mit dem Thema Ernährung. Die Ernährung von Körper und Seele ist weit umfangreicher und weit reichender als sie sich vielleicht vorstellen, was ich Ihnen mit diesem Buch aufzeigen möchte. Ob Probleme mit dem Essen, Gewicht, Krankheit oder allgemeine Unzufriedenheit mit sich, ihrem Körper, Beziehungen, Beruf etc. All dies steht im Kontext mit dem, wie sie sich körperlich und seelisch nähren. Die Seele nähren meint, das Wahrnehmen und Bewusstwerden dessen, was sie zum Individuum, zu etwas Besonderem macht. Seelennahrung ist eine individuelle Ernährung, die ihre innere und äußere Schönheit zum Erblühen bringt und die Entfaltung ihres wahren Seins der Liebe fördert. Entdecken sie sich selbst, ihre Ernährung, ihr Wissen, ihre Fähigkeiten, ihre Liebe und Schönheit, dass in ihrem seelischen Sein schon immer angelegt war und ist. Es wartet schon lange, möchte durch und mit ihnen entfaltet und gelebt werden. **ISBN 3-929046-96-2, 156 Seiten, Pb, 12,80 €**

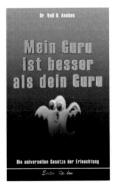

Mein Guru ist besser als dein Guru

Dr. Voll D. Aneben

„Wenn du in Indien angekommen bist, um nun endlich deinen 'Guru' kennen zu lernen, ist der gerade auf Vortragsreise in Europa" …Das ultimative Scherzbuch für entnervte Esoteriker und solche, die es werden wollen! 60 Seiten voll mit Allem, was auf der Suche nach dem Höchsten schief gehen kann! Der absolute Geschenkband innerhalb der Esoterik – den muss einfach jeder haben! **ISBN 3-929046-74-1, 56 Seiten, Pb, 6,90 €**

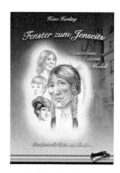

Fenster zum Jenseits – Verstorbene sitzen Modell

Eine spirituelle Reise nach London

Heinz Hemling

Heinz Hemling schildert in seinem Buch, wie sich für ihn in London, der Stadt der Medien und spiritualistischen Kirchen, plötzlich ein Fenster hinüber in die Geistige Welt öffnete. Aufgestoßen hatte dieses Fenster Coral Polge, die von den jenseitigen Wesen überschattet wird und deren Portraits dann zeichnet. Der Autor hatte bei diesem weltweit bekannten Malmedium zahlreiche Sitzungen vereinbart, in denen er ganz unverhofft seiner verstorbenen Cousine Heidi, einigen seiner spirituellen Lehrer und den Seelen ungeborener Kinder aus seiner Familie begegnete. Die Gespräche mit ihnen werden hier wiedergegeben. Außerdem führt der Autor seine LeserInnen durch die Einrichtung „SAGB", der „Spiritualist Association of Great Britain", in der zahlreiche Medien tätig sind, um immer wieder Kontakte zwischen Lebenden und den Verstorbenen herzustellen. Diese Begegnungen haben das Weltbild des Autors auf den Kopf gestellt und ihm die Gewissheit vermittelt, dass es ein Leben nach dem Tode gibt – oder, wie es Masha Kaleko in einem Roman von R. Pilcher ausdrückt:„Der Tod bedeutet nichts. Er zählt nicht. Ich bin nur nach nebenan gegangen. Nichts ist geschehen. ... Alles geht weiter, wie es war, ohne Unterbrechung. Was ist denn dieser Tod anderes, als ein kaum wahrnehmbarer Zwischenfall? Warum sollte ich Euch aus dem Gedächtnis schwinden, weil ich Euch nicht mehr sichtbar bin? Ich warte nur auf Euch, irgendwo ganz in der Nähe, gleich um die Ecke, für eine kleine Weile. Alles steht zum Besten."

ISBN 3-929046-68-7, 184 Seiten, Pb, 14,50 €

Auf unserer Homepage finden Sie weitere Bücher unseres Verlagsprogramms sowie viele Informationen. Sie können auch gern kostenlos unseren Verlagsprospekt bei uns anfordern. Bestellungen für die hier vorgestellten Bücher können direkt über den Verlag vorgenommen werden, aber auch über jede gute Buchhandlung oder via Internet: *www.libri.de* oder *www.bod.de*.

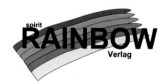

spirit Rainbow Verlag
Inh. Gudrun Anders
Forsterstraße 75, 52080 Aachen
Telefon: 0241 / 70 14 721
Fax: 0241 / 446 566 8
rainbowverlag@aol.com
www.spirit-rainbow-verlag.de